藤本研修会
Standard Textbook 1

Endodontology

監修　石井　宏

著　伊藤　創平
牛窪　敏博
牛島　正雄
梅田　貴志
尾上　正治
田中　浩祐
林　佳士登
檜山　雄彦
渡邉　征男

デンタルダイヤモンド社

序

　本シリーズ『藤本研修会 Standard Textbook』の出版にあたり、私が歯内療法学分野を担当させていただくことを非常に光栄であると感じている。また、ある種の緊張感も同時に感じずにはいられない。それには理由がある。

　出版までの経緯を紐解けば、私が歯学部を卒業して間もなく臨床の厳しさを目の当たりにし、数々の講演会、中・長的なコースなどに参加し始めたころに話はさかのぼる。当時のどの講演会もそれなりに学ぶものはあったが、臨床の幹となる原則的な知識や術式、その生物学的背景までを系統立てて学べる勉強会はほぼ皆無であり、それらのほとんどはメーカーの販促としかなりえない、もしくは演者の経験に基づいた、その演者にしか同じ結果が期待できないであろうと思える内容のものばかりであった。半ば諦めて、「自分も経験を積んでいく以外に自信を持った治療などできるようにはならないのであろう」と考え始めていた時に、インディアナ大学の補綴科大学院を修了され、その後にフロリダ大学補綴科にて教鞭をとられた藤本順平先生が主宰される1年間の補綴プログラムを受講させていただく機会を得、私の考えが間違っていたことに気づかされた。それは、「北米の臨床プログラムでは、生物学的にも時間的にも非常に合理的で無駄のない教育を受けることができる」ということであった。

　このことに興味を持った私は、「是が非でも北米の大学院プログラムにて訓練を受けたい」と考えるようになり、卒後11年目に無事、ペンシルバニア大学歯内療法学科大学院への入学が許されることになった。そこでの教育で確認できたことは、やはり藤本順平先生に学んだとおり、「北米の大学院は臨床専門医を養成するプログラムであり、卒業したての歯科医師であろうと、カリキュラムにそって訓練を行えばプログラム修了時にはある一定の専門医レベルに到達でき、逆にいかに経験を積んだ歯科医師であっても、それと同様のカリキュラムを通過しなければけっしてその到達点には達し得ない」ということであった。

　日本に帰国した際に、専門医養成の是非について某大学の教授と話をする機会があった。その時いただいたご意見は「日本に専門医は必要なし」とのことであった。私はどうしてもその意見に同意できず、自身で専門医養成のプログラムを開始することとした。現在、私は日本国民が専門医にしかできないレベルの歯内療法を必要としていることを実感・確信し、自分の考えが間違っていなかったことに誇りに感じている。私が今このように感じられているのはまさに藤本順平先生との出会いと教えによるものであり、恩師の哲学のもとにシリーズ化されるこのテキストの一端を任されることを、この上ない栄誉であると感じているわけである。

　このテキストが臨床力を上げたいと感じている先生方の参考になれば幸いである。

2017年9月

石井　宏

目　　次

Contents 目次

ONE POINT

根管治療の成功率

　ある疾患に対して、治療法を複数の選択肢の中から選ぶとすると、その疾患の予後の見通しは治療の選択肢ごと（治療をしないという選択肢も含まれる）に存在し、それは治療法選択を左右する情報といえる。これを歯内療法領域に当てはめると、根尖性歯周炎の予防や治療に関する予後の見通しということになる。

　治療の予後を測る指標となり得るものの１つとして、治療の成功率があげられる。成功率は数値により表されるが、根管治療を例にとると、そもそも治療の成功とは何を表すであろうか？　根管治療においては、『経過観察時に根尖病巣や臨床症状がないこと』、『治療に反応して症状が治癒傾向であること』、患者側においては、『痛みが消失すること』、『歯が残ること』──このどれもが『治療の成功』という言葉の持つ意味として考えられ得る。

　ここで再認識しておかないといけないことは、『治療の成功』の意味するところが定義づけられ、それが患者と共有されていなければ、成功率についての情報提供は成立しないということである。さもなくば、根管治療の成功率と歯の生存率が混同されてしまう事態も起こり得る。また、治癒の厳格な基準においては成功の基準に入らないものは治癒傾向であっても失敗と分類されるが、その点の注釈がない場合、言葉の響きからくる誤解を患者側へ与える可能性もある。根尖性歯周炎の治癒の動態に基づいた上で、患者側の視点に立った説明も求められるところである。

　本章では『治療の成功の基準』、『予後の見通し』、『予後へ影響を与える要因』を扱っているが、これらを知っておくことにより、治療の意思決定と患者への適切な情報提供の一助としていただきたい。

Chapter 1

根管治療成功の
クライテリアと予後

林 佳士登（銀座しらゆり歯科）

　患者は疾患の治療を受けるにあたり、推奨される治療法のメリットとリスク・代替となる治療法についてすべての情報を知らされた上で、みずからの意思で治療法を選択することが望ましい。

　歯内療法領域であれば、「根尖性歯周炎の治療を行うと、どれくらいの予後が期待できるのか」という情報は、患者と歯科医師の双方にとって治療の意思決定を左右する重要な情報といえる。

1　成功のクライテリア

　まずは根管治療の成功を判定するおもな基準を紹介する。

1 Strindberg's criteria [1]

　根管治療の成功における「厳格な基準」であり、多くの論文で根管治療の成功を判定する基準として採用されている（**表 1-1-1a**）。

2 PAI (Periapical index) [2]

　組織学的に確認された根尖部の状態を示す 5 つのエックス線写真所見：Score 1（健康な状態）～ Score 5（重度の根尖性歯周炎）を参照しつつ判定する方法である（**図 1-1-1**）。

　当初、研究者たちはスコアの増減を報告していたが、最近の横断研究・コホート研究においては PAI が 2 以下を「病巣なし」、PAI 3 以上で「病巣あり」と 2 分する使いかたもされている[3]。

3 臨床的治癒基準 [4]

　Strindberg の基準では臨床症状がなく根尖部透過像が減少しているものは「失敗」と分類されるが、Friedman と Mor は根尖病巣の治癒は動的なものであることから、そのようなケースを「治癒傾向（Healing）」と分類している（**表 1-1-1b**）。

● 表 1-1-1a　成功の判定基準①　Strindberg（1954）による厳格な基準

	成功	失敗		不明確
臨床症状	なし	あり	なし	
エックス線写真所見	・根尖部透過像がなく、正常な歯根膜腔。 ・歯根膜腔は正常か、オーバーな根管充填材に沿っている。	・根尖部透過像が減少しているが存在する。根尖部透過像の大きさが変わっていない。 ・根尖部透過像が新しく出現、または最初の大きさから増大している。		・曖昧または不十分なエックス線写真写真。
特記事項	「成功」は臨床的・エックス線写真所見的な基準の両方を満たす必要がある。	臨床症状がなくとも、根尖部透過像があれば「失敗」と分類する。		治療後3年以内に同じ歯の他の根管の治療がうまくいかずに抜歯になったものも含まれる。

● 表 1-1-1b　成功の判定基準②　Friedman と Mor（2004）による緩やかな基準

	治癒 （Healed）	治癒傾向 （Healing）	治癒不良（Diseased）		機能的維持 （Functional retention）
臨床症状	なし	なし	あり	なし	なし
エックス線写真所見	・正常な状態。	・根尖部透過像は減少している。	・根尖部透過像の大きさが変わっていない。根尖部透過像が新しく出現、または最初の大きさから増大している。 ・正常な状態。		・正常な状態。 ・根尖部透過像は減少している。 ・根尖部透過像の大きさが変わっていない。根尖部透過像が新しく出現、または最初の大きさから増大している。
特記事項	Strindberg の成功の定義と同じである。	根尖病巣の治癒は動的なものであることを配慮しての分類である。	エックス線写真的に正常であっても、臨床症状があれば治癒不良である。		症状たく、口腔内で機能し維持されていれば、機能的維持とする。

● 図 1-1-1　PAI (Periapical index)（参考文献2より引用改変）

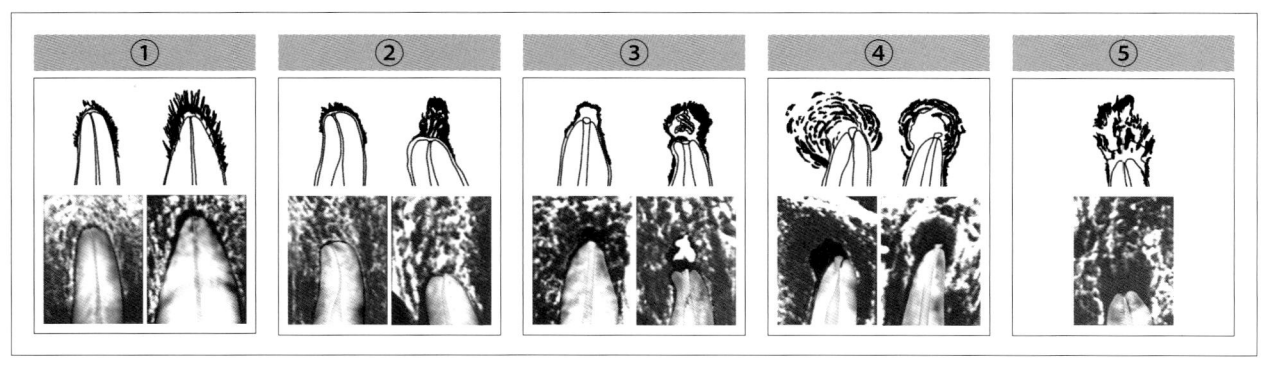

図 1-1-1　①正常な根尖周囲組織　②骨構造の小さな変化　③無機成分の喪失を伴う骨構造の変化　④明確な透過像を示す根尖性歯周炎　⑤悪化を示す重度の根尖性歯周炎。

2　根管治療の予後

　根管治療の成功率を記した文献は非常に多く存在し、その数値には 28 〜 98％とかなりの幅がある[3]。Friedman は根管治療の予後を文献から読み解くにあたって、各文献のスタディデザインを吟味し、評価に適した文献を選別する作業を行っている[3]。

　表 1-1-2（16 ページ参照） [1、3〜22] は、Friedman が選別した文献リストの情報に、筆者が各文献からラバーダムの有無や術野の消毒・根管拡大・洗浄・貼薬・仮封などの情報を抽出して追加したものである。イニシャルトリートメントはその歯にとってはじめての根管治療、リトリートメントは再根管治療のことである。

1　根管治療の成功率

Strindberg's criteria [1] の「治癒」で見た場合、
- イニシャルトリートメントの成功率は、術前に病変がないものでは 90％以上、病変があるもので 80％前後である。
- リトリートメントの成功率は、術前に病変がないものでは 90％以上であるが、病変があるものでは 70％前後である。

　時代の変遷もあり、**表 1-1-2（16 ページ参照）** には Classical な治療法から Ni-Ti ファイルを用いた治療まで含まれている。しかし、これらの文献には時代を超えた確固とした共通点がある。それは「ラバーダムがすべての根管治療において使用されていること」、そして「無菌的処置」である。上記に記した成功率は、ラバーダムの使用および無菌的処置が前提であり、そこを抜きにしてしまえば成功率はおそらく損なわれるであろう。

2　根管治療の予後に影響する要因

　予後に影響する要因はいくつかあげられてきている。最たる要因は「術前の根尖病巣の有無」である。
　その他、一部を抜粋して**表 1-1-3** [3、23〜28] に示す。

3　外科的歯内療法（歯根端切除術）の予後

1　外科的歯内療法の成功率

　歯根端切除術においては、Traditional surgery（旧来のバーとアマルガムを用いた方法）と、Microsurgery（顕微鏡と超音波チップ、MTA セメントなどを用いた方法）は分けて捉えられる（**表 1-1-4**）[29]。

　Setzer らは、システマティックレビューにおいて Traditional surgery の成功率 59％に対して Microsurgery の成功率は 94％であり、予知性のある方法であるとしている[30]。

● 表 1-1-3　根管治療の予後に影響する・しない因子

		予後への影響			特記事項
		なし	悪い影響	よい影響	
患者・患歯要因	年齢・性別・歯の位置	✓			これらの要因は成功率に影響しない。
	術前に根尖病巣がある		✓		表 1-1-2 においても明らかであるが、根尖病巣の有無は予後に影響する要因である。
	根尖病巣のサイズ	✓	✓		5 mm 以上で予後が悪くなるとする報告と、大きさに影響されなかったとする報告がある。
	術前の歯髄の状態（生活 or 失活）（イニシャルトリートメント）	✓			根尖病巣がない場合、予後に影響なし。
	術前において根管形態が保たれていない（リトリートメント）		✓		Gorni は根管本来の形態がトランスポーテーションなどで失われている場合に、再治療の予後が悪くなるとしている。
治療要因	治療者の経験とトレーニング			✓	Ng は、卒前学生・卒後学生・GP・専門医で経験とトレーニングが豊富なほど予後がよくなる傾向が明確であるとしている。
	ラバーダム防湿			✓	ラバーダムと簡易防湿間での予後に差があったとする報告と、ファイバーコア築造時のラバーダムの有無で予後に差が出たとする報告がある。
	根管充塡の位置		✓	✓	術前に根尖病巣がある場合、根管充塡材の位置が根尖から 0～2 mm の位置にあるほうが、2 mm 以上ショートあるいは根尖よりオーバーな場合よりも予後がよいようである。
術後要因	歯冠修復治療の質		✓	✓	術後の修復治療の質がよいほうが、根尖病変の治癒によい影響があり、質が悪いと悪い影響があると報告されている。細菌の漏洩を防ぐためにも質のよい歯冠修復が望まれる。

● 表 1-1-4　Traditional surgery と Microsurgery の違い

	Traditional surgery	Microsurgery
骨窩洞のサイズ	約 8～10mm	3～4 mm
ベベルの角度	45～65 度	0～10 度
切断面の診査	なし	常に行う
イスムスの確認と治療	不可能	常に行う
逆根管形成	ほぼ根管に沿わない	常に根管に沿う
逆根管形成用の器具	バー	超音波チップ
逆根管充塡材	アマルガム	MTA セメント（または S-EBA）
縫合	4×0 シルク	5×0、6×0 モノフィラメント
抜糸の時期	術後 7 日	術後 2～3 日
1 年以上での治癒率	40～90%	85～96.8%

● 表1-1-2　イニシャルトリートメントとリトリートメントの Outcome study (Friedman, 2008 をもとに、各文

	リサーチ	サンプル数	経過観察期間	リコール率	根尖性歯周炎が占める割合	ラバーダムの使用	術野の消毒	治療者	根管形成	
イニシャルトリートメント	Strindberg, 1956	479	0.5~10年	74%	42%	あり	?	専門医	Kerr ファイル（K ファイル）と H ファイル	
	Engström, 1964	306	4~5年	72%	53%	あり	?	卒前学生	?	
	Kerekes and Tronstad, 1979	501	3~5年	77%	34%	あり	30% H_2O_2 + 0.5% 塩化ベンザルコニウム配合 70% エタノール	卒前学生	H ファイルとリーマー	
	Byström, 1987	79	2~5年	56%	100%	あり	30% H_2O_2 + 5% J	卒前学生	H ファイルとリーマー	
	Ørstavik, 1987	546	1~4年	67%	29%	あり	30% H_2O_2 + 0.5% 塩化ベンザルコニウム配合 70% エタノール	卒前学生	H ファイルとリーマー	
	Eriksen, 1988	121	3年	52%	100%	あり	30% H_2O_2 + 0.5% 塩化ベンザルコニウム配合 70% エタノール	卒前学生	H ファイルとリーマー	
	Sjögren, 1990	849	8~10年	46%	31%	あり	30% H_2O_2 + 5% J	卒前学生	H ファイルと K ファイル ステップバック法	
	Ørstavik, 1996	599	4年	82%		あり	1% 塩化ベンザルコニウム	卒前学生	H ファイルとリーマー	
	Sjögren, 1997	53	≤ 5年	96%	100%	あり	30% H_2O_2 + 5% J	専門医	H ファイル	
	Trope, 1999	76	1年	100%?	100%?	あり	あり	専門医	単一術者により標準化された根管形成	
	Weiger, 2000	67	1~5年	92%	100%	あり	1% NaOCl	専門医	おもに K ファイル	
	Peters and Wesselink, 2002	38	1~4.5年	100%	100%	あり	80% エタノール 2 分間	専門医	Flexo ファイル	
	Hoskinson, 2002	200	4~5年	42%	70%	あり	?	専門医	Flexo ファイル	
	Peters, 2004	233	1~3年	89%	44%	あり	1% NaOCl	専門医	Lightspeed or Profile or GT Rotary	
	Ørstavik, 2004	675	3年	Ørstavik, 1987 と同じ（同一のサンプルを用いての多変量解析を行っている）							
	Marquis, 2006	373	4~6年		57%	あり	?	卒後学生	ステップバック法 or フレア形成	
リトリートメント	Strindberg, 1956	187	0.5~1.0年	74%	42%	あり	?	専門医	Kerr ファイル (K ファイル) と H ファイル	
	Engström, 1964	180	4~5年	72%	53%	あり	?	卒前学生	?	
	Sjögren, 1990	267	8~10年	46%	31%	あり	30% H_2O_2 + 5% J	卒前学生	H ファイルと K ファイル ステップバック法	
	Sundqvist, 1998	54	4年	100%	100%	あり	30% H_2O_2 + 5% J	専門医	手用ファイル	
	Kvist and Reit, 1999	47	4年	100%	100%	あり	30% H_2O_2 + 10% J	専門医	手用ファイル #50 以上	
	Farzaneh, 2004	103	4~6年	34%	71%	あり	?	卒後学生	ステップバック法 or フレア形成	

根管洗浄	根管貼薬	仮封	根管充填法	成功率			治癒 (Healed)	
				治癒 (Healed)	治癒傾向 (Healing)	無症状で機能 (Functional)	根尖病巣なし	根尖病巣あり
麻酔抜髄・失活抜髄：なし 失活歯：50% 硫酸、炭酸水素ナトリウム、クロロホルム	ホルマリンなど	ZOE など	側方加圧充填法	90%		≥ 90%	93%	88%
アルコール、クロロホルム、Dakin's solution（0.5% NaOCl）	5% ヨード (10% ヨウ素ヨウ化カリウム溶液)	?	?	82%			88%	76%
EDTA + 5% クロラミン T	5% クロラミン T or 3.7% ホルムアルデヒド溶液	?	側方加圧充填法	95%			97%	91%
生食 or 0.5%~5%NaOCl + 15%EDTA or 0.5%~5.0%NaOCl	Calasept (Ca(OH)$_2$ のペースト)	ZOE	側方加圧充填法	85%	9%	≥ 94%		85%
5% クロラミン T or 0.5% NaOCl	Ca(OH)$_2$ + 滅菌生食	ZOE	側方加圧充填法	87%				
5% クロラミン T or 0.5% NaOCl	Ca(OH)$_2$ + 滅菌生食	ZOE	側方加圧充填法	82%	9%	≥ 91%		82%
0.5% NaOCl	Ca(OH)$_2$	ZOE	側方加圧充填法	91%			97%	86%
1% NaOCl	Ca(OH)$_2$ + 滅菌水 レンツロ使用	ZOE	側方加圧充填法	90%	3%	≥ 93%	94%	75%
0.5% NaOCl	なし（1 回法）	ZOE（根管充填後)	側方加圧充填法	83%				83%
2.5% NaOCl	Ca(OH)$_2$ or なし（1 回法 or 2 回法)	?	側方加圧充填法	80%				80%
1% NaOCl	Ca(OH)$_2$ + 滅菌生食 ペーパーポイント使用	3mm の厚み	側方加圧充填法	78%	16%	94%		78%
2% NaOCl	Ca(OH)$_2$ or なし（1 回法)	Cavit + GI	Warm Lateral Compaction	76%				76%
1.5% or 3.0% NaOCl + 17%EDTA	Ca(OH)$_2$ or なし（1 回法)	IRM	ハイブリッドテクニック or 垂直加圧充填法	77%		97%	88%	74%
1%~2.5% NaOCl +17% EDTA	Ca(OH)$_2$ or なし（1 回法)	Cavit or Ketac Fil	側方加圧充填法 or ハイブリッドテクニック	87%			95%	76%
				90%			94%	79%
2.5% NaOCl	Ca(OH)$_2$ or なし（1 回法)	Cavit, IRM, ZOE or Amalgam, CR, GI, Crown	側方加圧 or 垂直加圧充填法	85%	6%	95%	93%	80%
50% 硫酸、炭酸水素ナトリウム、クロロホルム	ホルマリンなど	ZOE など	側方加圧充填法	88%			96%	84%
アルコール、クロロホルム、Dakin's solution（0.5% NaOCl）	5% ヨード (10% ヨウ素ヨウ化カリウム溶液)	?	?	85%			93%	74%
GP 除去：クロロホルム 根管洗浄：0.5% NaOCl	Ca(OH)$_2$	ZOE	側方加圧充填法	85%			98%	74%
0.5% NaOCl	Calasept (Ca(OH)$_2$ のペースト)	ZOE 4mm 厚	側方加圧充填法	74%				74%
クロロホルム（必要な場合） 0.5% NaOCl	Ca(OH)$_2$	?	側方加圧充填法	58%				58%
クロロホルム（必要な場合） 2.5% NaOCl	Ca(OH)$_2$	Cavit, IRM, ZOE or Amalgam, CR, GI, Crown	側方加圧 or 垂直加圧充填法	81%	5%	93%	97%	78%

● 表 1-1-5　歯根端切除術を行う歯の評価と Class 分類（Kim, 2006 および Kim, 2008 より作成）

Class	根尖病変と歯周病の状態
Class A	根尖病巣はないが、根管治療により解決できない症状があるもの 歯周ポケット（−）、動揺（−）
Class B	小さな根尖病巣（＋）、臨床症状（＋） 歯周ポケット（−）、動揺（−）
Class C	歯冠側へ進展した大きな根尖病巣（＋） 歯周ポケット（−）、動揺（−）
Class D	Class B、C と同様 4 mm 以上の歯周ポケット（＋）、根尖病巣との交通（−）
Class E	大きな根尖病巣（＋） 歯周ポケットと根尖までの交通（＋）、明確な破折線（−）。
Class F	根尖病変（＋） 完全な頬側骨の喪失（＋）、動揺（−）

2 外科的歯内療法の予後に影響する要因

　外科的歯内療法の予後に影響する要因として、歯周病の存在は念頭に置いておかないといけない。

　臨床的に使いやすい根尖病巣と歯周病との関係を考慮した分類が Kim らによって提唱されており（**表 1-1-5**）[29]、Kim らは歯根端切除術の予後を根尖病巣単独のもの（A 〜 C）で 95.2%、歯内−歯周病変（D 〜 F）で 77.5% と報告している[31]。

4　成功率から見たフェアな意思決定

　根管治療の成功率と Microsurgery の成功率を合わせて考えると、根尖性歯周炎はほとんどのケースで解決が可能ということになる。もちろん、そのためにはラバーダム防湿などの無菌的処置などが遵守された治療環境が必須であり、術者も専門的なトレーニングを積んだ上での話である。

　根尖性歯周炎をマネージメントするにあたり、歯科医師は専門医への紹介も含め、患者利益にかなう選択肢を提示する義務がある。そして患者は、正確な情報提供を受け、適切な治療の選択肢が与えられた上で、患者自身の意思で治療法を選択するべきである。

2

診査・診断・意思決定

　歯科医師が「根管治療を行う」あるいは「行わない」の判断を迫られる多くの場合、患者は何らかの症状を抱えている。一言に症状といっても、痛みであれば夜も眠れないほど痛いのか、あるいは我慢できる程度なのか、また何週間も続いている痛みなのか、あるいは昨日痛みだしたのか、ずっと痛みが続いているのか、間歇的なのか、その出現パターンはさまざまである。根管治療を行うという意思決定に至る際の痛みにはある程度の特徴があるものの、最終的には歯髄および根尖周囲組織の病態を種々の診査を行って診断しなくてはならない。このプロセスを誤ると、当然患歯へたどり着けないばかりか、不必要な治療を患者に強いることになり、患者との信頼関係を失いかねない。

　本章では、根管治療を行う意思決定に必要な診査・診断を歯髄組織と根尖周囲組織に分けて解説し、術者が一歯単位で診断名が得られるようにしている。

　臨床的には、得られた診断名と治療が一致しない場合（たとえば補綴処置を前提とした抜髄処置など）も稀にあるが、多くのケースは得られた診断をもとに適切なプロトコールを遵守した根管治療（必要に応じて外科的歯内療法）を行うことによって、主訴が解決されるはずである。しかしながら、それでも消失しないタイプの痛みがあり、その代表的なものとして非歯原性疼痛があげられる。治療をしたにも関わらず痛みが解決しないのでは手遅れであることから、歯科医師としてこれを事前に鑑別できる、少なくとも「根管治療では解決しないであろう痛みである」と判断できる能力を養うことはとても大切である。

　本章ではこの種の痛みについても解説し、根管治療を行う上での意思決定に役立てていただきたいと考えている。

Chapter 2 / 1　診査・診断にあたって

伊藤 創平（ITO DENTAL OFFICE）

　歯内療法処置を行うにあたって、最初に重要となるのが診査・診断である。正しい診断なくして患者の主訴を解決することはできないため、その後の意思決定とともに臨床診断力は歯内療法を行う上での根底となる（**図 2-1-1**）。

　しかしながら、実際の臨床では簡単なケースだけでなく、最終診断に至るまでに困難を伴う場面に出くわすことが多々ある。

　診査・診断にあたっては、

　　①先入観を排除し

　　②毎回決められた診査を省略せずに行うこと

こそが正確な診断への近道であり、結果として患者利益につながることを理解すべきである。

　臨床では、診査（問診、口腔内診査、エックス線診査）を行い、はじめて診断に至る（**図 2-1-2**）。1 つの診査結果のみで最終診断を下すことがないように強調したい。と同時に、複数の診査を行うことが診断精度を上げることも確認しておきたい。

　時として、診断が非常に困難な状況もある。その場合は安易に結論を急がず、患者によく説明をした上で、待機的診断を選択することも視野に入れておきたい。

● **図 2-1-1　歯内療法臨床力とは**

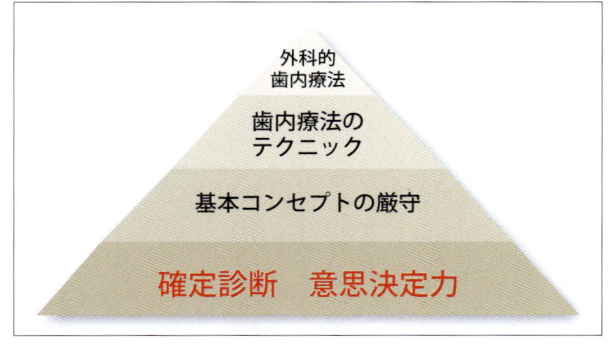

図 2-1-1　正しい診査により正しい診断が導かれる。次に、正しい診断のもとで治療に介入するかどうかなどの意思決定がなされる。よって診査・診断は歯内療法の根底となる。

● **図 2-1-2　診断に必要な 3 つの診査**

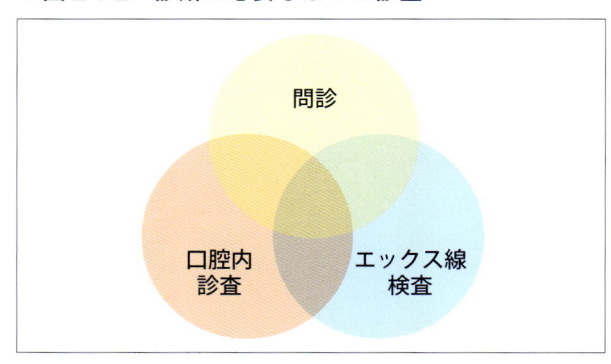

図 2-1-2　問診・口腔内診査・エックス線検査をもって診断にあたる。1 つの情報だけを鵜呑みにせず、総合的に判断することが診断の精度を上げる。

問診

伊藤 創平（ITO DENTAL OFFICE）

1 主訴

　問診では、患者の言葉を遮ることなく聴き出すことが基本となる。しかしながら、時系列に沿って整理されていない場合もあるので、適切な問いかけによって経緯を思い出してもらう技術も必要である。

　また、「自発痛」といった言葉を「何もしていない時にズキズキすることはありましたか？」のように患者がわかりやすい言葉で置き換えるなど、欲しい情報を誘導することなく聴き出す工夫も必要である。

2 全身的既往歴

　歯内療法領域で関わる全身疾患や、服用している薬剤に関しての問診を行う。

　上顎洞炎や帯状疱疹などは歯痛を引き起こすことがあると知られている。また、免疫抑制剤、抗がん剤服用による免疫力の低下ならびに抑制は、治癒に影響を及ぼす。

　特にビスフォスフォネート製剤に関してはいまだ不明な点もあり、歯内療法を行う意思決定にも関わる可能性があるため、最新の知見に常に注意を払いたい。

3 歯科的既往歴と現症

　治療歴や外傷の既往を含め、必要に応じた問診を行う。歯内療法の領域では、痛み、腫れ、動揺の訴えが大半かと思われる。その中でも痛みに関しては、どの刺激において起きるのか、またどのように痛むのか、そして痛みが持続するのかどうかなど、診断に結びつくキーワードをイメージしながら聞くことが大事である。特に「自発痛」の既往は不可逆性歯髄炎を疑う上で重要であるため、把握しておきたい[1, 2]。

Chapter 2/3 歯髄診査

伊藤 創平（ITO DENTAL OFFICE）

1 歯髄診査にあたって

　歯髄診査とは、一般的に熱刺激と電気刺激を用いて歯髄の知覚反応を見るものであるが、これだけでは歯髄の生活・失活を正確に診断することはできないことを知っておく必要がある。歯髄の生活・失活の診断は、歯髄の血流を測定することのみにより可能である。測定機器としてパルスオキシメーターやレーザードップラー血流計などがあるが、その正確さや使用のしにくさなどの問題から、現在のところ一般的にはまだ日常臨床において使用されてはいない。

　診査の順番は反対側や隣接する「正常と思われる歯」から行い、個々の患者のもつ感じかたを踏まえた上で、「患歯と思われる歯」の診査を行う。

　また、主訴（冷たいものがしみる、熱いものがしみる、噛むと痛いなど）を再現させることも大事である。

　なお、現在我々が日常行っている診査結果は、歯髄の組織像と必ずしも一致しない[1, 2]ことを念頭においた上で、問診やエックス線写真を含めて総合的に診断する必要がある。

2 冷試験

　これまで冷試験に際しては氷やカーボンダイオキサイドが使用されてきたが、現在おもに使用されているのはプロパンとブタンを主成分としたパルパー（ジーシー）である。

　冷試験は、セラミック冠や金属冠が装着されていても可能な検査である。複根歯の場合は、１根でも生活歯髄が存在していると陽性になることがあることを頭に入れておきたい。

　また、次の温試験と同様に、持続痛の有無は不可逆性歯髄炎との関連が強く重要であるため、診断に有用である。そのため筆者は、冷試験、温試験ともあらかじめ患者に「刺激を感じたら手を上げて、感じなくなったら下げてください」と、あえて感じなくなった場合にもサインを出してもらうように指示している（**図 2-3-1**）。

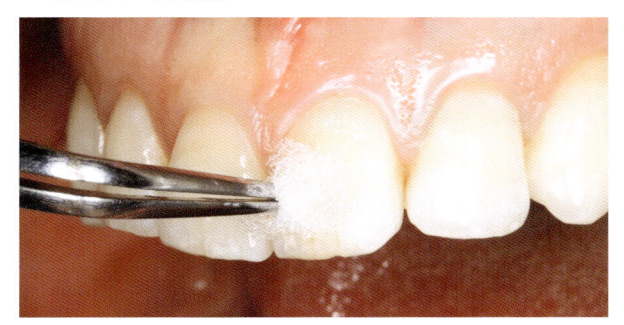

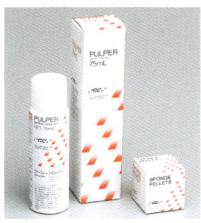

図 2-3-1　パルパー（ジーシー）を付属のスポンジによく噴霧して使用する。温度診は刺激除去後の感覚の持続時間にも注目する。

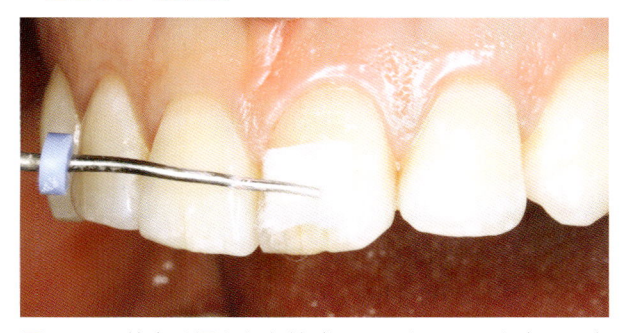

図 2-3-2　筆者は濡らした綿球にヒートソースを当てて実施している。

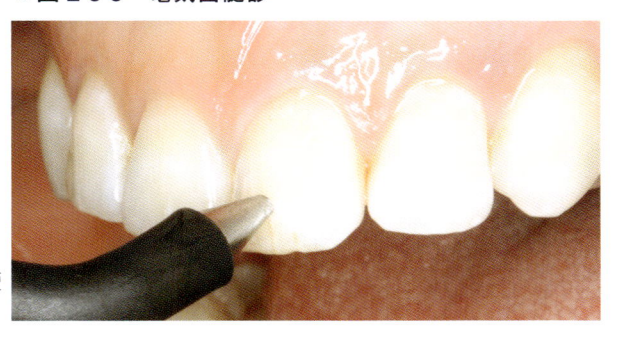

図 2-3-3　実施時は漏洩をなくすために歯を乾燥させる。また使用時は電極の先を歯磨剤などでコーティングする。

3　温試験

　温試験は、不可逆性歯髄炎の痛みの発生源であるC線維を刺激する試験であり、患者の主訴が「熱いものでとても痛む」の場合は非常に有効となる。また患者自身で痛い歯の特定が困難な時にも有用である。

　温試験では、熱したガッタパーチャやストッピングを使用したり、ラバーカップを歯面上で回転させ摩擦熱を生じさせる方法、ヒートソースを用いて濡らした綿球を介して熱を与える方法などがある（**図2-3-2**）。

4　電気歯髄診

　電気歯髄診は、生活反応を評価するために、冷試験とともにもっとも使用される。結果は歯髄の健康度や炎症の程度を示すものではなく、反応がない場合は歯髄壊死を疑うことができる。

　歯面は乾燥させ、歯に触れる電極の先に歯磨剤などの電気伝導性を有するペーストを塗布して使用する（**図2-3-3**）。全部被覆冠が装着されているなど歯質が露出していない場合は電気歯髄診が行えないため、温度診を用いる。

ONE POINT

冷試験・温試験・電気歯髄診を必ず組み合わせる

　冷試験・温試験・電気歯髄診は偽陽性や偽陰性の結果が出ることがある。ある実験では、歯髄壊死の歯において生活反応なしを示した確率（＝感度）が冷試験、温試験、電気歯髄診においてそれぞれ 83％、86％、72％に対して、生活歯において生活反応を示した確率（＝特異度）はそれぞれ 93％、41％、93％と、温試験において低かったという報告がある[1]。 この実験から、単独の診査結果のみでは最終的な診断に必ずしも結びつかないことがわかる。よって上記 3 つのすべての試験を省略することなく組み合わせて行うことが、診断精度を上げるために必要であると示唆される。

5　状況に応じて行う診査

　以下の診査は、上記の診査でも特定できない時に行うもので、ルーティーンになされるものではない。

1 切削診

　麻酔をせずに象牙質まで切削を行い、知覚の有無を確認する方法で、実際に行われる頻度は非常に少ない。たとえば全部被覆冠で歯髄が罹患しているように思われる場合に、診断をより確定的にしたい目的で行われる。
　1 級窩洞をバーにて形成し、痛みが生ずるようであれば生活歯と判断し、切削部は修復する。そうでない場合は失活歯と判断し、根管治療が必要となる。

2 麻酔診

　患者が上下顎のどちらが痛むかもわからないなど、痛みの部位を特定できない場合に用いる。上顎遠心から歯根膜麻酔を行い、徐々に前の歯に移動する。判断がつかない場合は、下顎も同様に遠心から進めていく。痛みが取り除かれた時点で、その歯を患歯と疑う。
　また上記とは逆に、患者が痛みを訴える歯に麻酔をしても痛みが取れない場合は非歯原性疼痛を疑う。

3 染色および透過法

　生活歯におけるクラックの有無を確認するために、その部位を染色したり光を当てて観察することは、時に診断の大きな助けとなる。

4 その他

　レーザードップラー流速測定、パルスオキシメトリー（酸素測定）があるが、歯髄の診査に日常的に使用するものとしてはまだ使用しにくいとされている。

歯周組織診査

伊藤 創平（ITO DENTAL OFFICE）

　歯周組織診査とは、打診・触診・動揺度・プロービング値を用いて歯周組織への炎症の広がりを見るものである。歯髄診査と同様に、特に痛みを伴う可能性のある打診と触診は、反対側や隣接する「正常と思われる歯」から行う。また主訴（歯肉を押すと痛む、噛むと痛むなど）の再現をさせることも大事である。

1　打診

　打診痛は歯髄の生活か失活かを示すものではなく、歯根膜の炎症を示す。よって炎症が歯根膜まで拡大している場合に患歯を見分けやすい。また打診痛は急性症状や咀嚼時疼痛がある時は発現しやすい（**図 2-4-1**）。咀嚼時疼痛がある場合は、綿棒や割り箸などを噛ませて主訴の再現を行うことも必要である。

　打診反応は、歯髄炎や根尖性歯周炎のみならず、外傷、咬合性外傷、歯周病などでも起こるので、その他の診査とあわせて総合的な判断が重要である。

2　触診

　根尖相当部の粘膜を中心に、隣接部や反対側と比較して、軟組織に腫脹がないか、硬組織の膨隆がないかを検出しながら行う。また、通常と異なる感覚や圧痛を感じる部分がないかを聞きながら行う。皮質骨の厚い部分では反応が出にくいことがある（**図 2-4-2**）。

● **図 2-4-1　打診**

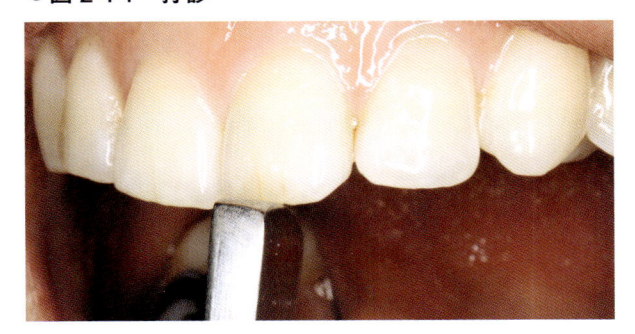

図 2-4-1　急性症状のある場合は非常に大きな痛みを与えかねないので注意が必要である。

● **図 2-4-2　触診**

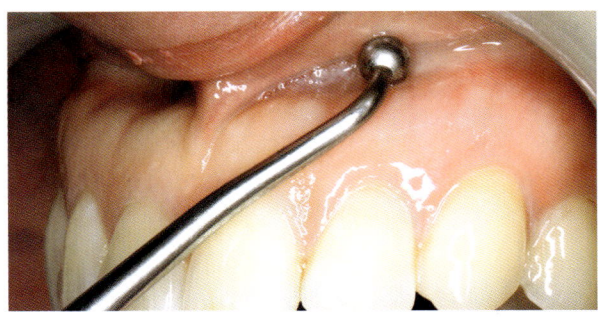

図 2-4-2　触れられたこと自体を痛みと感じる患者もいるため、炎症の痛みを鑑別するために綿棒や充填器など先の丸いもので行う。筆者は「そもそも押されるとこのような感じです。これよりも明らかに痛みを感じる部位があれば教えてください」と声かけしている。

●**図 2-4-3　動揺度**

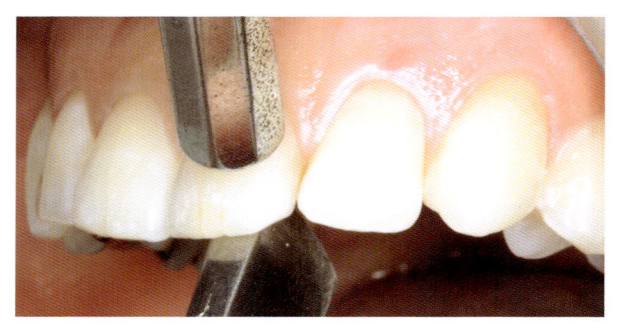

図2-4-3　手指やピンセットで挟んで測定するのではなく、硬いもの同士で挟んで測定したほうが、微妙な違いを認識しやすい。

●**図 2-4-4　プロービング**

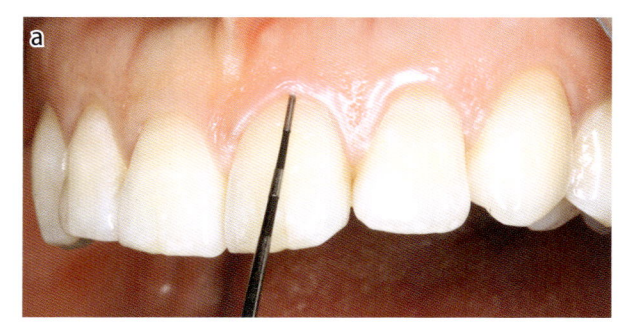

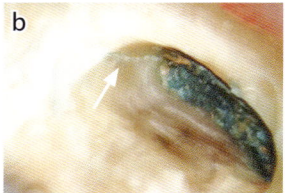

図 2-4-4a　限局したポケットがある場合は、垂直性歯根破折だけでなく歯内－歯周病変や穿孔も疑う。

図 2-4-4b　クラックの視認と付着の喪失の両方がある場合は、歯内療法の適応ではなく抜歯となる。

3　動揺度の測定

　打診と同様に、歯髄の生活度を測るものではない。

　手指圧による測定は主観的になりがちであるため、ミラーの柄で頬舌的に挟むようにして診査する（**図 2-4-3**）。通常 1 度以上を異常と考えるが、対照となる反対側や隣在歯の動揺度との関係に基づいて判断する必要がある。

　動揺は、外傷、咬合性外傷、パラファンクション、歯周病、歯根破折などでも生じる。動揺を生じる要因が修復や除去されることで正常に戻ることがある。

4　プロービング

　プロービングは、
　　①歯内－歯周病変（エンドペリオ病変）の確認
　　②垂直性歯根破折の可能性の確認
　　③歯周組織の診査
のために行う（**図 2-4-4a**）。

　幅の広いポケットは、一般的に歯周炎によるものと考えられる。一方、限局した幅の狭い垂直性骨欠損は、歯内療法領域の病態が疑われる。その場合の特徴として、隣在歯の歯周組織は正常範囲内である。

　失活歯におけるこのようなポケットの存在は、感染が根尖部から歯肉溝まで拡大していると考えられる。よって患歯が既根管充填歯でない場合は、適切な歯髄診査が必須となる。また、垂直性歯根破折や穿孔（医原性による穿孔や歯根吸収）においても、幅の狭い限局した深いポケットを生じることがある。垂直性歯根破折は、歯根全体をとりかこむような特徴的なエックス線像とあわせることで疑うことができるものの、他にも歯内－歯周病変（エンドペリオ病変）や穿孔も候補にあがるため、視認なしには確定診断はできない（**図 2-4-4b**）。

　プロービング時に患者が痛みを訴える場合は麻酔下で行う。

エックス線写真診査

伊藤 創平（ITO DENTAL OFFICE）

1 　エックス線写真診査にあたって

　　診断の助けとなる適切なエックス線写真を得るためには、フィルムの位置づけ、照射角度が重要である。

　　インディケーターは、規格性のあるエックス線写真を撮影する上で有用である。しかしながら、強い嘔吐反射や浅い口蓋などインディケーターの使用が難しい場合は、止血鉗子や持針器などでフィルムを挟むと撮影しやすくなる。

　　通常は、術前に正方線と偏心投影の2枚を撮影する（**図 2-5-1**）。

　　サイナストラクトがある場合は、ガッタパーチャポイントを挿入して撮影することで原因歯特定の大きな助けとなるので、必ず行いたい。

　　エックス線写真は非常に多くの情報を我々に与えてくれる。そのため、臨床家は時にエックス線写真の読影のみで確定診断を出そうとする。しかしながらエックス線写真から読み取られた歯内療法分野における病変はとても主観的になりやすい。同一の人間がエックス線写真を判定し、6～8か月後に再度同じエックス線写真を判定すると、その一致は約80%程度にすぎないという報告があるくらいである[1]。問診や口腔内診査などを含めて判断しないと誤った診断をしてしまうおそれがあることを、頭に入れておきたい。

● **図 2-5-1　正方線と偏心投影によるエックス線写真撮影**

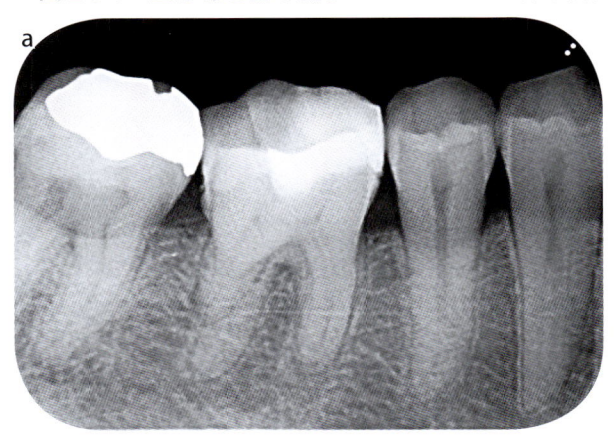
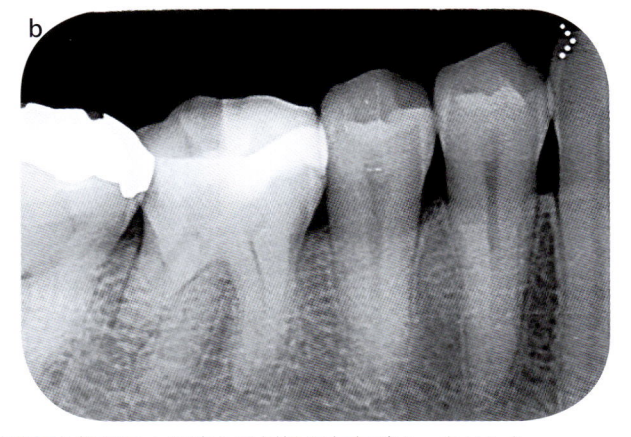

図 2-5-1a、b　aは正方線、**b**は偏心投影。このケースでは術前の偏心投影により遠心舌側根の存在がはっきりした。

2　画像の読影

1　歯冠部

　う蝕の位置や範囲、既存の修復物の適合状態の確認を行う。根管治療がまだ実施されていない歯においては、う蝕または既存の修復物と歯髄との距離、歯髄腔石灰化、歯髄結石の有無も確認する。

2　歯根部

　根管の石灰化（狭窄、完全消失）、内部吸収、外部吸収の有無、既存の根管治療の質、未処置根管の有無を確認する。

3　根尖周囲組織の読影

　根尖透過像、歯根膜腔の拡大、歯槽硬線の観察を行う。
　病変が海綿骨内だけに留まる場合は、透過像として表れないこともある[2]。また、急性根尖膿瘍の場合も透過像が表れないことがある。エックス線写真の変化がないからといって、病態の除外は必ずしもできないことを覚えておきたい。

CBCT（コーンビーム CT）をどう考えるか

　歯内療法の診断において CBCT が必要になることは多くはないものの、三次元での情報は時として非常に有益である。たとえば

　　①デンタルエックス線写真では診断しにくい、上顎大臼歯や穿孔が疑われる症例などにおける病変の有無の判別

　　②歯原性か非歯原性疼痛の判断がつかない場合

など、ここまで述べたような診査を行っても診断のつかない場合に役立つ（**図 2-5-2**）。ただし、ALARA（As low as reasonably achievable）の原則（放射線による被曝は合理的に達成できるかぎり低く抑える）に則った上での使用を心がけたい。

　適応に関するものは、AAE（American Association of Endodontists）と AAOMR（American Academy of Oral and Maxillofacial Radiology）のポジションステートメント[3]などを参考にしていただきたい。

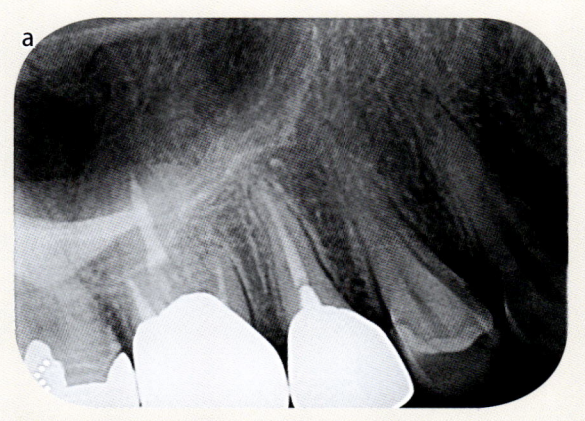

図 2-5-2a　39 歳女性。「右上の奥歯でものを噛むと痛む」を主訴に来院。6|に打診痛と歯肉の圧痛を認め、頰側中央部に 6 mm のポケットがあった。デンタルエックス線写真にて根尖透過像は認められなかった。

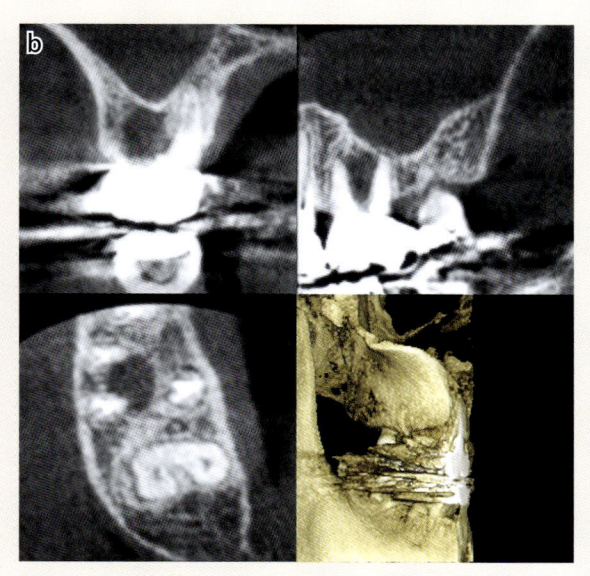

図 2-5-2b　さらなる精査のため、患者の同意を得て CT を撮影したところ、分岐部に透過像を認めた。

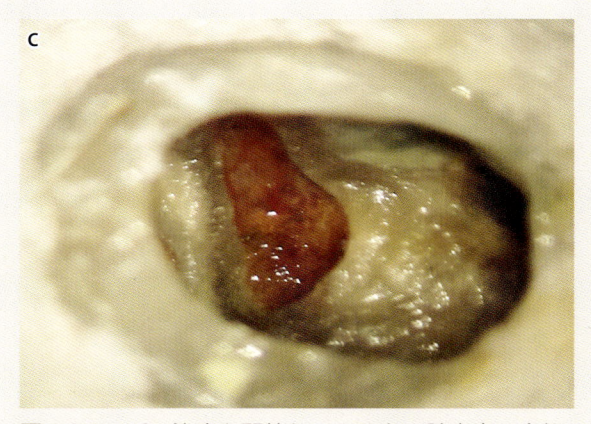

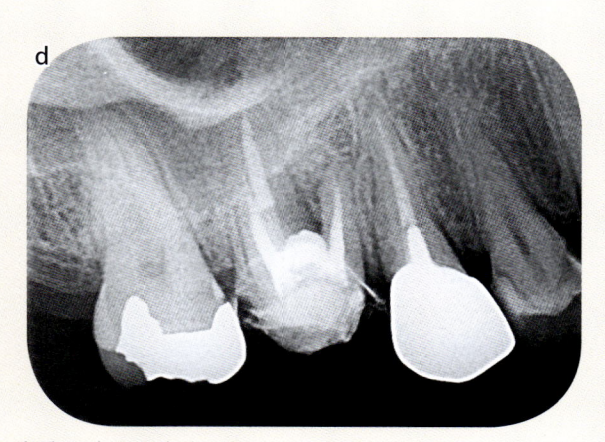

図 2-5-2c、d　治療を開始してみると、髄床底に直径 4 mm 程度の大きな穿孔を認めた。本症例は MTA セメントにて穿孔部封鎖を行った。

Chapter 2／6

診断

伊藤 創平（ITO DENTAL OFFICE）

1　歯髄・根尖周囲組織の臨床的分類

　　これまで歯髄と根尖周囲組織における疾患について、さまざまな分類法が提唱されてきた。しかしながら、いくつかの文献から臨床症状と病理組織に必ずしも関連性がないことが示されている[1]。

　　そこで現在は、歯髄と根尖周囲組織の状態を各診査からそれぞれ評価し、それにより診断名をつけ、炎症の広がりの把握や治療計画の立案に使用している[2]（**表 2-6-1**）。

● **表 2-6-1　AAE による診断分類**[2]

歯髄の状態（炎症の種類）
正常歯髄　Normal pulp
可逆性歯髄炎　Reversible pulpitis
不可逆性歯髄炎　Irreversible pulpitis
・症状のあるもの　Symptomatic irreversible pulpitis
・症状のないもの　Asymptomatic irreversible pulpitis
歯髄壊死　Pulp necrosis
すでに根管治療が手がけられた状態
・既根管治療歯　Previously treated
・歯髄処置済歯　Previously initiated therapy

根尖歯周組織の状態（炎症の状態）
正常根尖周囲組織　Normal apical tissues
根尖性歯周炎　Apical periodontitis
・症状のあるもの　Symptomatic apical periodontitis
・症状のないもの　Asymptomatic apical periodontitis
根尖膿瘍　Apical abscess
・急性　Acute apical abscess
・慢性　Chronic apical abscess
硬化性骨炎　Condensing osteitis

2　歯髄の炎症の分類

1　正常歯髄 Normal pulp

　歯髄が正常で自発痛がなく、各歯髄診査に正常範囲内の反応がある。また歯髄診査に対して苦痛（冷刺激で激痛を伴うなど）の反応がなく、それらの検査刺激が取り除かれると何秒後かに感覚がなくなる状態。歯内療法は必要ない。

2　可逆性歯髄炎 Reversible pulpitis

　軽度の炎症が生じた状態。歯髄に何らかの刺激が加わった場合に、不快感はあるもののすみやかに感覚が戻る。原因としてう蝕、露出した象牙質、直近の歯科治療、不適合な修復物などがある。

3　不可逆性歯髄炎 Irreversible pulpitis

　不可逆性歯髄炎は、症状を伴うものと伴わないものに分類される。歯髄の除去が必要となる。

1）症状のある不可逆性歯髄炎 Symptomatic irreversible pulpitis
　自発的な痛みを生じる。温度変化により非常に強い痛みを引き起こし、痛みは刺激が取り除かれた後も持続する。正常歯髄では反応しにくい温試験に痛みを生じることが多く、その場合は当該歯に冷刺激を加えることで痛みが引くのが特徴である。
　痛みの性状は、鋭痛から鈍痛、局所的から放散性とさまざまである。一般的に痛みが強い場合は部位の特定が困難となる。この状態で治療がなされないと、いずれ歯髄壊死に移行する。

2）症状のない不可逆性歯髄炎 Asymptomatic irreversible pulpitis
　時折、歯髄に達する深いう蝕があったとしても何も症状を起こさないことがある。その後は、症状が出現するか歯髄壊死を引き起こす。患者に重度の痛みや苦痛を与えないためにも、可能なかぎり早期の治療を行うことが望ましい。

4　歯髄壊死 Pulp necrosis

　歯髄の血流がなくなり、歯髄の神経も機能していない状態。症状のある、もしくは症状のない不可逆性歯髄炎の後に起こる。歯髄壊死は必ずしもすべての歯髄が壊死しているとはかぎらず、部分的な歯髄壊死も含まれる。そのため、特に複根歯では歯髄診査で一部の根管の生活歯髄が反応することもある[3]ことを覚えておきたい。
　冷試験や電気歯髄診には反応しないものの、温試験は長時間当てることで反応を生じることがある。これは歯髄腔内の液体やガスが熱によって根尖組織へと到達し、膨張するからと考えられている。また歯髄壊死の後に感染し、根管内で細菌が増殖したことによって生じた炎症が歯根膜腔へ達すると、打診痛に反応しはじめたり自発痛を生じるようになる。
　なお、外傷を受けた歯はあたかも歯髄壊死のように歯髄診査に反応を示さないことがある。よって患者への問診は非常に大事であることも覚えておきたい。

5 治療が以前になされた場合の臨床評価

歯髄の炎症を表すものではないものの、我々が使用する AAE の診断名に基づき「治療がなされている場合の歯髄の評価」も記しておく。

1） 既根管治療歯 Previously treated

すでに根管治療がなされており、何らかの充填材によって根管充填まで終了している状態。症状のある場合もない場合もあるものの、ほとんどのケースにおいて歯髄診査の反応はない。

2） 歯髄処置済歯 Previously initiated therapy

たとえば断髄や抜髄など部分的な根管治療が行われた状態。または不可逆性歯髄炎の急性症状の除痛のために行われた応急処置後などをいう。

一部ないしはすべての歯髄が除去されているため、正確な歯髄診断は困難である。

3　根尖周囲組織の炎症の分類

1 正常根尖周囲組織 Normal apical tissues

打診、触診において異常な所見がなく、エックス線写真においても正常な歯槽硬線、歯根膜腔が見られる状態。

2 根尖性歯周炎 Apical periodontitis

根尖性歯周炎は、症状を伴うものと伴わないものとに分類される。

1） 症状のある根尖性歯周炎 Symptomatic apical periodontitis

打診や咬合圧に鋭い痛みを生じる。歯髄診査に反応がある場合とない場合がある。

エックス線写真において、歯根膜腔の拡大や透過像が生じる場合とそうでない場合がある。

2） 症状のない根尖性歯周炎 Asymptomatic apical periodontitis

一般的に症状を示さない根尖性歯周炎である。歯髄診査には反応を示さず、エックス線写真では根尖透過像を有する。通常は咬合圧では痛みを感じないものの、打診には違和感を生じることがある。

3　根尖膿瘍 Apical abscess

根尖膿瘍は、急性と慢性のものとに分類される。

1）急性根尖膿瘍 Acute apical abscess

打診、触診、咬合圧によって激しい痛みを伴う。基本的に歯髄診査では反応はない。エックス線写真では変化を生じないものから、歯根膜腔の拡大、透過像まで多岐にわたる。また、腫脹は口腔内に限局したものから顔面にまで波及するものがある。

患者は発熱していることがあり、頸部および顎下リンパ節の触診にて圧痛を認めることもある。

2）慢性根尖膿瘍 Chronic apical abscess

サイナストラクトや歯肉溝から排膿を認め、咬合圧で痛みを感じることは少ないが、打診にて違和感を生じることがある。臨床症状を生じることはあまりない。エックス線写真では根尖透過像を認める。「症状を伴わない根尖性歯周炎」との鑑別はサイナストラクトの有無である。

サイナストラクトにガッタパーチャポイントを抵抗を感じるところまで挿入してエックス線写真を撮影することで、原因歯の特定に役立てることができる。

4　硬化性骨炎 Condensing osteitis

持続する弱い炎症性の刺激によって生じる骨の反応で、それによりエックス線写真で根尖周囲の不透過性がび漫性に亢進して見える。通常は根尖の透過像に注目しがちであるが、この状態も何らかの原因がある証拠である。

4　非歯原性疼痛 Non-odontogenic pain

すべての診査を行った結果、痛みの原因が歯から由来するものではないと判断した場合は、口腔顔面痛外来にてさらなる診査を受ける必要がある。

詳しくは Chapter 7-5 を参照されたい。

Chapter

2

7

痛みの診断

田中 浩祐（石井歯科医院）

1　痛みの定義

　国際疼痛学会（International Association of Study of Pain; IASP）では、痛みを「何らかの組織損傷が起こった時、または組織損傷を起こす可能性がある時、あるいはそのような損傷の際に表現される、不快な感覚や情動体験」と定義している[1]。

　感覚や情動体験と表現されているとおり、痛みは画像診断や血液検査などを行って数値で評価できるものではない。主観的な側面を多く持っていることから、我々歯科医師がそれを評価することは容易ではないため、「痛みとは、患者が痛いと訴えるのであればそれが痛みそのものである」と定義しているものもある[2]。

2　痛みの分類

　歯内療法を行う上で、歯由来の痛み（歯原性疼痛）か、そうでない痛み（非歯原性疼痛）かを判別するために、まずはどんな痛みが口腔顔面領域にあるのかを整理する必要がある。

　痛みは図 2-7-1 に示すように細分化されるが、根管治療によって解決される痛みは歯髄痛ならびに歯根膜痛である。裏を返せば、これ以外の痛みは根管治療を行っても解決しない痛みである。我々は的確にこの 2 つの痛みを鑑別する必要がある。

　これ以外の痛みについては後述する。

3　歯髄痛の診査

　歯髄あるいは象牙質に一定レベル以上の外的な刺激が加わった際に、我々の生体はそれを痛みとして感じ取る。いうまでもなく刺激を感じ取るのは神経線維であり、この神経線維の分布は歯髄と象牙質をまたいでいることから、これら両者を合わせて象牙質・歯髄複合体と呼ぶことがある。象牙質・歯髄複合体に分布する神経線維は、大きく Aδ 線維と C 線維に分けられる（表 2-7-1）。

　Aδ 線維は、C 線維と比較して直径が太く、また軸索に覆われているために刺激の伝達速度が速くかつ鋭く、定位の明確な痛みとして認識される。一方の C 線維は伝達速度が遅いため、実際の刺激よりも遅れて、鈍く、定位の不明確な痛みとして認識される。

● 図 2-7-1 口腔顔面領域の疼痛の分類

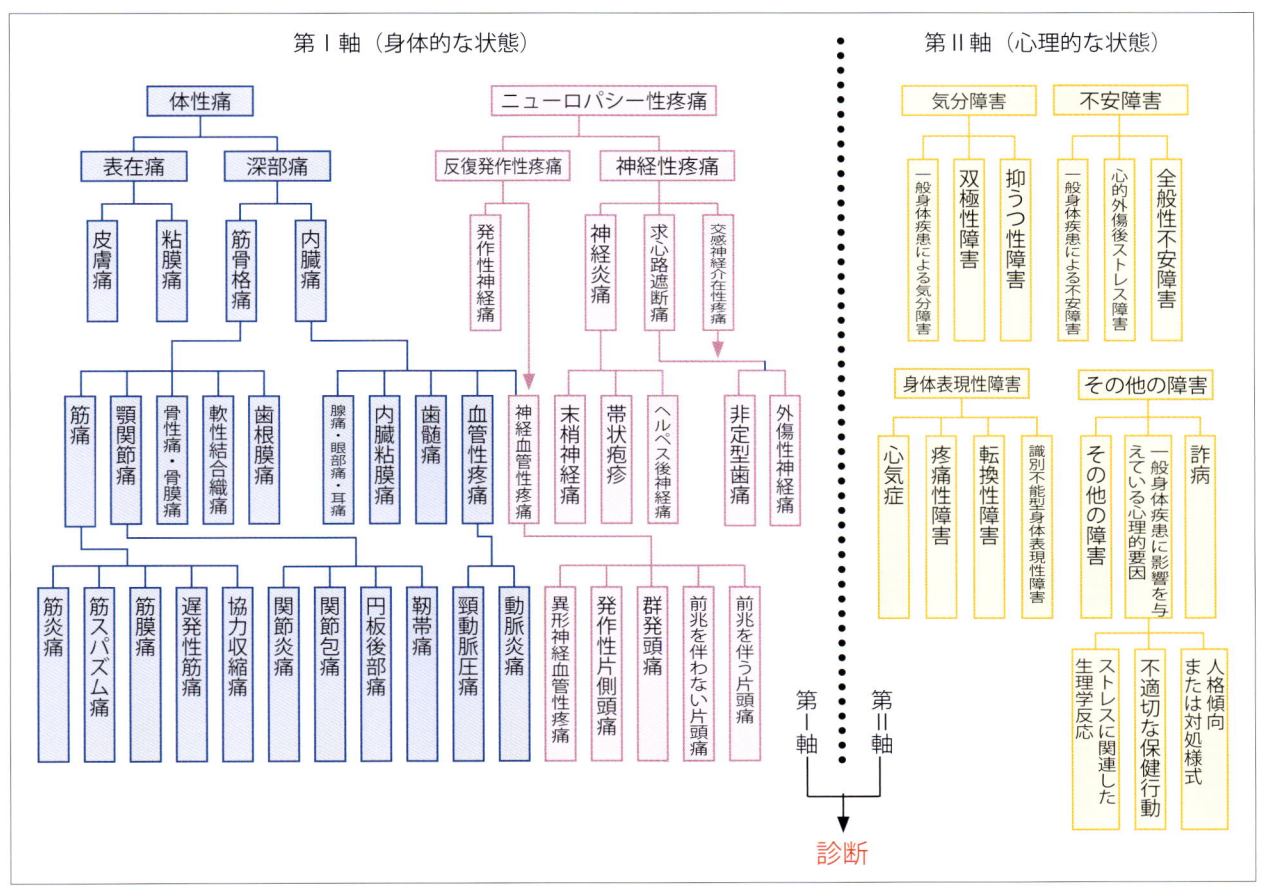

図 2-7-1 口腔顔面領域の疼痛の分類（参考文献 3 より改変）。

● 表 2-7-1 神経線維の種類とその特徴

線維	直径（uM）	伝達速度（m/s）	軸索	機能
Aα	12 〜 20	70 〜 120	＋	運動
Aβ	5 〜 10	35 〜 70	＋	圧覚
Aγ	3 〜 6	15 〜 30	＋	運動
Aδ	2 〜 5	12 〜 30	＋	痛覚（鋭痛）、圧覚、温度
B	<3	3 〜 15	＋	交感神経
C	0.5 〜 1	0.5 〜 2	−	痛覚（鈍痛）

　刺激が加わった際にそれが痛みとして認識されるプロセスについてはまだ完全に解明されていないが、象牙細管内の液体の移動が関与しているとする Brännström の動水力学説[4] が現在のところ有力視されている。この説が正しいとすれば、温度診によって痛みが誘発されるのは、膨張・縮小した液体が神経線維の受容体に刺激を与えているためと推測できる。

4　歯根膜痛の診査

　歯根膜は、歯槽骨、歯肉、セメント質とともに歯周組織を構成する要素の1つである。歯根膜に痛みを引き起こす病態として考えられるものは、
　　　①歯髄壊死にともなう感染が根尖孔外に波及し、歯根膜腔へ及んだもの（根尖性歯周炎）
　　　②深い歯周ポケットを伴った歯周組織の感染が急性化し、膿瘍を形成したもの（歯周膿瘍）
　　　③急性歯肉炎や、ウイルス感染による炎症
などがあげられる。
　歯根膜痛は比較的患歯の同定がしやすいが、根管治療が必要であると判断するためには上記②と③の可能性が排除されなくてはならない。
　歯根膜痛の診査として、垂直打診と水平打診は行うべきである。根尖性歯周炎であれば垂直打診により強く反応を示し、歯周膿瘍であれば水平打診に強く反応する。ただし、根尖性歯周炎であっても炎症の波及の程度が顕著であれば垂直・水平打診の両方に強く反応することもあるので、他の診査の結果を組み合わせて診断する必要がある。
　また、デンタルエックス線写真上での診査も有効である。根尖性歯周炎では根尖を中心に円状の透過像が認められることが多い。しかし急性期であれば透過像が見られないこともあるので、この場合も注意が必要である。

5　非歯原性疼痛

　歯髄痛、歯根膜痛以外、すなわち非歯原性疼痛の可能性が疑われた場合は、それがどの痛みであるかの診断ができればその診断名に対する治療法が選択されるべきである。しかし、どの痛みかの鑑別が難しい場合（そうであることが多い）は、不可逆的な処置（抜髄、抜歯など）を行う前に、待機的診断あるいは口腔顔面疼痛専門医の診断を仰ぐことを考慮すべきである。以下に非歯原性疼痛の代表的なものを解説する。
　また、全身疾患の既往と各種診断後に歯原性の上顎洞炎が否定された場合は耳鼻科へ、心臓性歯痛が疑われる時はすみやかに循環器内科などの医療機関への紹介が望まれる。

1　筋・筋膜性歯痛

　歯痛を思わせる痛みの中では多く認められる。咬筋などの咀嚼筋にトリガーポイントを有し、持続性の鈍痛を特徴とする。

2　神経障害性歯痛

　末梢神経、中枢神経の損傷によって起きる。突発性の痛みを特徴とするものとして、三叉神経痛と帯状疱疹に由来するものがある。前者は血管が三叉神経根を圧迫したために痛みが生じ、後者はウイルス感染後期にウイルスが神経を破壊するために痛みが生じる。

一方、抜歯や抜髄処置は神経線維の断裂をきたす処置であることから、これらの処置後の難治性の疼痛を求進路遮断性歯痛と呼ぶ。

3 上顎洞性歯痛

上顎洞炎に起因する関連痛であり、原因が歯であるのか、副鼻腔にあるのか、また両者なのかで対処方法が異なる。

好発部位は上顎小臼歯、大臼歯部である。

4 心臓性歯痛

狭心症、心筋梗塞などの心疾患に起因する心筋からの関連痛である。迷走神経が関与していると考えられている。

Chapter

2 / 8

意思決定

田中 浩祐（石井歯科医院）

　診査・診断後の意思決定は、得られた診断名によってどのような治療法を選択するかのプロセスを指す。歯内療法においては、

　　①歯髄を保存する（生活歯髄療法：Vital pulp therapy）か、根管治療（抜髄処置）を行うかの選択

　　②すでに根管治療がなされている歯に対して再根管治療を行うか、外科的歯内療法（歯根端切除術）を行うかの選択

となる。

1　根管治療の意思決定

　いうまでもなく歯内療法の目的は『根尖性歯周炎の治療と予防』である。「歯髄は最良の根管充填材」と先人たちが述べてきたように、可能なかぎり健康な歯髄は保存されるべきである。

　Chapter 2-3 歯髄診査でも述べられているとおり、歯髄の正確な状態を判断するためには歯髄血管内の血流の有無を測定する必要があるが、現在のところ臨床においては現実的な方法ではない。温試験や電気歯髄診を組み合わせて神経線維の反応性を評価し、さらには問診によって得られた臨床症状をこれに照らし合わせることが有効である。

　この時に参考になる論文の大切と思われる部分を**図 2-8-1**にまとめた。興味のある読者は、原著[1]に触れることを推奨する。この論文によると、臨床診査の結果と病理組織学的検査の結果には関連性が乏しく、逆に過去の自発痛の既往や痛みの強度との関連性は認められ、これらと歯髄の不可逆的な変化との関連性を示唆している。くり返しになるが、歯髄の真の意味での状態を評価することが困難である以上、電気歯髄診と温試験を組み合わせ、さらに**図 2-8-1**の①〜③のいずれかに該当した場合は、不可逆性歯髄炎との診断のもと根管治療を行うという意思決定をするのが妥当と考えられる。そうでなければ、歯髄を保存する試みは有効な手段となりうるであろう。

2　再根管治療の意思決定

　すでに根管治療がなされている歯に対して治療の必要性を判断する場合は、基本的には初回根管治療時と同様の診査を行う。そして治療法の意思決定を行う前に、その歯が

● 図 2-8-1　根管治療の意思決定の参考となる論文の要旨

【論文名】	Seltzer S, Bender IB, Ziontz M. The dynamics of pulp inflammation between diagnostic data and actual histologic findings in the pulp. Oral Surg Oral Med Oral Pathol 1963;16:846-871.
【目的】	歯髄への臨床診査の結果とその時点での病理組織像の関連性を明らかにすること。
【実験の方法】	治療上抜歯が必要であった 166 歯に対して、術前の痛みの症状を詳しく評価し、エックス線写真的および臨床的診査を行った。抜歯後の歯は各種染色法を用いて病理学組織検査が行われた。
【結果】	以下の項目と、病理組織像との間に有意差が認められた。 ①過去の自発痛の既往 ②痛みの強度 ③打診痛の有無

● 図 2-8-2　再根管治療における治療法選択

A：既根管治療が不良であり、そのことが病変を再発させていると考えられる場合、そしてさらに

　　1）　術者が根管経由で根尖の病変へのアクセスが可能である場合

　　　　→再根管治療を検討する

　　2）　術者が根管経由で根尖の病変へのアクセスが不可能、あるいは困難であると判断された場合

　　　　→外科的歯内療法を検討する

B：既根管治療が臨床的に問題はなさそうであると考えられる場合で、さらに、

　　1）　エックス線写真診査において問題が認められない場合

　　　　→再根管治療の必要性は低い

　　2）　エックス線写真診査において問題が認められた場合（未充填の根管がある、根管充填がアンダーであるなど）
　　　　→
　　　　①補綴処置が予定されている場合、あるいは予定されていなくても明らかに不良補綴物と判断される時は、将来的に病変の発生する可能性を考慮し、**予防的に再根管治療を行う**（臨床上問題がないと判断された場合であっても、根管内に細菌が存在している可能性は否定できない）
　　　　②補綴処置が予定されていない場合は、**根管治療を行わず経過観察**とし、病変の増大傾向が確認された時、あるいは臨床症状が生じた時に治療介入する

　　　　保存可能か否か、以下の項目に沿って評価する。
　　　　　　A. 歯冠修復あるいは補綴処置に必要な健常残存歯質があるか（必要に応じて歯冠長延長術、歯の挺出などを行う）
　　　　　　B. 垂直的な動揺がないか
　　　　　　C. 完全歯根破折がないか
　　　　上記の１つでも該当する項目があれば、基本的には患歯の予知性は低いと判断し、歯を保存しないという選択肢も考慮する。歯の保存が決定した際の治療法は、**図 2-8-2** に示す項目にて選択する。

3　外科的歯内療法をどう考えるか

　再根管治療の意思決定において、歯質に与えるダメージを最小限に抑えつつ、病変の原因除去が可能な外科的歯内療法のメリットは非常に大きい。しかし、外科的なアプローチでは根管系の根尖側の限られた部分でのマネージメントしかできないため、残された根管系に細菌が残存する可能性が高い。

　何らかの状況下において根尖側の封鎖性が破綻した際にこれらの細菌が病変を再発する可能性があることを想定し、安易に外科的アプローチを選択せず、可能なかぎり再根管治療が試みられるべきであろう。

ONE POINT
実際の臨床では、生物学的な側面だけでは意思決定できない

　Chapter 2-8 では、治療法の意思決定に際し、生物学的な側面から治療法の選択に至るプロセスを述べた。実際の臨床においては、これらの意思決定が生物学的な側面からはなされない、あるいはされにくい場面がある。たとえば、患者の経済状態、身体的な制約などがある場合である。

　前歯部に補綴がすでにされており、根尖に病変が認められた場合、根管系の Bacterial reduction の第一選択は再根管治療である。しかしながら、患者が補綴に伴うコスト、あるいは通院の回数を最小限にすることを一番に望んでいる場合、生物学的に理想的な治療法がその患者の利益になるとは限らない。この場合は、外科的歯内療法を選択することもあるだろう。

　最終的に患者が何を利益と捉えるかによって治療法が決まることがあるため、術者には治療法の選択肢とそのメリット・デメリットをフェアに提示することが求められる。

基本的な
治療プロトコール

　歯内療法のおもな目的とは何であろうか？　それは「根尖性歯周炎の予防と治療」である。ではこの目的を達成するためには何を行えばよいであろうか？　これを知るためには、なぜ根尖性歯周炎が発症するのかを知っておかなければならない。

　1965 年に Kakehashi は意図的に露髄させたラットを使用した実験で、根尖性歯周炎は露髄させただけでは発症せず、細菌の存在が必要であることを証明した[1]。つまり歯髄、根管内に細菌が侵入し感染を起こさないと発症しないのである。

　この実験からわかるように、『根尖性歯周炎の予防と治療』という目的を達成するためには、複雑な根管系に
　　①細菌を入れないための処置（無菌的処置）
　　②入ってしまった細菌の除去（Bacterial reduction：根管形成、
　　　化学的根管洗浄、根管貼薬）
　　③根管系の再感染の防止と、除去できなかった細菌の処理（根管
　　　充填）
が必要になる。

　われわれが日常臨床でもっとも高い頻度で行う歯内療法の処置は、おそらく根管治療ではないだろうか？　歯内療法＝根管治療といっても過言ではなく、根管治療を成功に導くためには先に述べた①〜③の処置が必要不可欠である。

　本章では、無菌的処置から根管充填までの処置をなぜ行うかという根拠と学術的な知識はもちろん、効果的に行うにはどのようにすればよいかという手技の部分も学んでいただく。

無菌的処置

梅田 貴志（ソフィアデンタルクリニック分院）

1　歯内療法における無菌的処置の意義

　歯内療法の目的は「根尖性歯周炎の予防と治療」である。これを達成するためには何が原因となるかを考えなくてはならない。根尖性歯周炎は細菌によって引き起こされるため、近代歯内療法における最重要事項は「細菌感染」に対する措置である[1]。それには「無菌的処置」が必要である。

　歯内療法の術式は、無菌的処置・機械的拡大・化学的洗浄・貼薬・根管充填と順序立てて行われるが、無菌的処置を確実に行わずそれ以降の処置をしても成果が得られないことは科学的に考えても予想されることであろう。歯内療法の成否は、無菌的処置過程を徹底できるか否かにかかっているといっても過言ではない。

2　臨床に必要な細菌学的考察

　現在、感染根管内に特定の微生物が関与しているという証拠は得られておらず、根尖性歯周炎の原因はすべての微生物を対象に考えるべきである。また、壊死歯髄のような未処置感染根管では複数の細菌による混合感染が起こっており、その複数の細菌が共存した生態系を壊すことができれば、80 ～ 90％の割合で根尖性歯周炎は治癒する[2]。しかし、失敗症例の感染根管ではおもに単一感染が起こっているといわれており、根管内から *E. faecalis* などの細菌が検出されることが多い。*E. faecalis* は、化学的洗浄や根管貼薬によって死滅させることが困難で、バイオフィルムの形成に関与している可能性があると示唆されており、バイオフィルムが関与する場合の治療成功率は 70％前後である。

　なお、根管治療中または根管充填前に行う根管内細菌培養試験については、その必要性が長年にわたり議論されてきた。しかし実験によると、根管内細菌培養試験の精度は低いことが示唆されている[3]。さらに他の研究によると、細菌培養試験の結果は根管内の細菌の状態を正確に反映しておらず、現時点では治療結果の予測に有効であるとはいえないため、より精度の高い培養検査が必要であろう[4]。

3 歯内療法における無菌的処置の実際

無菌的処置を行うためには、
　　①ラバーダム防湿
　　②隔壁
　　③仮封
　　④ディスポーザブル器具の使用
が必要である。2010年の米国歯内療法学会（AAE）のガイドラインには「患歯のラバーダム防湿は非外科的歯内療法において必須である。歯内療法のもっとも重要な目的が根管系の消毒であることからも、ラバーダム防湿にて口腔内固有の細菌が根管治療中に混入するリスクを軽減すべきである。またその他の利点として、良好な術野をもたらすことにより視覚的向上が期待でき、異物混入や、治療中の洗浄剤やファイルなど材料の誤飲を防止することができる」と明記されている[5]。

1 ラバーダム防湿

感染根管処置、抜髄処置を問わず、ラバーダム防湿は歯内療法処置に必須である。「ラバーダム防湿ができないなら歯内療法は禁忌」が鉄則である。
　ラバーダムを使用する理由として、
　　①術野を唾液・血液・その他の軟組織から隔離し、交互感染のリスクを軽減させる
　　②他の隣接組織にダメージを与えることなく患歯の消毒を行える
　　③器具や洗浄剤などの誤嚥・誤飲を防ぐ
　　④頬粘膜や舌の排除と保護が行える
　　⑤乾燥状態を維持することによりミラーの曇りがなくなり、良好な視界を保てる
　　⑥治療中の会話や頻繁なうがいを最小限にし、治療効率を高める
があげられる。
　ラバーダム防湿に必要な器具として、フレーム、フォーセップス、ラバーダムシート、クランプなどがある。また、クランプとシートの隙間からの唾液の混入を防ぐコーキング材や、長時間にわたる開口の負担を軽減する開口器なども利用するとよい。
　ラバーダムはできるかぎり一歯単位で設置するのが理想的である。ラバーダム防湿に際しては、患歯およびその周囲を過酸化水素水とヨード液で消毒する[6]。

2 隔壁

隔壁の主たる目的は、クランプの維持、歯肉縁下部位における漏洩防止、仮封材の厚みの確保などである。隔壁を作製する前には軟化象牙質の除去を徹底的に行う必要がある。
　隔壁の種類としては、
　　①漏洩のない歯冠修復物の利用
　　②暫間冠の利用
　　③コンポジットレジンによる隔壁作製（**図 3-1-1 参照**）
　　④セメントによる隔壁作製
　　⑤矯正用バンドの利用
があげられる。

● 図 3-1-1　隔壁作製の一例

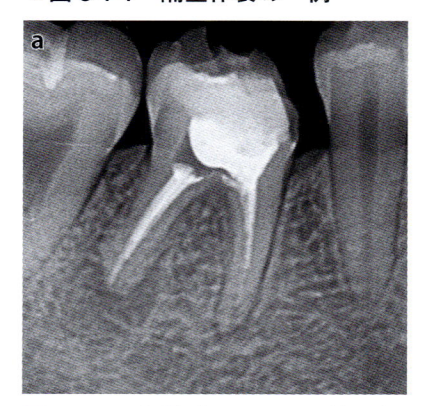

図 3-1-1a　初診時のエックス線写真。近心の歯肉縁に及ぶ歯質欠損が認められる。

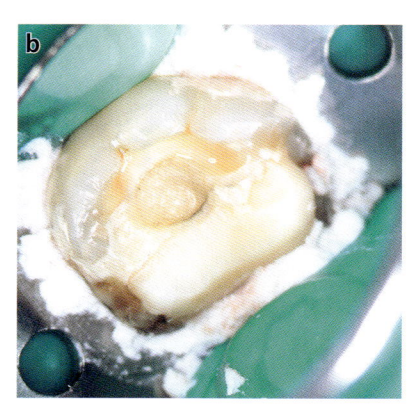

図 3-1-1b　【STEP 1】適合のよいクランプにてラバーダム防湿し、周囲をコーキング材でさらに封鎖する。

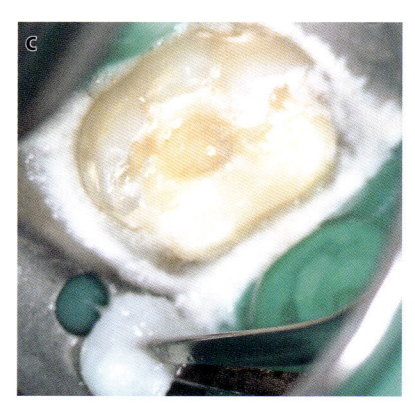

図 3-1-1c　【STEP 2】30％過酸化水素水にて術野を消毒する（2分）。

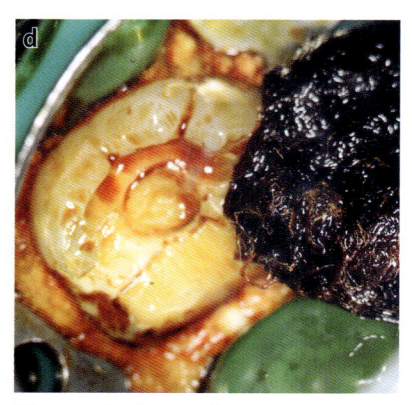

図 3-1-1d　【STEP 3】5％ヨード液にて術野を消毒する（8分）。

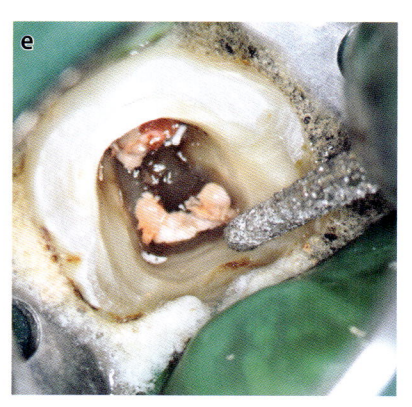

図 3-1-1e　【STEP 4】軟化象牙質を徹底除去する。

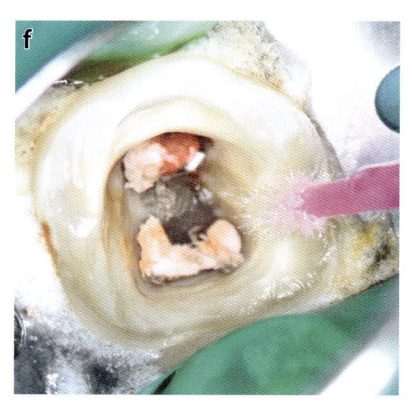

図 3-1-1f　【STEP 5】プライマー、ボンディング材による歯面処理を行う。

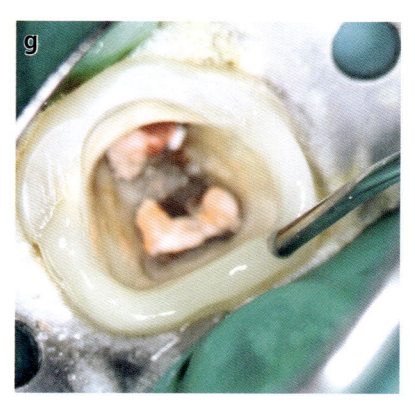

図 3-1-1g　【STEP 6】コンポジットレジンにて隔壁を作製する。

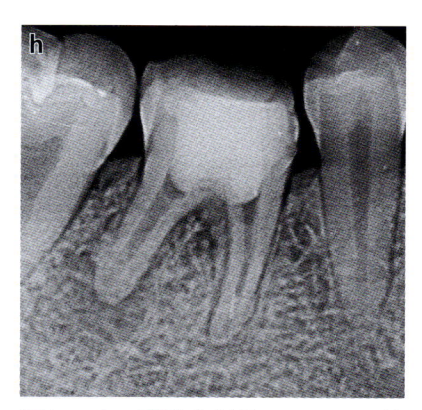

図 3-1-1h　隔壁作製後のエックス線写真。

3 仮封

仮封材の厚みは最低3〜4mm必要である[7]。綿球は細菌繁殖の足場となりうるので、できるだけ髄腔内には設置せず、根管内貼薬剤の上に直接仮封材を充填する。漏洩のリスクとなるため、窩壁には貼薬剤が残らないようにする。

仮封材に求められる要件として、以下の7点があげられる。
　①漏洩に対し抵抗性をもつ
　②十分な表面硬さをもつ
　③収縮しない
　④溶解性が低い
　⑤抗菌性がある
　⑥早く硬化する
　⑦治療期間中であると認識できる許容できる範囲の色調である

4 ディスポーザブル器具の使用

抜髄後に疼痛が長引き、その後の治療も奏功しない難症例の大半は、不注意な処置により医原性に作られた可能性が高い。無菌的処置を徹底するには費用がかかるが、以下のディスポーザブル器具を使用するのが理想的である。
　①滅菌済みバー
　②未使用の滅菌済みファイル
　③滅菌済みペーパーポイント
　④滅菌済み洗浄シリンジとニードル

Chapter 3/2

根管形成

尾上 正治（おのえ歯科医院）

1　根管形成は Bacterial reduction においてもっとも重要な処置である

　歯内療法の目的が疼痛の管理と根尖性歯周炎の予防と治療であるならば、不可逆性歯髄炎や根尖性歯周炎の原因である炎症歯髄や根管内に存在する微生物を除去（Bacterial reduction）することが、症状の改善や病変の治癒につながるはずである。多くの先人が、Bacterial reduction における 3 つの処置、つまり根管形成・化学的根管洗浄・根管貼薬のうちで根管形成がもっとも重要であることを述べている[1, 2]。ではなぜ根管形成が、Bacterial reduction において他の 2 つの処置よりも重要度が高いのだろうか？　また根管壁をファイルで削り取ることはどのような効果があるのであろうか？

　Dalton ら[3] は、*in vivo* の実験で、根尖病変を有する歯の根管を生理食塩水を洗浄剤として用いて拡大形成し、拡大形成後の根管から細菌を採取、培養後、根管の細菌数がどのように変化するか調べた結果、拡大号数を上げていくと培養された細菌数が減少することを報告した（**図 3-2-1** の緑線）。このことから、根管形成は根管内の細菌の減少に有効であることがわかる。しかしこの実験では、拡大号数を上げていくと細菌数は減少するものの、変化は著明ではなくなる。これは、複雑な根管系において根管形成単独では感染源の除去に限界があることを意味する。

　Shuping ら[4] は同じデザインの実験で洗浄剤に次亜塩素酸ナトリウム（ヒポクロ）を用い、さらに根管充填前に 1 週間水酸化カルシウムの貼薬を行ったところ、Dalton の実験とは異なり細菌数の減少は拡大数を上げるごとに減少していった（**図 3-2-1** の赤線）。このことから、根管の拡大形成は抗菌性のある薬液や薬剤の根尖部への到達と貯留するスペースを確保するためにも有効であることがわかる。

　つまり根管の拡大形成は、根管内容物を除去・排出し、象牙細管内の細菌ごと根管壁を削り取ることにより直接的に、また根管のスペースを広げることにより抗菌剤を還流・貯留させ、間接的に細菌を減少させる行為といえる。いい換えれば、化学的洗浄や根管貼薬に先立って行われなければいけない重要度の高い処置である。

　その他、根管形成には「理想的な三次元的根管充填を可能にするための根管形態作り」という目的もある。

2　根管形成の手順

　根管形成のゴールは、穿孔、トランスポーテーション、器具破折または不必要な歯の削除なしに、細菌を除去する道筋を作ることである[5]。見落としの根管や根管形成中の

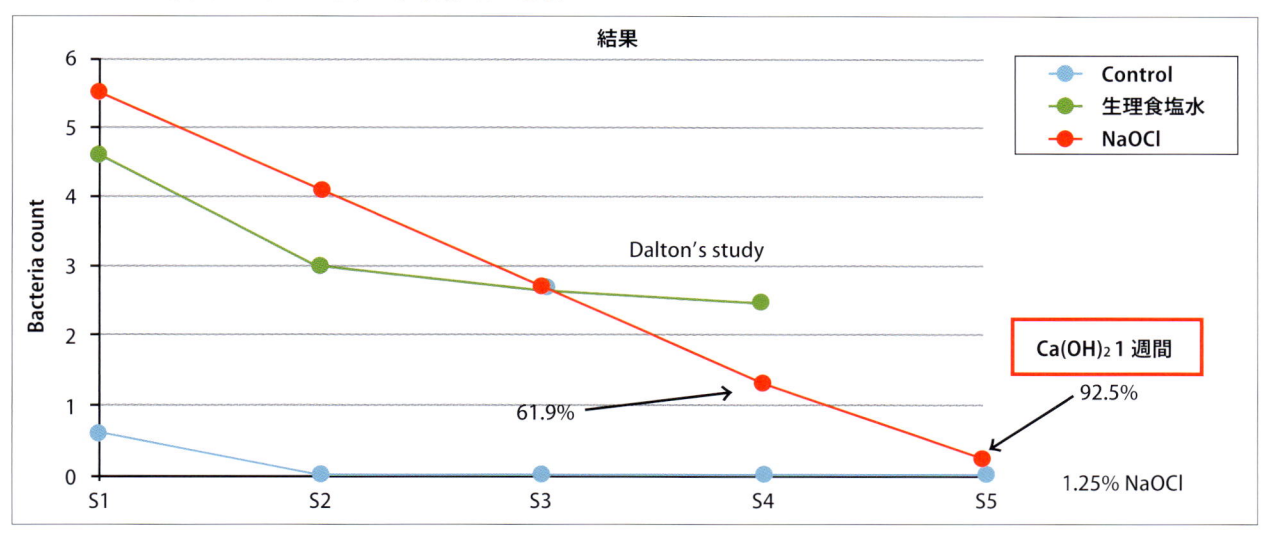

図 3-2-1　Ni-Ti ロータリーファイルによる機械的拡大に、化学的根管洗浄剤（1.25% 次亜塩素酸ナトリウム）、根管貼薬剤（水酸化カルシウム）を併用した場合の根管内細菌数の減少を評価する *in vivo* での実験結果。拡大前（S1）、拡大開始直後（S2）、拡大中（S3）、拡大終了後（S4）、貼薬後（S5）の 5 つのステージにおいて根管内のサンプルを採取し、嫌気培養を行った。縦軸は 10 を底とする対数、横軸はサンプリング時期である。根管拡大前 S1 の歯からはすべて細菌が検出された。一方、拡大終了後 S4 は 61.9% の歯で培養の結果が陰性であった。貼薬後 S5 は 92.5% で培養の結果が陰性となった。
また、生理食塩水を洗浄剤に用いた Dalton の同じデザインの研究と比較してみると、次亜塩素酸ナトリウムを使用した本研究のほうが有意に細菌数が減少している。

● 図 3-2-2　拡大形成のステップ

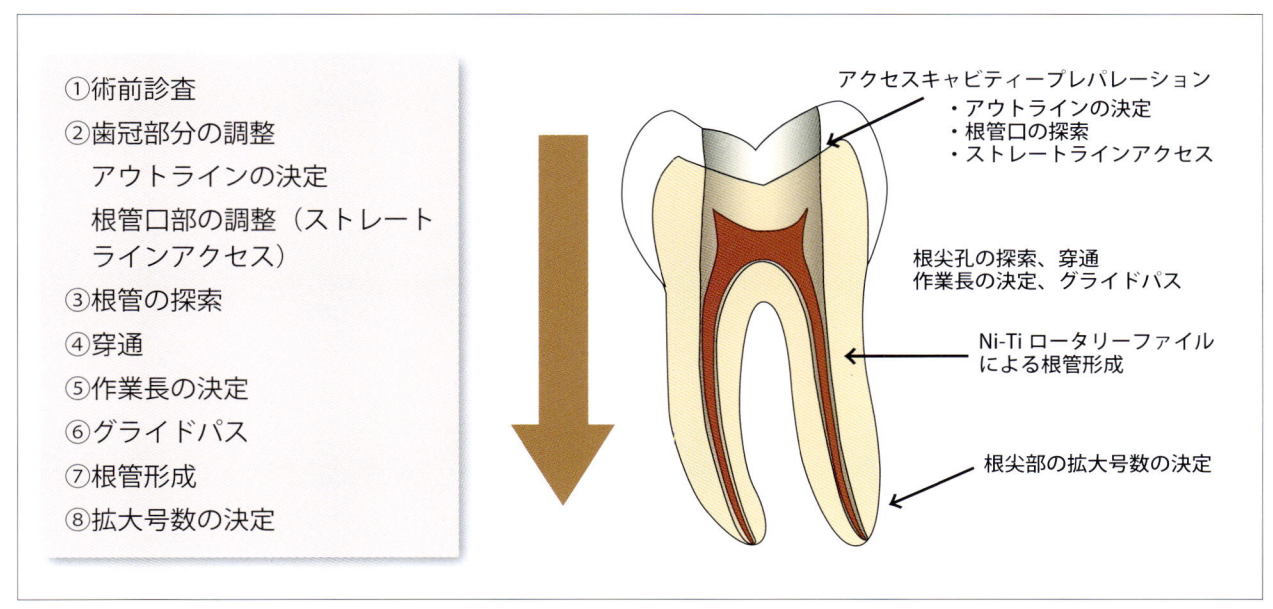

図 3-2-2　大臼歯のイニシャルトリートメントを想定した歯冠側から根尖までの各部位での術式と、そのステップ間で行われる処置を示す。

　　　偶発症は感染源の取り残しや根管清掃の妨げとなることから成功率[6,7]に、歯質の過剰削除は歯の破折抵抗を下げることから生存率に影響する。これらを防ぎ、根管形成を成功に導くためには、適切な手順で根管形成を行わなければならない（図 3-2-2）。また根管形成に先立ち、根管形成の難易度（石灰化や歯根の湾曲など）を画像診断などで予測しておくことも重要である。

● **図 3-2-3　バーの挿入深度の予測**

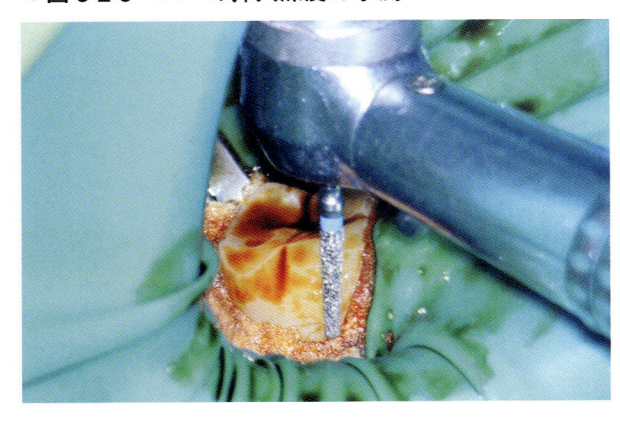

図 3-2-3　画像診断や解剖学的ランドマーク、歯軸の傾きなどを参考に髄腔に向けてバーを進めていく。写真は画像診断から求めた髄腔までのおおよその深度から、バーの挿入深度を予測しているところ。

● **図 3-2-4　歯種のよるアウトラインの相違**

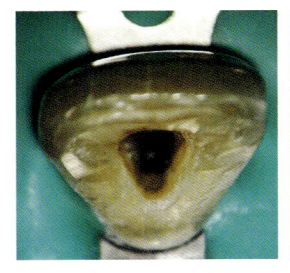 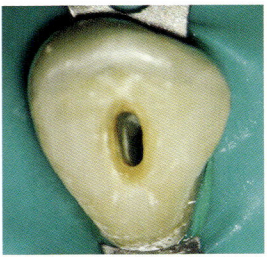 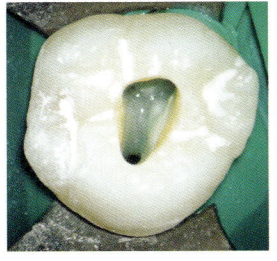 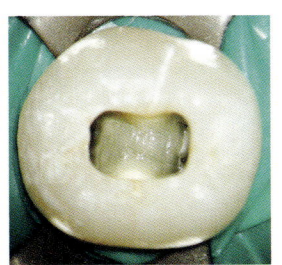

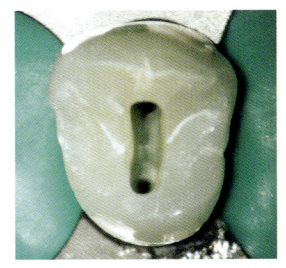 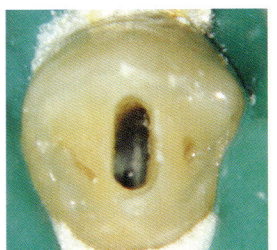 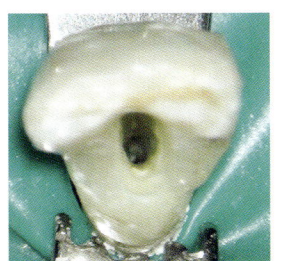

上段左　上顎前歯：逆三角形（犬歯部は楕円形の場合もあり）

上段右　上下顎臼歯部：四角形

下段　上下顎小臼歯と下顎前歯：頬舌的に長い楕円形

　以下に、根管形成の順序を大臼歯のイニシャルトリートメントを想定した歯冠側から根尖までの各部位で行う作業に当てはめて解説する。各ステップの順序は厳密に決まっているわけではなく、実際の臨床ではその時々において順序を変更したり、時には前のステップに戻ったりしながら形成を進める。

STEP 1　髄腔穿孔〜アウトライン（外形）形成

　回転切削器具を使用し、ダイヤモンドバーもしくはカーバイドバーを髄腔まで到達させ、髄腔に達したら水平方向に広げていくが、この時点では最終的な外形の決定はしない。

　髄腔穿孔の際、術前のエックス線写真や解剖学的知識を参考にして、髄床底の穿孔を起こさないようにバーの最大深度を決めておく（**図3-2-3**）。髄腔穿孔後、根管口の探索ができる程度に窩洞を水平方向に広げ、暫定的なアウトライン（外形）を設定する。後に仕上げを行うので、この時点では標準的な形態で若干小さめに設定しておく。

　髄腔の形態や根管口の位置は歯種により概ね決まっていることから、アウトラインも歯種によってほぼ決まっている（**図3-2-4**）。

　バーが髄腔に達し、ある程度アクセスを広げたら、顕微鏡の倍率を上げて根管口の探索をする。また取り残した髄角がないか、よく精査する。

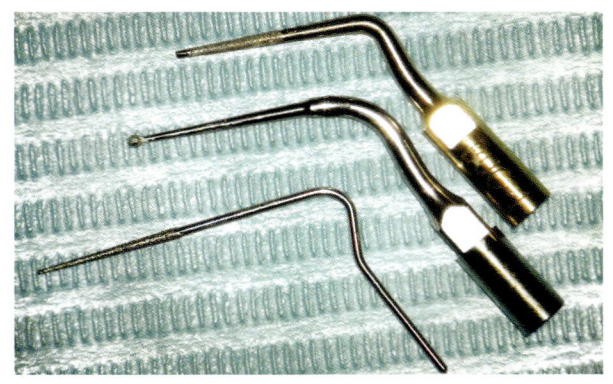

● 図 3-2-5　根管口の探索に用いる超音波チップ

図3-2-5　写真上段より、先端がシャンファー状、ボール状、最上段のものよりさらに細長い超音波チップ。先端はダイヤモンドでコーティングされている。

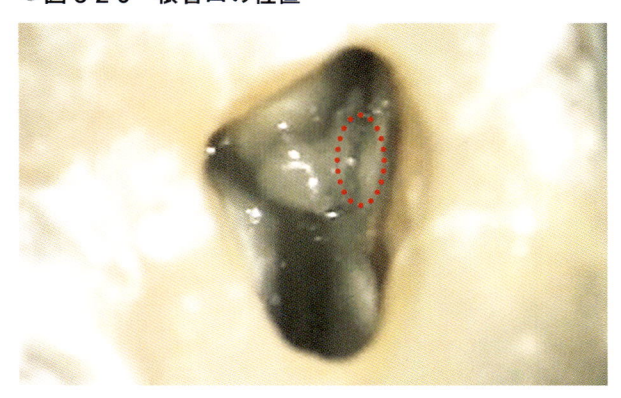

● 図 3-2-6　根管口の位置

図3-2-6　根管口は髄床底と側壁の境目や髄床底に存在する発育溝の終末点などに存在することが多い。その部分に張り出している象牙質を超音波チップで削除する。

● 図 3-2-7　ストレートラインアクセスの形成と形成前後の比較

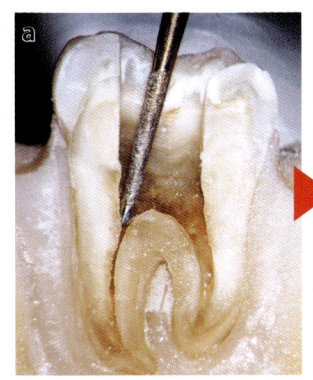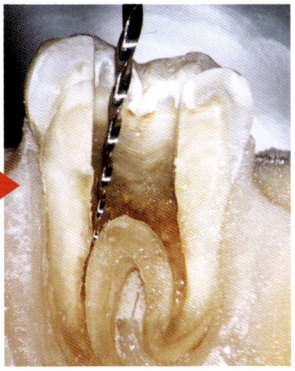

図 3-2-7a　Ni-Ti ロータリーファイルや超音波チップで根管口部の張り出しを除去する。分岐部側を削らないように注意する。

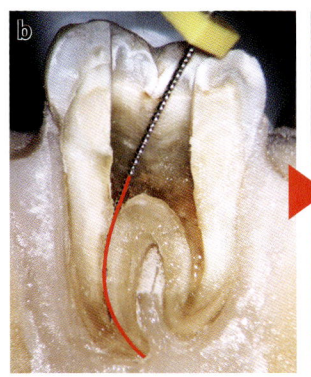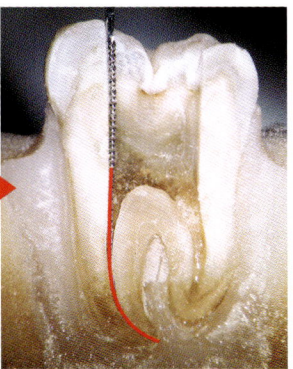

図 3-2-7b　左は形成前、右は形成後。根管口部の規制が除去され、湾曲部までファイルがまっすぐに挿入されている。このことにより根管の湾曲が緩くなり、偶発症発生の予防にもなる。

STEP 2　根管口の探索～ストレートラインアクセス

● 根管口の探索

　解剖学の知識、画像診断やさまざまな研究からのデータを参考に、顕微鏡を高倍率に設定して根管口を探索する。顕微鏡を覗いているだけでは隠れている根管口は見つからないので、髄腔の象牙質を削除して探し出さなければならない。回転切削器具の使用は顕微鏡の視野を妨げるため、根管孔の探索には超音波チップが有効である（**図 3-2-5**）。

　また、根管口は髄床底と側壁の境目や、髄床底に存在する発育溝の終末点などに存在することが多いので、その部分の象牙質をよく精査し、根管口が存在しそうな隙や、試験的にファイルやエンド用の探針を挿入した時の抵抗感をたよりに、周囲の象牙質を削除して探索する（**図 3-2-6**）。

● ストレートラインアクセス

　根管口を見つけたら、アウトラインと根管口を移行的に繋げ、根管口部の直線化を行う。ストレートラインアクセスとは、歯科用顕微鏡、超音波機器、#10 の K ファイル、Ni-Ti ロータリーファイル、ゲーツドリルなどを用いて、根管に挿入したファイルの把持部が歯軸に平行になるように根管口部を調整する作業を指す（**図 3-2-7**）。

● **図 3-2-8　アウトライン決定後とストレートラインアクセス形成後**

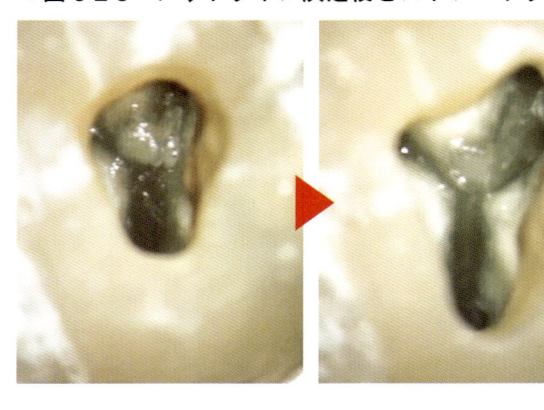

図 3-2-8　左はアウトラインが決まり、髄腔にアクセスしたところ。暫定的なアウトライン（外形）を設定し、後に仕上げを行うので、この時点では標準的な形態で若干小さめに設定しておく。右はストレートラインアクセス形成後。アウトラインの大きさの違いに注目していただきたい。

　この作業は、根管治療における技術的な部分の成否を決める非常に重要なステップである。この時点ではけっしてファイルを無理に根尖部まで入れてはならない。#10 の K ファイルを根管口部での方向確認のために挿入する程度であれば差し支えないが、根管口部においてファイルへの規制がとれていない状態でファイルを根尖方向へ深く挿入してしまうと湾曲に追従せず、過った方向へファイルが進み、レッジなどの偶発症を引き起こしたり、根管内の石灰化物やデブリスの押し込みなどによって後の拡大操作が困難、もしくは不可能になる可能性があるからである。

　ストレートラインアクセスが完成したら、ファイルがアクセス窩洞の内壁に沿ってスムースに根管口に挿入されるように（これをガイディングパスという）、ダイヤモンドバーや超音波チップにて内壁を調整し最終的な外形を決定する（**図 3-2-8**）。

＊　＊　＊

　STEP 1 ～ 2 は臨床上、厳密に順番どおりに行わなくてもよく、手順を入れ替えながら徐々に進めていく。STEP 1 ～ 2 を合わせてアクセスキャビティープレパレーションと呼ぶ。

STEP 3　ネゴシエーション

　根管形成の道筋確認と作業長を設定するため、根尖孔までファイルを到達させる。

　アクセス窩洞完成後に、根尖部まで #15 程度の太さのファイルが根尖孔に簡単に到達してしまう根管ではこの作業は必要ないが、細いファイルを使用してもなかなか根尖孔にファイルが到達しない場合では、以下に記載する操作で穿通を試みる。

　アクセス窩洞完成後に根尖部までファイルが到達しない代表的な理由は

　　①石灰化が強く根管が狭窄している場合

　　②根尖付近での急激な湾曲がある場合

の 2 つである。

　まずもっとも細い K ファイルを根管内に挿入し、ウォッチワインディングモーション（**図 3-2-9**）にてわずかに根尖方向へ力を加えながら進める。ファイルが根管に食い込み進まなくなったら無理に押し込まず引き抜くが、この際に抵抗感（スティッキー感）があれば、一度根管内を洗浄し、再び同じようにファイル操作を穿通するまで続ける。

　石灰化が強く根管が狭窄している場合では、通常の K ファイルではコシがないためすぐにファイルが曲がってしまい、根尖方向に力がかけづらい。そこでコシが強く穿通性の高い C ＋ファイルを使用し、以上の操作を行い穿通する（**図 3-2-10**）。

　根尖付近での急激な湾曲が予想される場合は、まっすぐなファイルを根管に挿入して

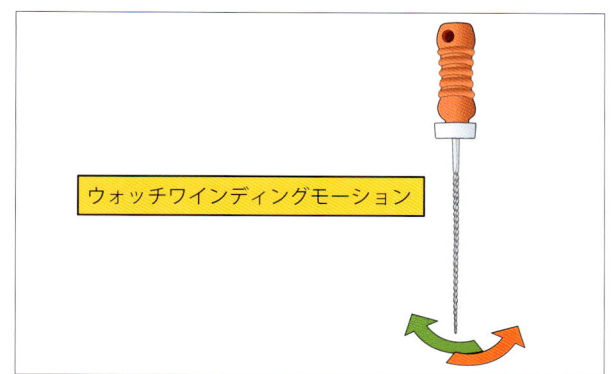

図 3-2-9　穿通時にファイルをキリモミ状に動かし、根尖方向へ力を加えながら進める。ファイルを動かす幅は 90°以内に留める。

● 図 3-2-10　石灰化している根管や狭窄の強い根管でのファイルの使い分け

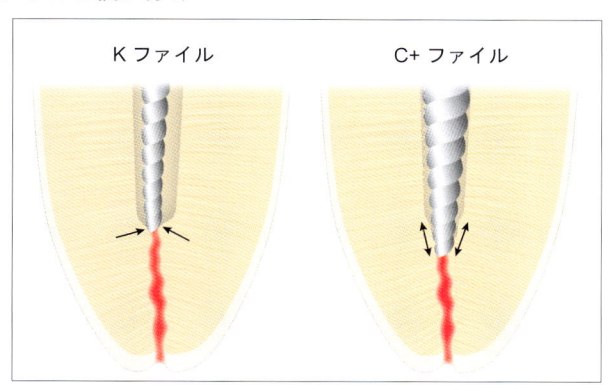

図 3-2-10　細い K ファイルは柔軟であるがコシがないため、石灰化などの根管内の障害物を削除するのは困難である。C＋ファイルはテーパーが大きくその分コシがある。このテーパーの違いと C＋ファイルのコシの強さを利用し、スティッキー感を頼りにファイルを根管内に進めて行く。また、C＋ファイルは先端がカッティングエッジになっており、障害物を削り取ってくれる。

● 図 3-2-11　プレカーブを付与したファイルによる根管内の探索

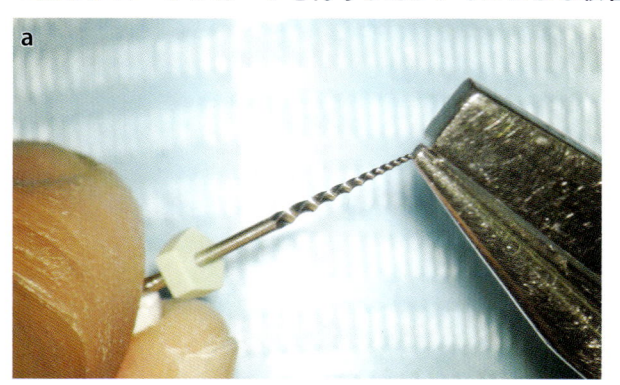

図 3-2-11a　プレカーブの付与。ピンセットやプライヤー、専用器具などでファイルの先端を曲げ、湾曲に追従するように調整する。

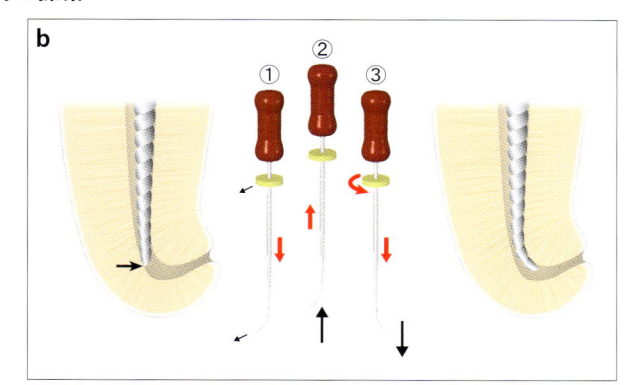

図 3-2-11b　①プレカーブをつけたファイルの先端方向とストッパーの印を一致させ根管に挿入する。②スティッキー感がなければわずかにファイルを歯冠方向にずらし、③今とは違う方向にファイルを進める。この操作をくり返し、ファイルが抵抗なく進む方向、スティッキー感を感じる方向を探し、その方向に向けネゴシエーションして行く。EMR をファイルに接続しながら行うとよい。穿通した時点のストッパーの印が指す方向が根尖孔の向いている方向ということになるので、次に挿入するファイルの目安になる。

　もスティッキー感がない場合が多い。その場合は、ファイルにプレカーブをつけて根管内を 360°探索する。どこかでスティッキー感があったり、ファイルが抵抗なく進むのであれば、その方向を記録し、そこに向けてファイルを進める（**図 3-2-11**）。

● **図 3-2-12　EMR による作業長の設定**

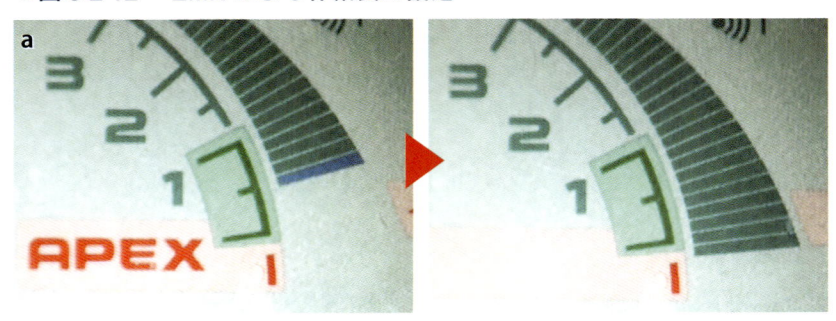

図 **3-2-12a**　ファイルをメーターの 0.5 のメモリではなく Apex を少し超える位置まで根尖方向に進め、Apex の位置まで引き戻す。その位置でファイルは根尖孔付近に位置している。

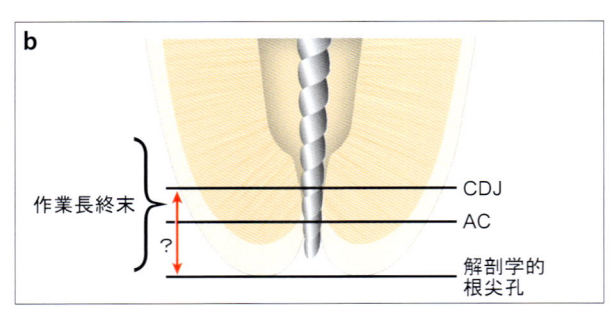

図 **3-2-12b**　EMR から求めた長さから、EMR の誤差、根尖最狭窄部やセメント象牙境の位置などを考慮して、一定の長さを引かなければならない。

STEP 4　作業長（Working length）の設定

　穿通が終了したら作業長を設定する。穿通できなかった場合は、ファイルが挿入できた位置までが作業長になる。作業長終末は、根尖最狭窄部やセメント象牙境のように根尖孔から内側の部分に設定することが理想的である（**ONE POINT 参照**）。

● **作業長終末の設定法**

　エックス線写真だけでは作業長の設定はできない。多くの論文から、エックス線写真よりも第 3 世代以降の電気的根管長測定器（EMR)のほうが正確に測定できることが示されているので、第 1 選択は EMR である[9]。

● **測定法**

　EMR は自動的に作業長を計測してくれるものではなく、高確率で解剖学的根尖孔を検知してくれる装置である[10]。以下、モリタの ROOT ZX を例に使用法を解説する。
　　① EMR とファイルを接続し根尖方向に進め、メーターが Apex を少し超えたら再び Apex の位置まで引き戻す。この状態でファイルの先端は概ね根尖孔付近に位置しているので、この位置でファイルの長さを記録しておく（**図 3-2-12a**）。
　　②このままの測定位置で作業長を設定すると根尖孔を拡大してしまうため、この位置から根尖最狭窄部やセメント象牙境の位置などを考慮して一定の長さ（0.5 〜 1 mm）を差し引き、作業長とする（**図 3-2-12b**）。
　計測値から差し引く 0.5 〜 1 mm とは、さまざまな研究[11] や EMR の誤差を含め、実際の測定値（長さ）を考慮して設定されたものである。ただし、EMR も誤差があるため、EMR の補足としてファイルを試適したエックス線写真を撮影し、両者の計測値から設定することが望ましい。また、根管の感染度や根尖付近の状態（根尖孔が破壊されている場合）なども考慮して設定する。

作業長終末はどこが理想的か？

図3-2-13は作業長終末の基準点として考えられる根尖部の解剖学的・組織学的名称である。どの地点が理想的であるか、考察してみよう。

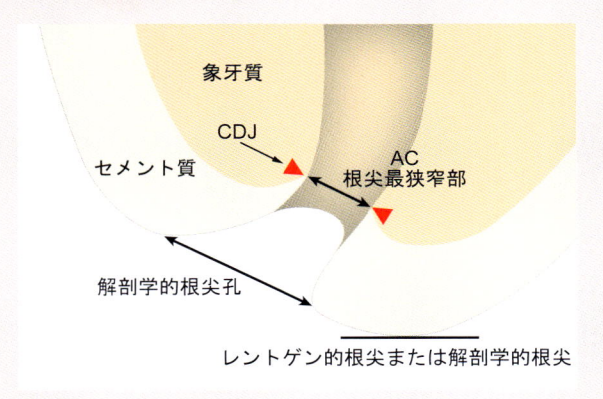

図3-2-13　作業長終末の基準点となる根尖部の解剖学的、組織学的名称。

●解剖学的根尖（エックス線写真上の根尖）

歯根の最先端で、概ねエックス線写真に写る歯根の先端である。そのため解剖学的根尖（Anatomical apex）、レントゲン的根尖（Radiographic apex）と呼ばれる。この根尖と根尖孔の一致する頻度は低く、ほとんどの根尖孔は根尖より歯冠側の離れた位置にある（図3-2-14）。そのためファイル試適時のエックス線写真上でファイル先端が根尖と一致したからといって、その位置を作業長終末に設定してしまうと、根尖孔からファイルが飛び出している状態で器具操作を行うことになる。このポイントを臨床的根尖部終末として設定することは危険であるが、電気的根管長測定器とともに併用し、作業長の設定を行う際の補足的な基準点として利用する。

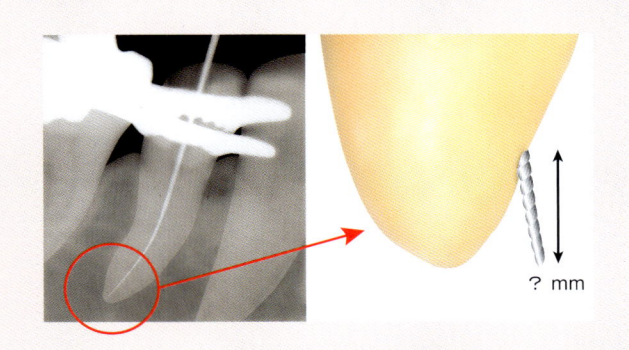

図3-2-14　根尖と根尖孔は概ね一致しない。ファイル試適時のエックス線写真上でファイル先端が根尖と一致したからといって、その位置を作業長終末に設定してしまうと、根尖孔からファイルが飛び出している状態で器具操作を行うことになる場合が多い。

●根尖最狭窄部（Apical constriction）

理論上根管のもっとも狭い部分であると考えられ、この部分で拡大形成を終えることにより、根管から根尖周囲組織への有害産物や充填材の押し出しを避けることができる。根尖最狭窄部を作業長終末とすることは理想的であるが、さまざまなパターンがあり、臨床上設定が不可能である（図3-2-15）[8]。

図3-2-15　根尖最狭窄部（Apical constriction）のバリエーションと出現頻度（Dummer, 1984より引用改変）。実際に典型的な根尖最狭窄部を持つものは半数程度であった。

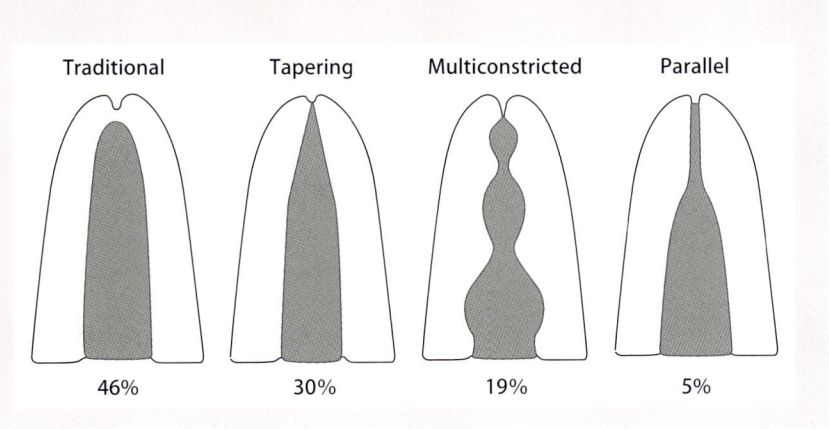

次ページに続く

● セメント象牙境（Cemento-dentinal junction；CDJ）

　病理組織学的なセメント質と象牙質の境界である。文献などでは作業長終末という意味で Apical constriction と同義語で使われることもあるが、組織学的にはその一致率は低くまったく異なったものである。この部位は歯髄組織と歯周組織の境界部分であり、作業長終末としては理想的であるが、病理組織学的構造物であるので臨床上設定は不可能である。

● 解剖学的根尖孔（Apical foramen）

　拡大形成時に器具を根尖孔から突き出してしまうと、残存している根尖部の歯髄組織や歯周組織を不必要に障害する。また、根管内から汚染物質や薬剤、材料を根尖孔外へ押し出し、治癒を阻害し、組織破壊や炎症、異物反応を根尖周囲組織に引き起こす。かつて、解剖学的根尖孔を作業長終末としたり、またはこの部分を超えて拡大形成するとされていたが、その理由は CDJ や Apical constriction が可変、多様であるために臨床的に基準点にできないということと、まだ精度の高い電気的根管長測定器が開発されていなかったころに解剖学的根尖を基準点の参考にしていたことがあげられる。前述した生物学的な理由から、作業長終末としては適切ではない。

＊　＊　＊

　以上、根尖最狭窄部やセメント象牙境のように「根尖孔から内側の部分」を作業長終末とするのが理想的であるといえよう。

STEP 5　グライドパス（Glide path）とルースファイリング（Loose filing）

　作業長決定後のこの作業は、後の Ni-Ti ロータリーファイル操作を安全・正確に使用するために重要な作業である。グライドパスとは、Ni-Ti ロータリーファイルの破折・レッジ形成を防ぐために、#15 程度までハンドファイルにてあらかじめ根管を拡大しておく操作のことである。この拡大を、ルースファイリング（**ONE POINT 参照**）に則って行う。

　なお、現在ではこのステップも Ni-Ti ロータリーファイルで行うことができるようになった。

ONE POINT

ルースファイリング

　ルースファイリングとは、手用ファイルにて拡大する際のファイルの番手を上げる基準として、次に使用する番手のファイルが根管壁に拘束されずに作業長まで到達できるようになるまでは、番手の低いファイルにて丹念に拡大していく作業のことである。

図 3-2-16　おもに上下運動で使用する手用ファイルと、おもに回転操作で使用する Ni-Ti ロータリーファイルを根管形成において比較した場合、Ni-Ti ロータリーファイルのほうが元の根管からの逸脱が少ない形成が可能である。

●利点	●欠点
・時間短縮	・破折頻度
・術者の疲労軽減	・急激な強い湾曲根管で限界がある
・スムースで均一な拡大	・コスト
・湾曲根管のマネージメント	

● 図 3-2-17　Ni-Ti ロータリーファイルの破折の原因

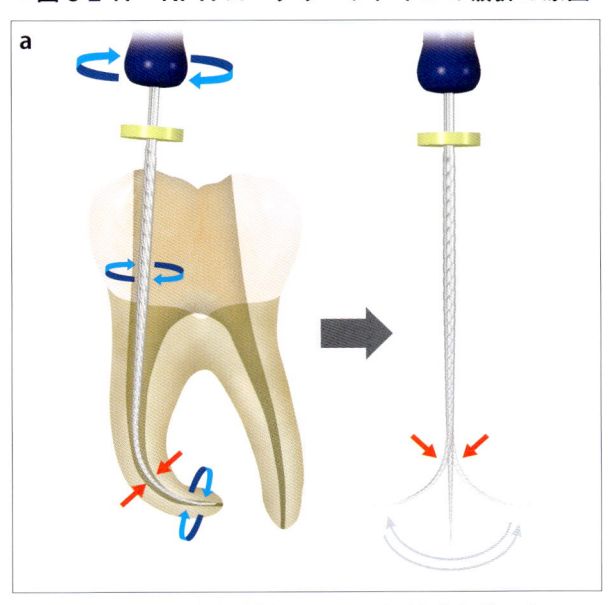

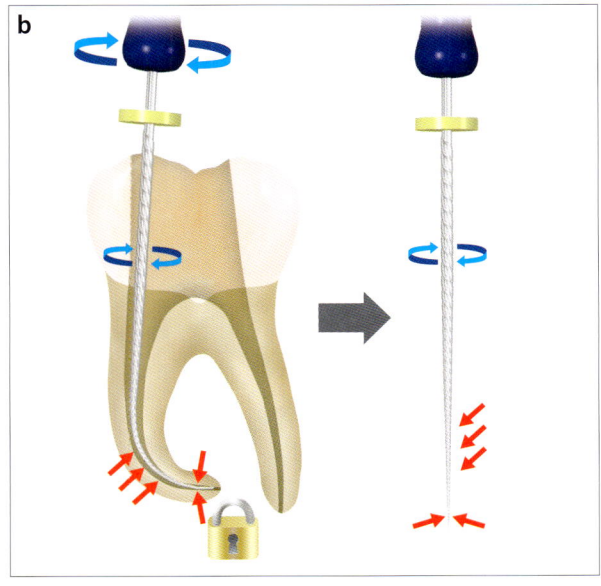

図 3-2-17a　周期疲労破折のイメージ。湾曲部分において、ファイルが回転することにより応力がかかり破折する。

図 3-2-17b　捻じれ疲労破折のイメージ。ファイルの先端部分が根管にくいこむことにより捻じ切れる。

STEP 6　Ni-Ti ロータリーファイルによる根管形成

　Ni-Ti 製ファイルはステンレススチール製ファイルよりも弾性があり、破折抵抗も高い。そのため湾曲した根管に追従し、回転操作で使用できる（**図 3-2-16**）。形成方法としては、おもにクラウンダウンテクニックとシングルレングステクニック（フルレングステクニック）がある。

　Ni-Ti ロータリーファイルの使用は根管形成を簡易にしたが、ステンレススチール製ファイルと比較して破折は起こりにくいものの、回転運動で使用するため、やはり破折は起こる。破折の予防のために、

- ・根管内を洗浄剤で湿潤させておく
- ・潤滑剤を使用する
- ・ストレートラインアクセス、グライドパスを十分にしておく
- ・専用モーターを使用し、トルク、回転数をコントロールする

ことが重要である。

　ファイルが破折する理由として、周期疲労破折（**図 3-2-17a**）と捻じれ疲労破折（**図 3-2-17b**）が考えられる。捻じれ疲労破折を予防するためには、クラウンダウンテクニックが有効である。

● **図 3-2-18　クラウンダウンテクニック**

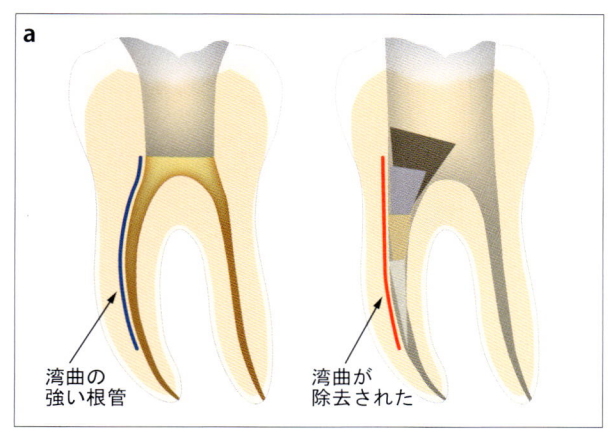

図 3-2-18a　号数の大きいファイルから小さいファイル、テーパーは大きいものから小さいもの（.08 → .06 → .04 → .02）の順に使用し、根管口から作業長終末へファイルを進め拡大していく方法。無理に作業長にファイルを到達しようとはせず、根管内で抵抗を感じたらファイルを交換していく。クラウンダウン中に作業長にファイルが達したものがあれば、今度はそのファイルより号数を大きいものに変えて、その根管に適した号数まで拡大号数を上げていく。

b
● **利点**
- 根管上部の拡大を先に行うことで根管口部の障害を取り除き、それより先の部分の拡大を行う際に、ファイルにかかる抵抗を少なくでき、結果的に根尖部の器具操作が容易になる。
- 根管上部から拡大形成を行うことで、根管内容物の根尖孔外への押し出しが少なくなる。
- 根管口部から拡大形成するため、薬液による根管洗浄が有効となる。

● **問題点**
- ファイルの先端が根管に拘束されないため、根管からの逸脱が起こりやすい。
- ファイルの交換回数が多い。

図 3-2-18b　クラウンダウンテクニックの利点と問題点。

● **図 3-2-19　クラウンダウンテクニックにおける問題点**

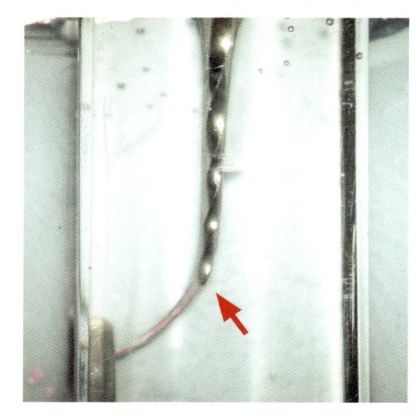

図 3-2-19　テーパーの大きいファイルから使用するため、直径の太い部分は根管に接触するが、ファイルの先端は根管に接触していない。ファイルの先端は NI-Ti の超弾性のため真っすぐになろうとし、常に外湾に触れようとする。このままファイルに根尖方向の圧をかけると常にファイルが直進しようとし、本来の根管から逸脱を起こす。

● **クラウンダウンテクニック**

　根管口部から根尖側へ、テーパーの大きいもしくは号数の大きいファイルから小さいもので形成していく方法（**図 3-2-18a**）で、根管上部を先にテーパーの大きいファイルで形成するため根管の湾曲が除去できるほか、さまざまな利点がある（**図 3-2-18b**）。

　クラウンダウンテクニックでは、ファイルの先端が根管壁に拘束されないため、ロータリーファイルの捻じれ疲労破折を防ぐことができる。しかし湾曲部では、Ni-Ti の特性である超弾性のため根管壁に触れていないファイルの先端は真っすぐになろうとし、常に外湾に触れようとする。このままファイルに根尖方向の圧をかけると常にファイルが直進しようとし、本来の根管から逸脱を起こす可能性がある（**図 3-2-19**）。これを防ぐため、元来ロータリーファイルの先端は根管壁を削らないような形状になっているが、根管内にステップを作りやすい。そのため、クラウンダウンテクニックでは根尖方向に過度の圧をかけないことが重要である。これは、根管内容物の押し込みを防ぐという意味でも重要である。

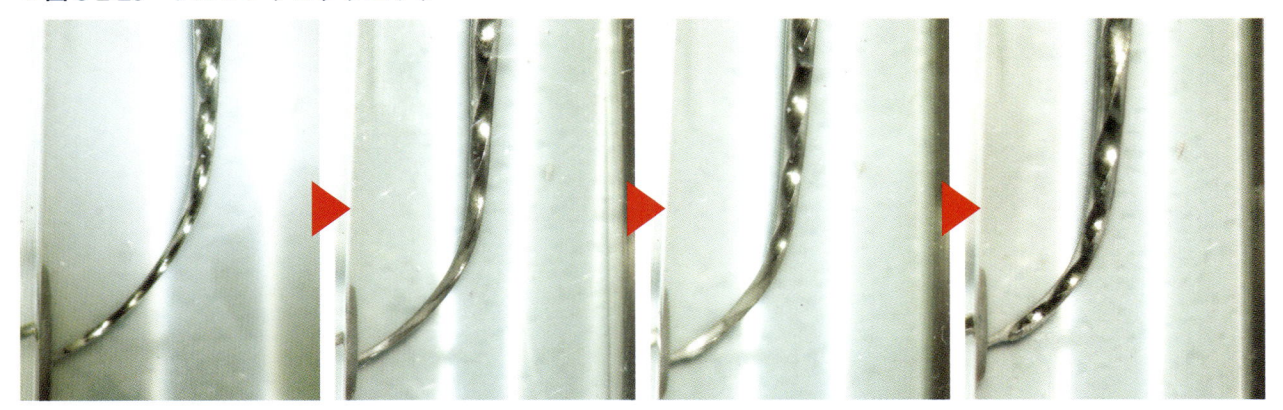

図 3-2-20　細い号数から太い号数まで常に作業長終末までファイルを到達させ、根管形成する方法。

● シングルレングステクニック（フルレングステクニック）

クラウンダウンテクニックと対照的に、ストレートラインアクセス形成後に細い号数から常に作業長終末までファイルを到達させ根管形成する方法である（**図 3-2-20**）。クラウンダウンテクニックと異なり細い号数から使用し、ファイルの先端を作業長終末付近に進めるので、ファイルが根管壁に拘束される部分が多くなる。つまり根管内でのファイルの遊びが少なくなるので、元々の根管から逸脱しにくい。また、クラウンダウンテクニックに比べファイルの交換が少なくてすむといった利点がある。

欠点として、根管壁にファイルが拘束されるため破折を招きやすいことがあげられる。

STEP 7　作業長の再確認と穿通ファイル（Patency file）

根管の強い湾曲であっても、根管上部〜中央部の形成が終了すると相対的に湾曲が緩くなり、作業長が変化、つまり短くなる可能性がある。この場合、必要に応じて再度、作業長を確認する。

また、象牙質削片などによる根尖孔の目詰まりを防ぐ目的で、#8、#10 の K ファイルにて根尖孔を 1 mm 程度穿通させる。この行為を穿通ファイルという（**ONE POINT 参照**）。

ONE POINT

穿通ファイルの是非

穿通ファイルは、目詰まりによる機械的操作上の偶発事故（穿孔、レッジ、トランスポーテーションなど）を防ぐためには避けて通れないテクニックである。しかし、これはあくまで機械的な観点から使われるテクニックで、生物学的にこのテクニックを正当化する科学的根拠はない。

このテクニックに対してはネガティブな論文が多く、特に北欧の歯内療法専門医はこのテクニックに強く反論している。

● **図 3-2-21　根管内部位の違いによる微生物の生存環境**

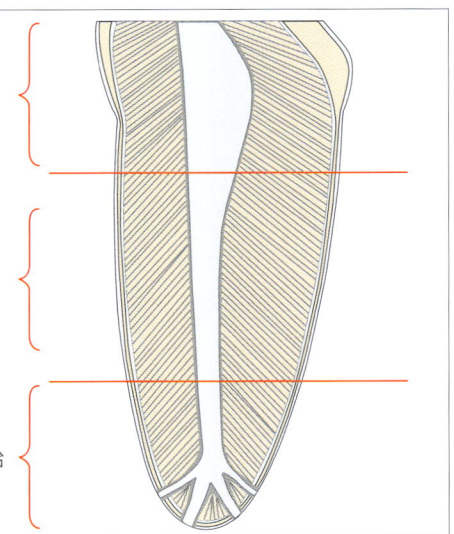

・高酸素分圧

・口腔内からの栄養供給

・治療による反応良好

・低酸素分圧

・口腔内からの栄養供給減少

・治療による反応良好

・超低酸素分圧

・根尖部歯周組織からの栄養供給

・治療による反応が鈍い

図 3-2-21　根尖方向に進むほど、細菌の機械的除去は困難になり、薬剤の到達性も悪くなる。また治療に反応しにくい細菌の増殖に適した環境になってしまう。

STEP 8　最終拡大号数の決定

　抜髄根管いわゆる歯髄炎では、通常、根管壁に細菌の侵入は見られないため、炎症歯髄組織を除去すればよい。そのため過度に根管壁を削り取る必要はない。一方、感染根管においては、根尖病変の原因となる細菌は根管の象牙細管に侵入しているため[12]、細菌数を減少させるには術前の根管よりもさらに根管壁を削り取ることが必要になる。

　また、根尖 1/3 には側枝や分岐などの解剖学的に複雑な部分も多く存在し、薬剤の到達も困難で、治療に対して反応の鈍い細菌の住処となる（**図 3-2-21**）[13]。この根尖部の拡大号数の大小は論議があるものの、号数を上げることにより細菌数が減少することはさまざまな論文からサポートされている[3, 4, 14]。しかし、拡大号数を上げていけば使用するファイルは太くなり、いくら Ni-Ti ファイルとはいえ柔軟性を失い、歯根が湾曲していれば根管に追従しなくなり、穿孔などの偶発症を起こすかもしれない。また、真円のファイルで楕円形の根管壁全周を削り取ることは不可能であり、もし行えば歯根の破壊を招く。特に、下顎前歯のような歯根のボリュームがなく扁平な歯根を #60 まで拡大するのは危険である。つまり最終拡大号数の決定は、歯種や歯根のボリューム、断面形態、湾曲度などに左右されてしまう。さらに、洗浄剤の到達度も加味し決定しなければならない。

　図 3-2-22 に、歯種別のおおよその拡大目安を示す。

STEP 9　超音波のよる仕上げ形成

　真円のファイルで楕円形の根管壁全周を削り取ることは不可能であり、そもそも複雑な根管系自体をファイルですべて攻略するのは不可能である。そのため、根管内に存在するファイルでは触れることのできないイレギュラーな部分を、顕微鏡下で超音波チップを用い削除・形成する。なお、超音波を併用した化学的洗浄は必須である。

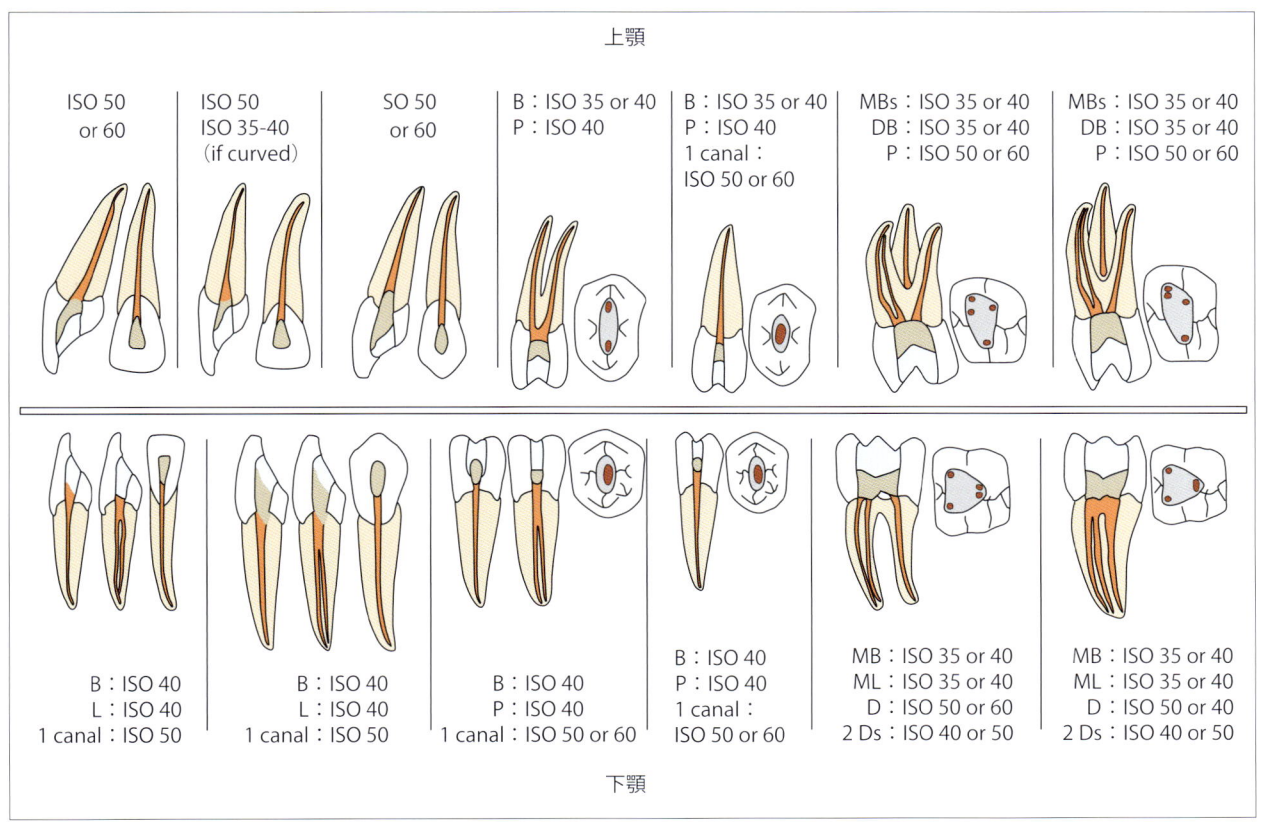

図 3-2-22　歯種によって歯根の大きさや形態は概ね決まっている。臨床ではこの解剖学のデータからの拡大号数を目安として、これに歯根の湾曲や根尖孔の大きさ、感染度などを加味して決定する。

● 図 3-2-23　歯内療法の目的を達成するために、根管形成時に守るべきポイント

- 安全かつ効率的な根管形成を行うために、術前の画像診断の情報、解剖学、さまざまな研究からの情報を得ておく。
- 歯の破折予防のために、必要最小限のアクセスキャビティープレパレーションを心がける。
- 根管内での器具操作を安全かつ効率よく行うために、適切なストレートラインアクセスを形成する。
- 生物学的に理想的な作業長終末を守った機械的拡大を行う。
- 根管の感染度、歯種、歯根の形態、洗浄剤の到達度などを考慮して最終拡大号数を決定する。

3　まとめ

　　歯内療法の主たる目的は「根尖性歯周炎の予防と治療」である。根尖性歯周炎の原因は根管内に存在する微生物であることから、微生物を根管内から除去することは根尖病変の治癒につながるはずであり、根管形成は微生物を除去・減少するためには不可欠な手段である。しかし、いくら湾曲のきつい根管をファイルできれいに形成できたとしても、複雑な根管系から根管形成のみ（化学的洗浄、貼薬したとしても）で微生物を除去することは不可能である。我々の行う手技には限界があることを忘れてはならない（**図 3-2-23**）。

Chapter 3

化学的根管洗浄

尾上 正治（おのえ歯科医院）

1　化学的根管洗浄の必要性

　根尖病変を作る原因は細菌であり、その細菌は根管内に存在している。その根管系は複雑であり、イスムス、側枝、副根管、分岐など細菌が侵入できる場所は多岐に及んでいる[1~4]。また、象牙細管にも細菌は侵入可能であり、その侵入深さは細菌の種類によりさまざまである[5]。当然ながらこのような複雑な場所を機械的拡大のみで除去することはできないため[6]、何か他の手段に頼らざるを得ない。

　Chapter 3-2 の図 3-2-1 で紹介した Shuping[7] の実験では、洗浄剤を使用しないDalton[8] の実験結果よりも洗浄剤を使用したほうが根管内細菌の減少が著しいことが理解できる。つまり根管洗浄は、根管の拡大・形成中に併用することにより、根管内細菌を減少させる有効な手段であることがわかる。

　その他、根管内洗浄の目的を図 3-3-1 に示す。

● 図 3-3-1　根管洗浄の目的

> 1 機械的拡大中の潤滑剤
> 2 デブリスを洗い流す
> 3 有機物を溶解する
> 4 無機質を溶解する
> 5 微生物を死滅させる
> 6 機械的拡大の及ばないところの清掃の補助

現在までさまざまな洗浄剤が根管治療に用いられてきている。その選択に際しては、次の項目を考慮して決定する[9]。

①抗菌作用

感染根管内にはさまざまな細菌が存在しており、根尖性歯周炎の原因菌を特定することは不可能であるため、種々の細菌に対して効果を持つことを期待して広い抗菌スペクトルのものを選択する必要がある。

難治性の病変を持つ根管からよく分離される *E. faecalis* や *C. albicans* のような薬剤耐性を持つ細菌にも効果があることが望ましい。

②組織溶解性

細菌増殖の培地となりうる歯髄組織や壊死組織は機械的なデブライドメントのみで除去することは困難であることから、洗浄剤にはこれらを溶解・除去する能力が必要である。

③スメアー層除去能

スメアー層とは、象牙芽細胞突起、微生物、壊死性物質を含む根管壁を覆う有機物と無機物の粒子の層で、ハイドロキシアパタイトがファイルなどの硬いもので擦られた時に形成される。スメアー層は、

- スメアー層自体にも細菌が存在する
- スメアー層に覆われてしまった象牙細管内の細菌に洗浄剤が届かなくなる
- 根管充填材およびシーラーの緊密な適合を阻害する

という理由から除去すべきである[10]（**図 3-3-2**）。

しかし、「象牙細管への細菌の侵入を防ぐ可能性がある」として、スメアー層の除去に対して反対する意見もわずかではあるが見られる。

④低細胞毒性

①〜③のような効果を発揮しても、生体に使用するため毒性が低いものが望ましい[11]。

以上の４点をさまざまな研究から考察した結果、現時点では、

- メインの洗浄剤として抗菌性をおもに期待して NaOCl（次亜塩素酸ナトリウム、略称ヒポクロ）
- スメアー層除去を期待して EDTA

を使用することがもっとも理にかなっているといえるだろう。

● **図 3-3-2　スメアー層**

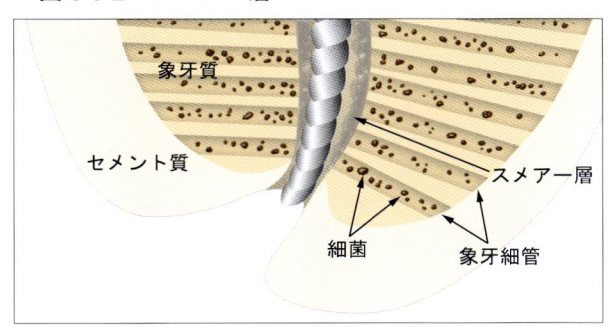

図 3-3-2　スメアー層がファイリングなどで形成され象牙細管を覆ってしまうと、細管内への洗浄剤の到達を妨げてしまう。

● **図 3-3-3　NaOCl（次亜塩素酸ナトリウム）**

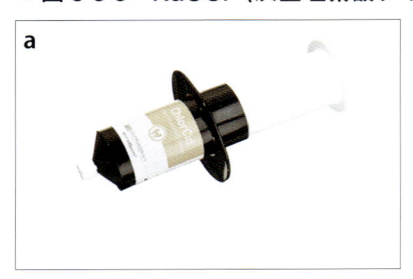

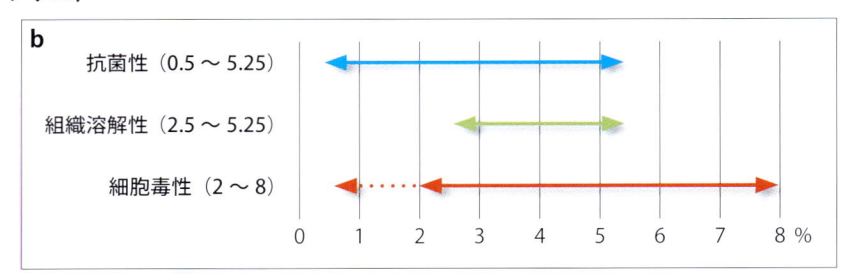

図 3-3-3a　ウルトラデント社の 3% 次亜塩素酸ナトリウム。

図 3-3-3b　次亜塩素酸ナトリウムの使用濃度。抗菌性、組織溶解性、細胞毒性において効果的で安全な濃度内で使用するのが望ましい。

● **図 3-3-4　EDTA**

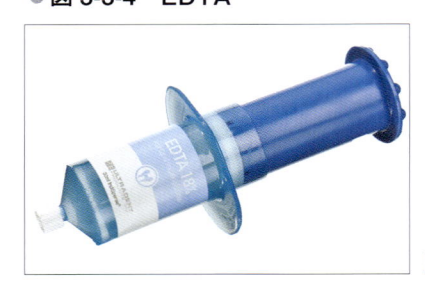

図 3-3-4　ウルトラデント社の 18%EDTA 溶液。

3　使用薬剤とその効果

1　NaOCl（次亜塩素酸ナトリウム、略称ヒポクロ）

　NaOCl（**図 3-3-3a**）は、水溶液中で分解され、次亜塩素酸塩と次亜塩素酸という有効塩素を発生する。この有効塩素が微生物の酵素を障害して非特異的な抗菌作用を示し、脂肪酸を分解して組織溶解能を示す。対象物に接触し作用するとすぐに失活してしまうので、有効塩素濃度維持のため常に新鮮なものと交換することが重要である。

　使用濃度は、*in vitro* では濃度の高いほうが抗菌力は強いが、*in vivo* では濃度の影響を受けず、0.5 ～ 5.25％で差はない[12、13]。また組織溶解性は、壊死組織に対しては 2.5 ～ 5.25％で同様に効果的であり[14、15]、生活組織に対しては濃度の高さに比例して溶解作用を示す[16]。細胞毒性は 2 ～ 8 ％では有意差がなく[17]、0.5％まで濃度を低くすると細胞毒性は低くなる[18]。それでも NaOCl はけっして弱くない細胞毒性を持つので、濃度が低くても根尖孔外に出てしまうと重篤な炎症症状（ヒポクロアクシデント）[19]を引き起こすため、洗浄時には十分注意しなければならない。

　まとめると、安全かつ効果的に使用できる濃度は 2.5 ～ 5.25％となる（**図 3-3-3b**）。

2　EDTA

　EDTA（**図 3-3-4**）はキレート剤であり、スメアー層内の無機物を脱灰することにより除去する。

　EDTA でスメアー層除去を狙う場合、効果的に行うには液体の EDTA を pH7 前後、17％程度の濃度で使用する[20]。脱灰効果があるため、使用時間を守らなければ象牙質の過脱灰を起こす。スメアー層を除去するために必要な時間は 1 分であり、1 分以上の

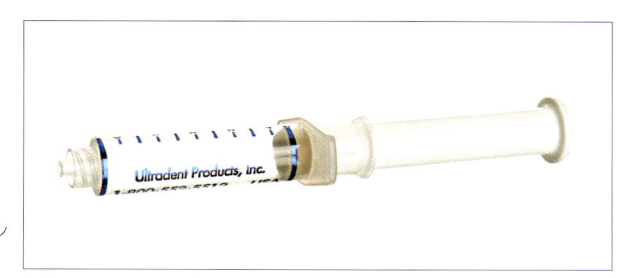

図 3-3-5　シリンジはニードルがロックできるもの（ニードルが外れて洗浄剤が漏出しない）がよい。

使用は控える[21]。

　NaOCl と異なり、頻繁な交換をしなくても効果を維持することが可能であり、使用量は 1ml ほどで十分である[22]。

3 クロルヘキシジン（CHX）

　難治性の根管より検出される *E. faecalis* への効果と、NaOCl と異なり毒性が低いという点から研究が進められてきた。しかし、CHX と NaOCl の抗菌効果を比較した研究は多くあるものの、一般細菌、*E. faecalis* いずれにおいても結果はさまざまであり、どちらが優れているとも現時点ではいえない[23〜27]。

　一方、NaOCl が即時に効果を失うのに対し、CHX は象牙質に吸着して持続的に抗菌効果を示す性質がある[28-30] ことから、根管内で除去しきれなかった *E. faecalis* などの細菌によるバイオフィルムの形成を抑制する効果がある。そこで洗浄の最後に CHX を用いることは有効であると考えられ、実際に北米の大学などでは使用されている。

　CHX はイオン化し細胞壁にダメージを与えることで細胞質液を漏出させ、細菌を非特異的に破壊することができることから、その抗菌スペクトルは広い。しかし、NaOCl と異なり組織溶解性がないため、メインの洗浄剤として用いるには不十分である[31]。そこで NaOCl と CHX の併用が考えられるが、NaOCl が CHX との間で反応し、発がん性を持つ赤色の沈殿（パラクロロアニリン）が生じ、根管壁に固着し除去できなくなるため注意が必要である。臨床では、精製水で十分に NaOCl を洗浄することが肝要である[32]。

4　Delivery system

　洗浄剤を根管内に送り込む方法として、ここでは代表的な 4 つの Delivery system について解説する。なお、「これでなければいけない」という方法はない。現時点では、簡便性と到達性を考えて Positive pressure irrigation に Passive ultrasonic activation を加えて行うのが妥当であろう。

1 シリンジ＋洗浄針による洗浄（Positive pressure irrigation）

　洗浄液をニードル付きシリンジに入れ、根管内にニードルを挿入して洗浄するもっとも一般的で簡便、安価な方法である。使用するシリンジは 5ml で、ニードルがロックして装着できるものがよい（**図 3-3-5**）。

● 図 3-3-6　ニードルのデザイン（Open ended と Close ended）

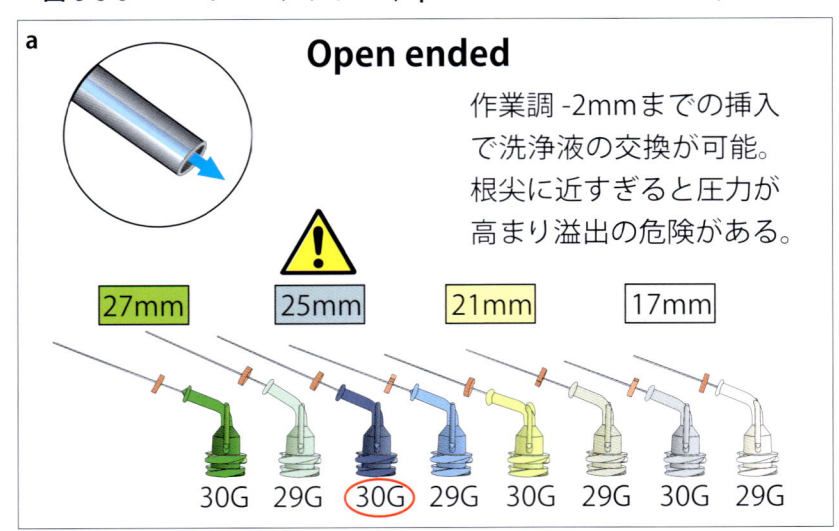

図 3-3-6a　先端に孔が開いている Open ended タイプ。

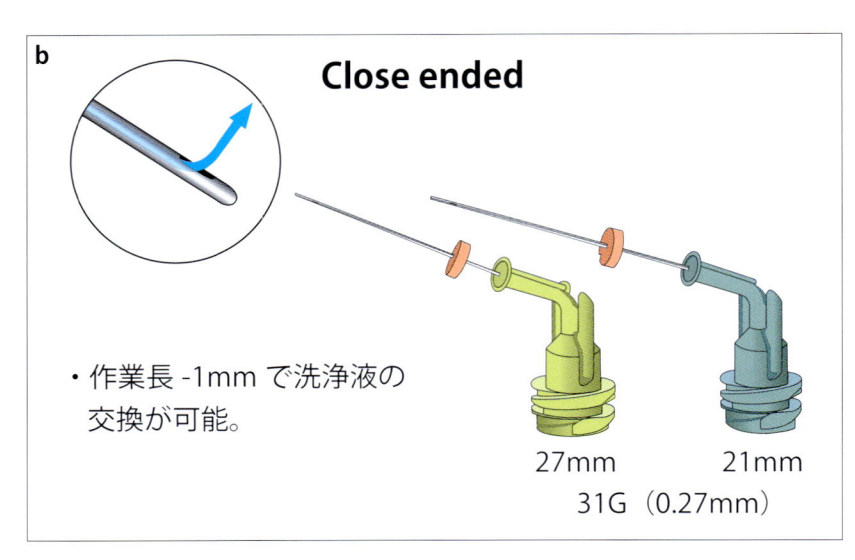

図 3-3-6b　ニードルの先端付近の側面に孔が開いている Close ended タイプ。

1）ニードルのデザイン

　シリンジにつけるニードルにはさまざまなデザインがあるが、大別すると Open ended（**図 3-3-6a**）と Close ended（**図 3-3-6b**）がある[36]。

　Open ended は先端に孔があり、そこから洗浄液が出るタイプである。作業長 -2mm の位置にニードルを到達させることで洗浄液の交換が可能であるが、根尖方向への圧がかかりやすくヒポクロアクシデントを起こす可能性が低くはない。

　一方、Close ended の先端部は閉じており、横に開いた孔から洗浄液が出る。作業長 -1mm くらいまでニードルを挿入しないと洗浄液が作業長に到達しないため、狭窄した根管や湾曲根管などにはニードルが挿入しにくく不向きだが、根尖方向への圧は弱く安全性は高い[37]。

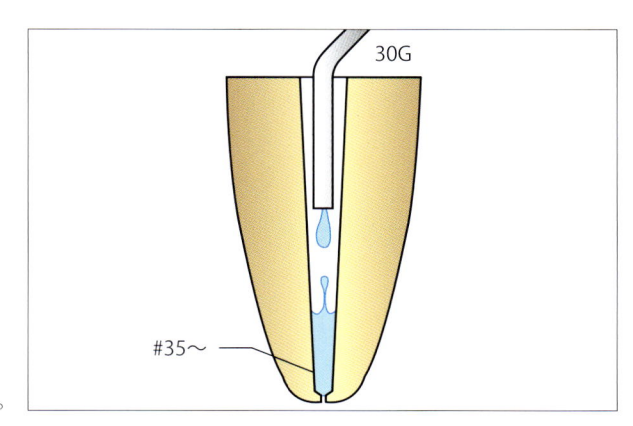

図 3-3-7　使用するニードルが根尖付近に届くことが重要である。

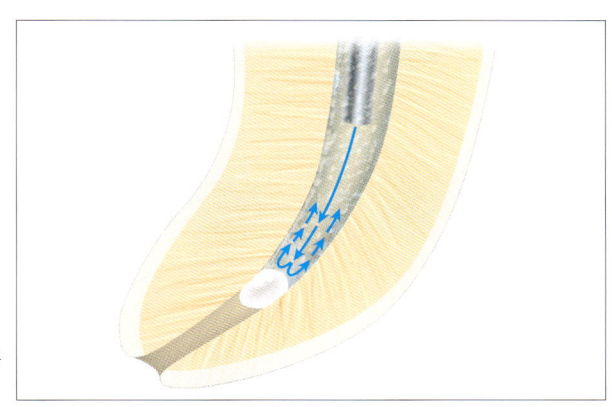

図 3-3-8　根管内に気泡が生じると、それより根尖方向に洗浄液は到達できない。

2）効果的な洗浄には #35 以上の拡大が必要

Positive pressure irrigation で考慮しなくてはならないことは、使用するニードルと根管の太さである。これは洗浄全般にいえることであるが、根管の拡大号数が大きければニードルは挿入しやすくなり、小さければニードルの到達性が悪くなる。また拡大号数が小さい場合は、根管内に入れられる洗浄液のボリュームも少なくなるため、洗浄効果が落ちる。当然のことであるが、使用するニードルはより細いものを用いることで根尖近くまで到達させることができる。現在手に入るニードルは細いもので 30G（外径が #30 程度）があるので、根管の拡大号数はそれ以上でなければならない。理想的には #35 以上の拡大が必要である（**図 3-3-7**）。

3）Positive pressure irrigation の注意点

ニードルが根管壁に挟まった状態（ロック）でシリンジを押すと洗浄液の逃げ場がなくなり、強圧がかかり根尖から溢出し、ヒポクロアクシデントなどのトラブルを起こす。これを防ぐためには、シリンジを上下動させながら洗浄することが有効である。

また、根管内に気泡が生じると、それより根尖方向に洗浄液は到達できない。このような状態を Vapor lock（ベイパーロック）というが、ペーパーポイントを作業長まで到達させる、もしくは音波や超音波を併用することでこの状況は解消できる（**図 3-3-8**）[38]。

● **図 3-3-9　Passive ultrasonic activation**

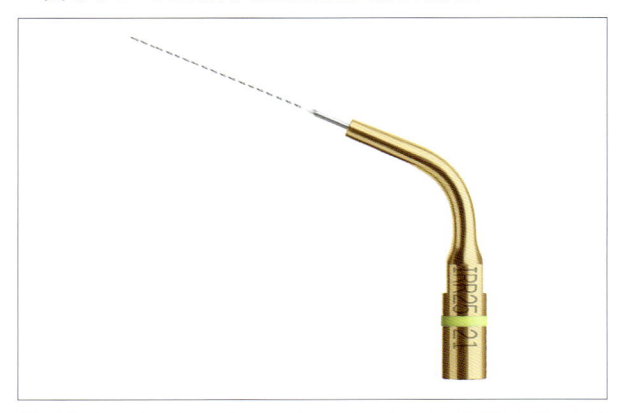

図 3-3-9a　Passive ultrasonic activation に使用するイリセーフチップ（白水貿易）。

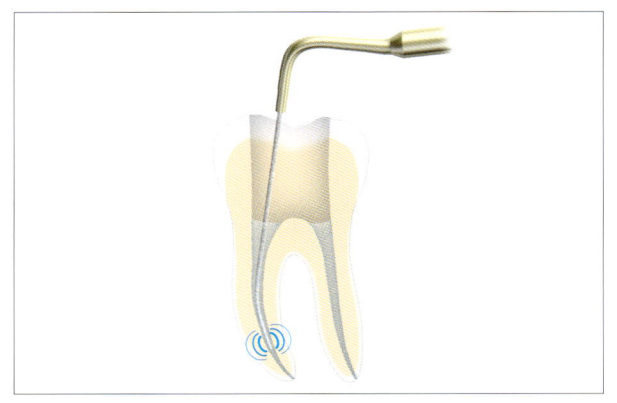

図 3-3-9b　洗浄液を根管内に満たし、K ファイル状の超音波チップを作業長 -2mm 程度まで入れ、根管壁に接触させないように弱いパワー設定で洗浄液に振動を与える。

2 超音波による洗浄（Passive ultrasonic activation or Passive ultrasonic irrigation）

超音波発生装置に細いファイルタイプのチップ（**図 3-3-9a**）を装着し、作業長 -2mm 程度まで挿入し、根管壁に接触させないように弱いパワー設定で洗浄液に振動を与える方法（**図 3-3-9b**）である [39]。Passive sonic activation（後述）よりも振幅が小さく（75μm）、周波数（30KHz）も高い。この周波数によって生じるアコースティックストリーミング効果とキャビテーション効果によって洗浄液を循環させ、洗浄力を高めている [40]。

Burleson ら [41] は in vivo の実験によって、超音波の使用は使用しないものと比較してイスムスの清掃度が高まったと報告している。

Passive ultrasonic activation は、最終洗浄時に EDTA、NaOCl をそれぞれ根管に満たした状態で 20 ～ 30 秒程度行うと効果的である。

3 音波による洗浄液の運搬（Passive sonic activation）

洗浄液を根管内に貯留しておき、音波発生装置（EndoActivator など）を用いて洗浄液に振動（160 ～ 190Hz）を与え、振動により洗浄液に流れを生じさせて根管内へ洗浄液を到達させる方法である [42]。

振幅が大きく（1 mm 程度）、根管壁に触れやすいが、触れると振動数が落ちて効果が減弱するため、拡大が小さい根管や湾曲根管には向かない。

4 Negative pressure

髄室にシリンジで洗浄液を入れ、作業長に到達させた洗浄針から吸引することで洗浄液を確実かつ安全に還流させる方法である [43]。研究論文では、作業長までの洗浄液の到達に関して有意性が見いだされている [44]。ある程度根管を拡大した後でしか使用できないので、拡大形成中の洗浄には不向きである。また、吸引する洗浄針が詰まってしまう可能性があり、これが Negative pressure の最大の欠点といえる。また高価である。

拡大中	最終洗浄
• 17% EDTA ↔ 2 ～ 5% NaOCl • Positive pressure • 30G	• 17% EDTA ＋超音波洗浄（20 秒） • 2 ～ 5% NaOCl ＋超音波洗浄（20 秒） • 17% EDTA 1ml（1 分） • 精製水

5　NaOCl と EDTA の併用法

1　基本コンセプト

　EDTA → NaOCl の順番での洗浄が、もっとも効果的な洗浄を期待できる。行うタイミングは、拡大形成中のファイルの交換時や、超音波やバーでの切削後である。ファイリングや超音波を用いた切削によるスメアリングでできたスメアー層をまず EDTA で除去し、NaOCl で細菌を除去するということのくり返しである[33、34]。

　拡大形成中では、スメアー層を除去するために EDTA を 1 分間作用させる必要はない。1 分間作用させるのは、貼薬や根管充填前の最終洗浄時である。臨床的には、ファイル交換する度に NaOCl を連続 2 ～ 3 回使用するのに対し、EDTA は 1 回使用するイメージである。使用量は、1 回の洗浄で NaOCl がおよそ 0.6 ～ 1.0ml、EDTA が 0.5ml ほどで、1 症例でおよそ 5ml のシリンジ（**図 3-3-5 参照**）を NaOCl で 3 本分、EDTA で半分ほど使用する。

　図 3-3-10 に、洗浄のプロトコールをまとめたので参考にしてほしい。

2　相互作用に注意

　NaOCl の有効塩素は EDTA により減弱されてしまうので、EDTA 使用後に再び NaOCl の効果を得たい場合は、EDTA を完全に洗い流すほど大量に NaOCl を使用しなければならないことに注意したい。ちなみに EDTA は、NaOCl との相互作用でそのキレート効果は減弱しない[35]。

Chapter 3-4

貼薬

渡邉 征男（マイクロエンド歯科）

　根尖性歯周炎の原因には細菌が深く関与している[1]。そこで、根管治療の良好な予後のためには細菌のマネージメントが必須になる。Ni-Ti ファイルなどの器具を用いた機械的拡大と抗菌性の洗浄剤を用いた化学的洗浄を組み合わせる方法（Biomechanical instrumentation）[2] により根管内の細菌数を大きく減少させることができるが、これらに加え、これから述べる貼薬も細菌数の減少に深く関係してくることから理解しておく必要がある（**図 3-4-1**）。

1　貼薬の目的

　根管内貼薬の目的は、以下の 2 点である。
　　①機械的拡大、化学的洗浄に続き、さらに細菌数を減らす。
　　②次回までの細菌増殖を抑制する。
　①については、多くの研究[2~7]でも証明されているように、貼薬は機械的拡大、化学的洗浄に続いてさらに細菌数を減少させる（**表 3-4-1**）[8]。しかし、貼薬をしたからといって細菌数が 0 になるわけではない。
　②については、残存する細菌に対して組織の浸出液などが供給されること、死腔の存在、歯冠側からの漏洩などにより、次回の診療までに再び細菌が増殖してしまう[9]ことになるため、貼薬により細菌数の減少した環境を維持する意味合いがある。

2　貼薬剤の具備すべき条件と選択

　根管貼薬剤の具備すべき条件を**表 3-4-2** に示す[10]。
　日本では従来より FC などのパラホルムアルデヒド系や CC などのフェノール系の根管消毒剤が用いられており、現在でも使用されている場合がある。しかし、細胞毒性、発がん性などの為害性を認めるため、米国の FDA はそれらの使用を禁止している[11]。
　ヨード系の根管貼薬剤はヨードヨウ化カリウム（IKI）として用いられてきた。消毒の作用は十分であるが、アレルギー、根尖部からの浸出液に対する不活性化の問題や、作用時間が短い[12]ため根管貼薬剤としては適さず、ラバーダム防湿や歯面など（術野の消毒）に用いられる[13]。
　その他、3Mix、Bicactive glass などの根管貼薬剤も存在するが、作用時間、細胞毒性、効果が不明確などの問題がある。

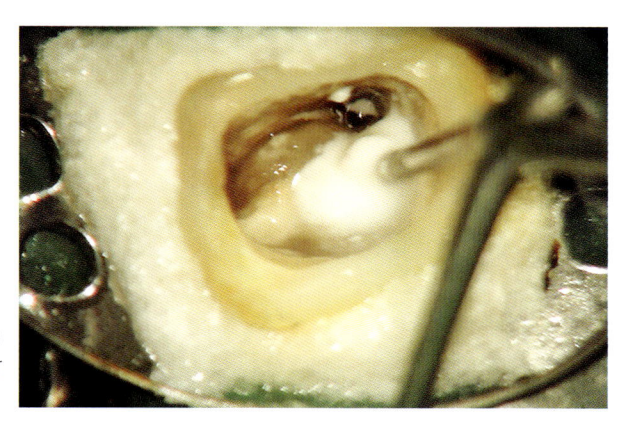

図 3-4-1　水酸化カルシウムを根管プラガー（S- コンデンサー）を用いて根管内にデリバリーしているところ。根管内は乾燥させず、洗浄剤が残っていてもよい。

● 表 3-4-1　各ステップにおける細菌培養陽性率の変化（%）[8]

引用文献	症例数	アクセス時 S1（%）	形成・洗浄後 S2（%）		貼薬後 S3（%）	
Ørstavik et al.（1991）	23	22（95.7）	13（56.5）	減	8（34.8）	減
Sjögren et al.（1991）	18	18（100）	9（50）	減	0（0）	減
Yared & Bou Dagher.（1994）	60	60（100）	60（100）		19（31.7）	減
Shuping et al.（2000）	40	39-40（97.5-100）	14-16（35-40）	減	3（7.5）	減
Peters et al.（2002）	21	21（100）	3（14.3）	減	15（71.4）	増
Kvist et al.（2004）	44	43（95.5）	28（63.6）	減	16（36.4）	減
McGrkin-Smith et al.（2005）	27	25（92.6）	14（51.9）	減	5（18.5）	減
Waltimo et al.（2005）	18	18（100）	4（22.2）	減	6（33.3）	増

（形成・洗浄後と貼薬後の間に「1-4 週後」の矢印あり）

● 表 3-4-2　根管貼薬剤が具備すべき条件（参考文献 10 を引用改変）

・優れた消毒作用	・血液、組織液中でも効果がある	・歯質を変色させない
・低刺激性	・優れた浸透作用	・利用が簡便である
・安定した溶液	・根尖周囲組織を傷害しない	・保存性に優れている
・持続的な抗菌性	・歯質を傷害しない	・漏洩を予防し仮封から漏れない

　難治性の根尖性歯周炎との関係が深いといわれる *E. faecalis* をターゲットとして、クロルヘキシジン（CHX）が根管貼薬剤として使用される場合がある[14]。しかし CHX と NaOCl を併用すると沈殿物ができてしまい、除去は困難であるため注意が必要である。

　以上のように多くの根管貼薬剤が使用されてきた中で、安価・操作簡便・広い抗菌スペクトル・低い細胞毒性から水酸化カルシウムが第一選択として注目され、現在ではもっとも推奨される根管貼薬剤とされている[15]。

● **図 3-4-2　OH⁻ と Ca の化学式**

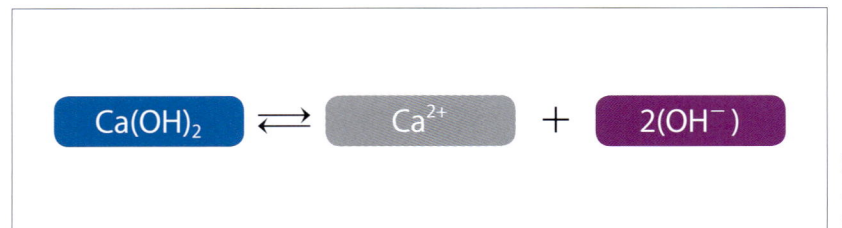

図 3-4-2　水酸化カルシウムのイオン化を化学式にて示す。水酸基（OH⁻）の発生が抗菌性の発揮に重要である。

3　水酸化カルシウムについての理解を深める

1　性質・薬効

　水酸化カルシウムは白色無臭の粉末である。根管内貼薬剤としての効能は、Ca^{2+} と OH^-（水酸基）にイオン分解し、強アルカリ（PH12.5 〜 12.8）で細菌を破壊する[16]（**図 3-4-2**）。薬効としては抗菌作用と組織溶解作用[17] などがあげられる。

　水と混ざることにより細胞毒性は高くなるが、水に対する溶解性・拡散性が低いため、接触した部位にしか影響しない。

　物理的に安定していることから、長期間の使用も可能である。

2　溶剤（賦形剤）

　水酸化カルシウムに用いる溶剤は、①水（水性）、②水溶性多価アルコール（粘性）、③油（油性）に分けられる。

　　①水：生理食塩水、麻酔液、NaOCl などに水酸化カルシウムの試薬（**図 3-4-3**）を溶いて用いる。

　　②水溶性多価アルコール：プロピレングリコール、グリセリン、ポリエチレングリコールを用いる（カルシペックス、ウルトラカルなど製品化されているものが存在する／**図 3-4-4**）。これらは粘性のある製品であり、操作性を向上させている。

　　③油：シリコンオイルを用いる（ビタペックスとして製品化されている／**図 3-4-5**）。

　水酸化カルシウムの効果発現のためにはアルカリイオン（OH⁻）の放出が重要であるが、そのためには水が必要である。よって根管貼薬剤には水を使用しているものを選択する必要がある。

　油性の製品では根管内で吸水しにくいため、強アルカリ性を示さず早期の水酸化カルシウムの効果が期待できない。また、油性も粘性も操作は楽であるが、除去が困難であり、根尖から溢出した場合、吸収のスピードも遅い[18]。よって日常臨床では、ガラス練板などで水分と混ぜる水性を推奨する（**図 3-4-6**）。

3　水酸化カルシウムに抵抗性のある微生物

　難治性の根管から検出される細菌には、水酸化カルシウムに対して抵抗力を示す細菌（たとえば *Enterococcus faecalis* や *Candida species*[19]）がいるため注意が必要である。効果には限界があり、すべての細菌を除去することはできないことを知っておく必要がある。

● 図 3-4-3　水酸化カルシウム試薬

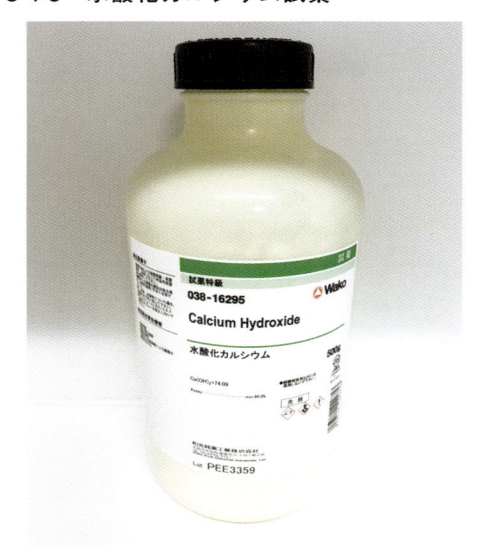

図 3-4-3　試薬特級 038-16295 Calcium Hydroxide 水酸化カルシウム 500g（和光純薬工業）。薬剤の販売会社に依頼すれば試薬として購入可能。かなり大きい容器で販売されている。

● 図 3-4-4　水溶性多価アルコールを用いた製剤

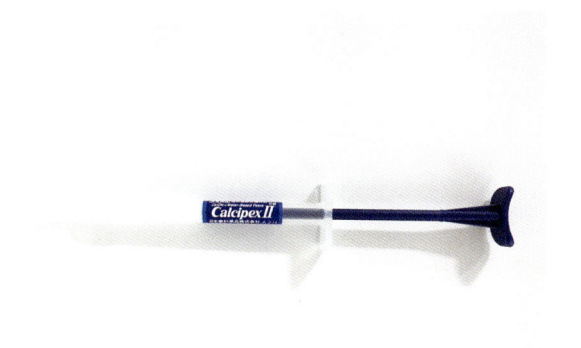

図 3-4-4　カルシペックス II（日本歯科薬品）。粘性の水酸化カルシウム製剤の 1 つである。溶剤などの成分により稠度が異なり、各製品ごとの特徴がある。

● 図 3-4-5　シリコンオイルを用いた水酸化カルシウム製剤

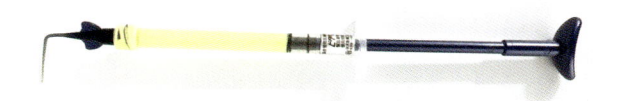

図 3-4-5　ビタペックス（ネオ製薬工業）。シリコンオイル含有の油性の水酸化カルシウム製剤。ヨードホルム含有のため独特な匂いと黄色いペースト状であり、簡単に除去できない。

● 図 3-4-6　日常臨床では水酸化カルシウム製剤を使用する

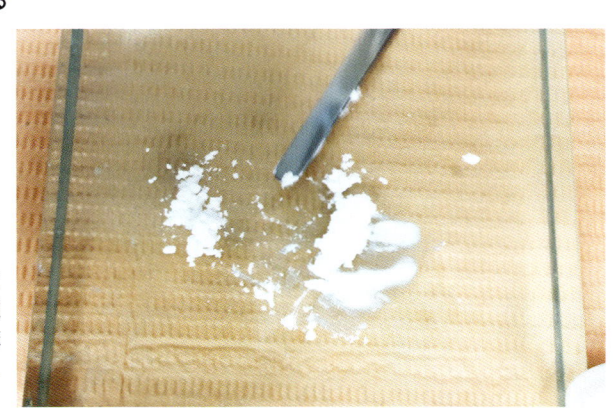

図 3-4-6　滅菌されたガラス練板や皿上のダッペングラスなどに水酸化カルシウムの粉を出して、清潔な水分と練和する。滅菌精製水や生理食塩水を使用してもよいが、実際の臨床では麻酔薬の残りや洗浄用の次亜塩素酸ナトリウムなどを使用することが多い。

● **図 3-4-7　One visit と Multiple visit のコンセプトの違い**

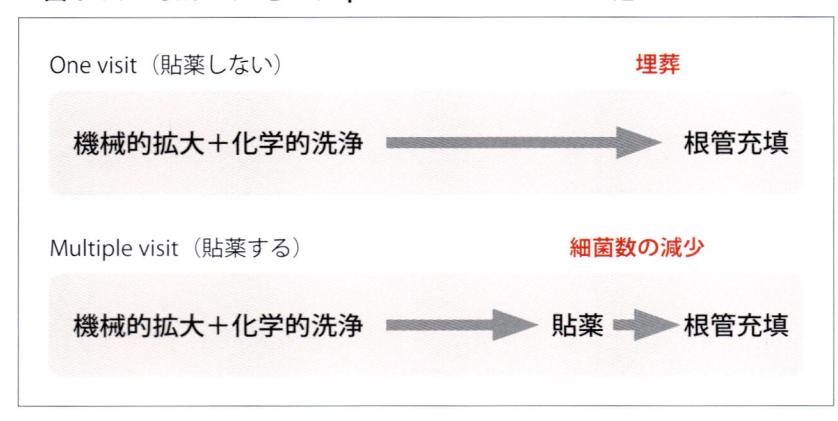

図 3-4-7　One visit と Multiple visit とは、図で記載すると単純に「貼薬するかしないか」であり、その目的が異なる。貼薬するかしないかは、細菌に対する意識の違いともいえる。

● **表 3-4-3　One visit の意思決定**

	生活歯髄	失活歯髄		再治療
		病変なし	病変あり	
根尖部の拡大サイズ		最適なサイズまで拡大		
通院回数	1 回法可能	1 回法可能	2 回以上	2 回以上

4　One visit endodontics（貼薬なし）をどう考えるか

1　貼薬するかしないかの意思決定

　One visit endodontics とは、その名のとおり「1 回の来院で診療を終わらせること」であり、いい換えると「貼薬をしないで終了すること」である。一方、複数回に渡る診療回数で治療することを Multiple visit と呼ぶ。

　その違いは、機械的拡大と化学的洗浄によって除去しきれなかった細菌を、「除去するのか？」「埋葬するのか？」というコンセプトの違いであるといえる（**図 3-4-7**）。つまり、Multiple visit では貼薬をすることでさらなる細菌数の減少を目指し、One visit は細菌を閉じ込めて活動できなくすること（entomb）を目指す。両者を比較すると、予後には統計的有意差はないとの報告がある[20]。

　では、One visit（貼薬しない）で治療するのはどのような時であろうか？　実際の臨床においては、（状況によるとは思われるが）具体的な考慮すべき事項として以下の項目があげられる。

- 臨床症状（腫脹、排膿、疼痛）の有無
- エックス線写真の状態（病変のサイズ）
- 解剖（根管系）の状況（単純か複雑か）
- その他の要因（時間な余裕の有無、経営的な側面）　など

　これらを考慮して、有益性を総合的に比較検討した上で、貼薬をするかしないかの意思決定をすることになる（**表 3-4-3**）。

研究	N	期間（年）	One visit 治療しない根管数 / 総数	Multiple visit 治療しない根管数 / 総数	治癒割合（%）one Visit vs. Multiple visit
Trope（1999）	41	1	8 / 22	5 / 19	64 vs. 74
Weiger（2000）	67	0.5-5	6 / 36	9 / 31	83 vs. 71
Peters（2002）	38	4.5	4 / 21	5 / 17	81 vs. 71
合計	146		18 / 79	19 / 67	77 vs. 71

2 　貼薬の効果の比較

　科学的根拠に基づく分析により、「貼薬をした場合」と「しない場合」を、短期予後（術後疼痛、細菌数の減少）と長期予後（エックス線的および病理学的な評価による根尖病変の治癒）の観点から比較すると以下のようになる。

1）短期予後
①術後疼痛
　術後疼痛の比較では研究ごとに結論が異なっており（Multiple visit のほうがよい[21]、One visit のほうがよい[22]、有意差なし[23]）、現在のところ明確な結論には至っていない。
②細菌数の減少
　細菌数の減少については、多くの研究により、機械的拡大、化学的洗浄を行った際の細菌数よりも、さらに根管内貼薬を行うことで細菌数は減少することがわかっている。ただし、水酸化カルシウムの抗菌性についてのシステマティックレビュー（**表3-4-1 参照**）では、Peters ら[24]、Waltimo ら[25] の 2 文献で細菌数が増加している。これらは実験系の問題（ペーパーポイントにつけて貼薬する方法）や水酸化カルシウムの抗菌性の限界などを示唆している。

2）長期予後
①エックス線的な評価による根尖病変の治癒
　Sathorn らのシステマティックレビュー[26] では、エックス線的な評価において有意差はないとされている（**表3-4-4**）。
②病理学的評価による根尖病変の治癒
　病理学的評価では、One visit よりも Two visit（Multiple visit）のほうが良好な結果が出ている傾向がある[27〜29]。この結果より、臨床的には差は出にくいかもしれないが、貼薬の有無で差が生じることが想像できる。

5　水酸化カルシウムの貼薬のしかた

1　貼薬方法

　水酸化カルシウムは揮発したりするものではなく、直接触れることにより抗菌性が発揮される[30]。そのため、少しずつ丁寧に根管内に塗布することが求められる。レンツロを使用したり[31]（**図 3-4-8**）、Ni-Ti ファイルを逆回転させる（**図 3-4-9**）などの対応で、根管内に死腔ができないよう薬剤を十分に行き渡らせる配慮が必要である。

　水酸化カルシウムは強アルカリであり、万が一根尖孔外へ出るとさまざまな偶発症が起きる可能性がある。根尖孔からの溢出には十分注意しなければならない[32]（**図 3-4-10**）。

2　貼薬期間

　貼薬期間は細菌除去と組織溶解性の観点から一般的には 1 週間といわれている[33, 34]。貼薬期間が長期間に及ぶと、水酸化カルシウムにより歯質が脆弱になる可能性[35]や、仮封であるため歯冠側からの漏洩が起きるため注意が必要である。

ONE POINT

水酸化カルシウム試薬を使用するにあたって

　水酸化カルシウムの試薬を根管内貼薬に用いる方法は、日本では厚生労働省の認可を受けていない薬剤の使用方法であるため、取り扱いに際しては、歯科医師の責任のもと、患者への説明と同意を得る必要がある。

● **図 3-4-8　レンツロによる水酸化カルシウムの貼薬**

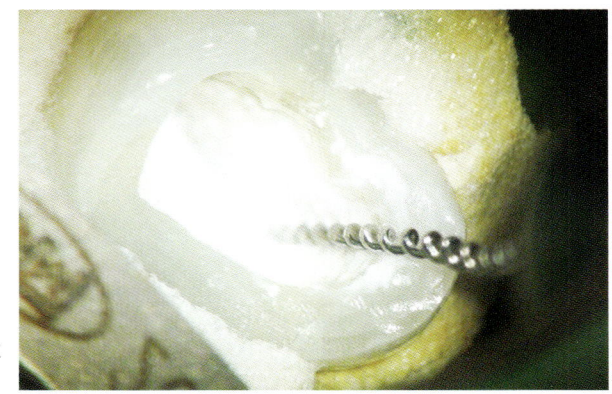

図 3-4-8　レンツロを用いて、根尖部まで薬剤が到達できるようにする必要がある。

● **図 3-4-9　Ni-Ti ファイルによる水酸化カルシウムの貼薬**

a

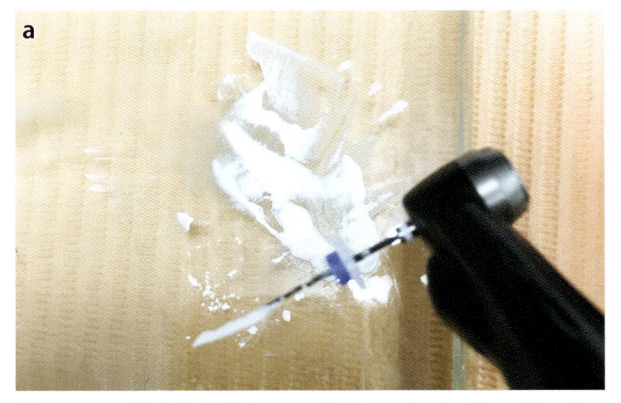

図 3-4-9a　逆回転可能なエンド用コントラであれば、ペースト状の水酸化カルシウムを Ni-Ti ファイルに塗布して貼薬してもよい。

b

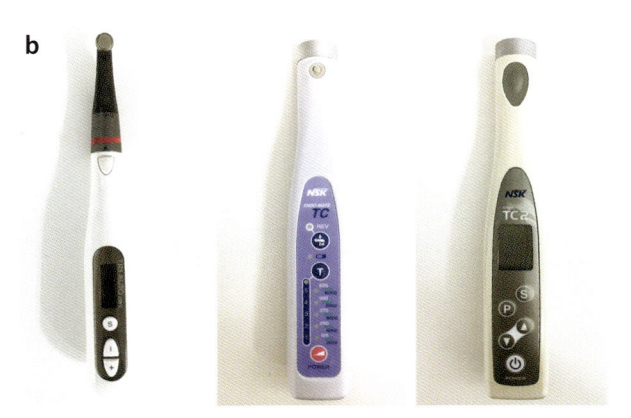

図 3-4-9b　根管治療用のコントラでも、逆回転できるもの（左・中）とできないもの（右）がある。また、同じメーカーでも発売時期やモデルにより機能が異なる。

● **図 3-4-10　水酸化カルシウムの根尖孔外への溢出症例**

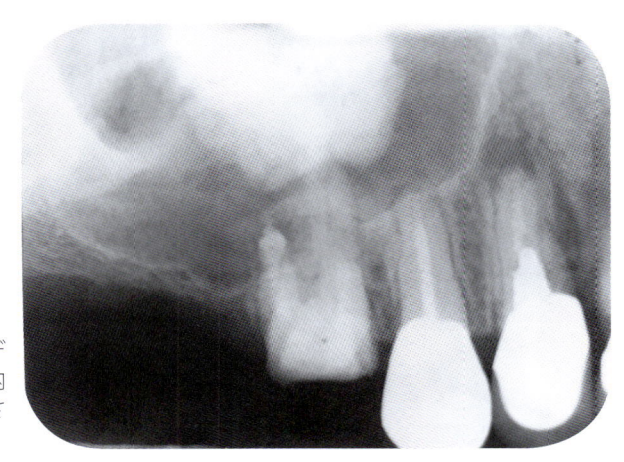

図 3-4-10　筆者の歯科医院に違和感を主訴に来院した患者のデンタルエックス線写真。水酸化カルシウムペーストが上顎洞内に大量に溢出しており、患者は長期にわたる不快症状に悩まされていた。

Chapter 3 / 5

根管充填

梅田 貴志（ソフィアデンタルクリニック分院）

1　根管充填の目的

根管充填は、大きく分けて以下の目的を達成するための手技である。

1　根管と歯周組織もしくは根管と口腔をつなぐ細菌の出入口となりうるような通路の封鎖

「根尖孔付近で体液、血液が根管内に侵入・停滞して、そのまま刺激物質となるのを防ぐ」という理論と、「根管口からの口腔内由来のさまざまな細菌の侵入を防ぐ」という理論に基づく。基礎研究では、どのような根管充填の器材やテクニックを使ったとしても、充填後に根管口が口腔内に露出した場合には、細菌はすみやかに（3 〜 60 日）根尖孔に到達することが示されている[1、2]。このような細菌の侵入を防ぐことが根管充填の第一の目的であり、そのためには根管治療終了後はできるだけ早期に適切な修復処置を行うことが重要となる。根管治療が終了してから修復治療に移行するまでの期間が長引いたり、支台築造時に根管を感染させてしまうような歯冠側からの漏洩は防ぐべきである[3]。

2　根管系から除去できなかった刺激物質の埋葬

根管充填時に根管内は無菌であることが理想的である。しかし現実的には、根管内を厳密な意味で無菌状態にすることや、それを確認することも不可能に近いと考えられる。培養試験を行ったとしても、陰性という結果が必ずしも無菌を意味する訳ではない。

このように無菌状態を達成することは難しいことから、取り除けなかった側枝や象牙細管内の細菌を「埋葬」して不活性化させ、再増殖させないことが根管充填の第 2 の目的である。

3　根管スペースと歯質のモノブロック化

モノブロック化とは、現時点で求められる理想的な根管充填の概念のことであり、治療によってできた根管スペースと根管周囲象牙質を接着材料などを使用して一体化させることを意味する。これには以下の 2 つの大きな目的がある。
　　①従来の根管充填と比較した場合の封鎖性の向上
　　②歯根の破折抵抗性の向上
である。

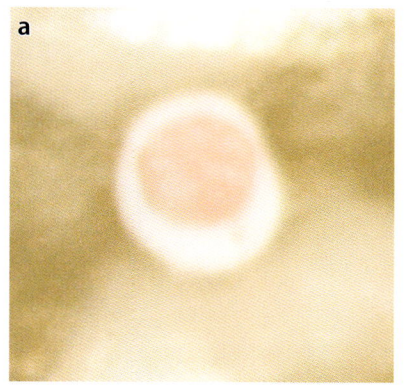 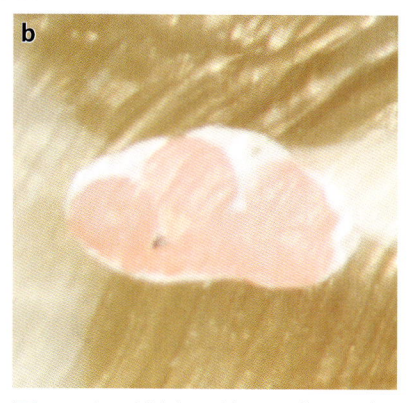 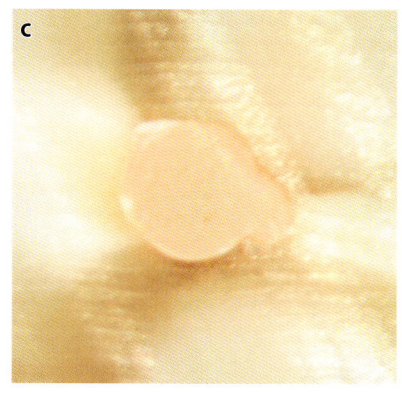

図 3-5-1a　シングルコーンテクニック。大量のシーラー層と変形のないガッタパーチャポイントで充塡されている。

図 3-5-1b　側方加圧法。スプレッダーによるガッタパーチャポイントの変形とその空隙を埋めるシーラー層が確認できる。

図 3-5-1c　Continuous Wave Technique（CWT）。熱軟化により変形したガッタパーチャと均一なシーラー層が確認できる。

2　根管充塡の材料と術式

　　根管充塡法には、シーラーのみでの根管充塡から、マスターポイントとシーラーを用いたシングルコーンテクニック、側方加圧法、さまざまな垂直加圧法、溶媒や熱によるガッタパーチャの変形や超音波機器の併用など、多くの材料とテクニックが紹介されている（図 3-5-1）。

　　歯の形態や根管の状況を見て材料と術式を選択すべきであるが、実験データを考慮した上で臨床的に容認できるような結果が得られ、臨床的にも適応症の広い Continuous Wave Technique（CWT）を米国の歯内療法専門医の多くが第一選択としている。モノブロック化が現実的に達成できるようになってくるまでは、今後も主流のテクニックとして使われる可能性が高い。しかし単一の方法ですべての症例に対応できる術式は存在しないことから、いくつかのテクニックの引き出しを持つことも必要である。

1　根管充塡に使用する材料

　　ガッタパーチャポイント＋シーラー、MTA セメントなどを症例によって使い分ける。筆者らはこの中でもガッタパーチャポイントと各種シーラーを使用している。

　　シーラーに関してはさまざまな選択肢があるが、筆者らの第一選択はユージノール系である。ガッタパーチャは ISO 02、04、06 テーパーのものを、使用直前に 2.5％次亜塩素酸ナトリウム溶液で 1 分間消毒して使用する。

　　マスターポイントを使用しないシーラーのみでの根管充塡は、大量のシーラーによる硬化時の収縮、気泡の発生、溶解度の増加のために、漏洩性の増加をもたらすことを考慮しなければならない。

2 根管充填のテクニック

　CWT は、ヒートプラガーと軟化ガッタパーチャ填入器を使用したガッタパーチャの熱軟化垂直加圧法であるが、状況によっては側方加圧根管充填法、側方加圧とバックフィルの組合せ、MTA セメントを使用した根管充填を適宜応用する[4]。

3 根尖部における根管充填材の位置

　「根管充填材の根尖側終末をどこに設定すべきか」には議論があり、根尖最狭窄部か、または解剖学的根尖孔の 2 つの選択肢がある。根尖が破壊されていない場合は、根尖最狭窄部がもっとも生物学的に適切である。

4 根管壁の処理方法

　スメアー層に関しては、「根管充填の封鎖性を向上するために除去したほうがよい」とする考え[5] と、「細菌の象牙細管内の移動を防止するために残したほうがよい」とする考えの両方があるが、筆者らは根管充填の封鎖性を高めることを重要視している。
　スメアー層の除去は濃度 17% の EDTA を使用する。

5 根管充填時の注意点

　根尖孔、側枝などからシーラーが溢出している症例を目にすることがあるが、いかなる器具、薬品、人工材料の根尖孔外への押し出しは生物学的な根拠からも正当化できない。結果としてそのような根管充填となってしまうことはあるが、それを目指して積極的に行うべきではない。
　エックス線写真で美しく見えるような根管充填だけを行っても、根尖病変の予防や治癒は見込めない。細菌数の減少など、その他の重要なステップが確実に行われてはじめて根管充填の質が問われるのである。
　また、1 つの特別な材料や方法が他のそれと比較して優れているという報告は現在のところ存在しない。術者の経験や臨床のコンセプト、患者の状況などにより適宜選択する必要がある。

3　Continuous Wave Technique の手順

　現在、すべての症例に対応できる万能な根管充填法はない。しかしながら北米の多くの歯内療法専門医が根管充填法の第一選択としている標準的なテクニックはContinuous Wave Technique（CWT）である。この根管充填法は手技として簡単ではないが、適応範囲が広く、
　　①根管充填材（マスターポイント）の根尖部におけるコントロールが容易
　　②シーラーの量を抑えた緊密な根管充填が可能
という面からも、専門医の間で CWT がなぜ第一選択とされているかがわかるであろう。以下に CWT についてステップごとに解説を加えていく。

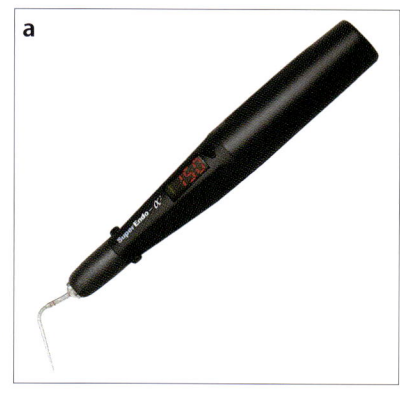 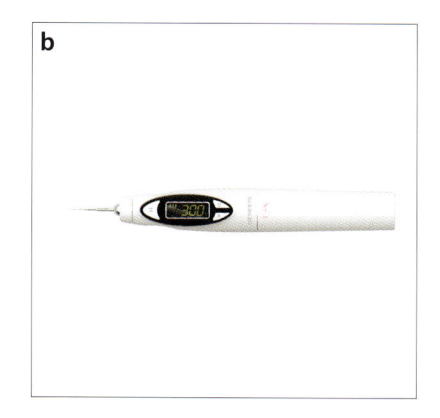

図 3-5-2 マスターポイントを軟化させるために用いる電熱式ヒートプラガー。**a**：SuperEndo α^2（ペントロンジャパン）、**b**：ゼネシス パック（ジーシー）。

STEP 1 根尖部の穿通

根管形成および根管洗浄が終了したら、根尖部に削片が詰まっていないか、また根管の変位を起こしていないかを確認するために、#10 の K ファイルで根尖部を 1 mm ほど穿通させる（Patency file）。

ただし、この行為については賛否両論がある。

STEP 2 マスターポイントの選択・試適・消毒

原則的には、根管形成を行ったファイルと同じサイズ・テーパーのガッタパーチャを選択する。しかし、根尖部付近でのガッタパーチャと根管壁の接触が起こっていることがアピカルプラグを作る上でその緊密さをより補償することとなり、偶発的なオーバーフィルを防止できると考えられることから、形成された根管のテーパーよりも小さなテーパーのマスターポイントを選択するとよい。たとえば、最終拡大号数を 06 テーパーの #40 とした場合、マスターポイントは 04 テーパーの #40 を選択する。特にハイブリッドテクニックで形成（状況に応じてはステップバックの形成）した場合は、ISO 規格（02 テーパー）のマスターポイントを選択する。

この際、タグバックの感覚は得られなくてもよい。マスターポイントを試適した状態のエックス線写真撮影もエラーを防止する（**図 3-5-5a** 参照）。

マスターポイントが決定したら、次亜塩素酸ナトリウムに浸して消毒を行う。

STEP 3 ヒートプラガー用チップの試適

作業長 -3 〜 -4mm までヒートプラガーのチップ（**図 3-5-2**）が挿入できるかを確認する。作業長が極端に長い場合や、挿入方向に制限があると器具先端の到達が困難となるため、その場合は他の根管充填のテクニックを応用する場合もある（たとえば側方加圧との組み合わせ）。

● **図 3-5-3　コードレスの軟化ガッタパーチャ填入器とニードル**

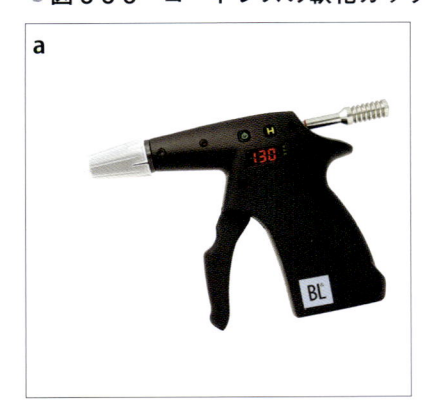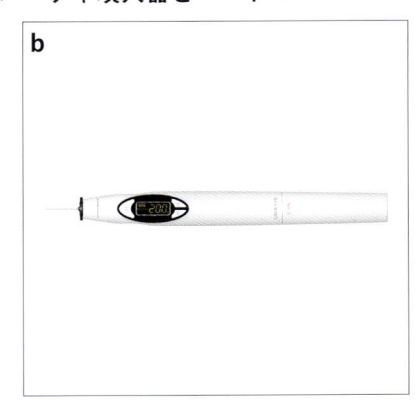

図 3-5-3　熱軟化されたガッタパーチャ
を射出するための器具。**a**：SuperEndo
β（ペントロンジャパン）、**b**：ゼネシス
フィル（ジーシー）。

● **表 3-5-1　充填器具の挿入が可能な最終形成ファイルとプラガーチップ、ニードルの組合せ**

最終形成ファイル	プラガーチップ #55 / .06	ニードル 25G	ニードル 23G
#35 / .06　（#53）	×	〇	×
#40 / .04　（#52）	×	〇	×
#40 / .06　（#58）	〇	〇	×

ファイルサイズの（　）内は 3 mm 手前の号数、ニードル外径 25G は 0.50mm、23G は 0.65mm

● **図 3-5-4　CWT で生じるもっとも多いテクニック的な問題**

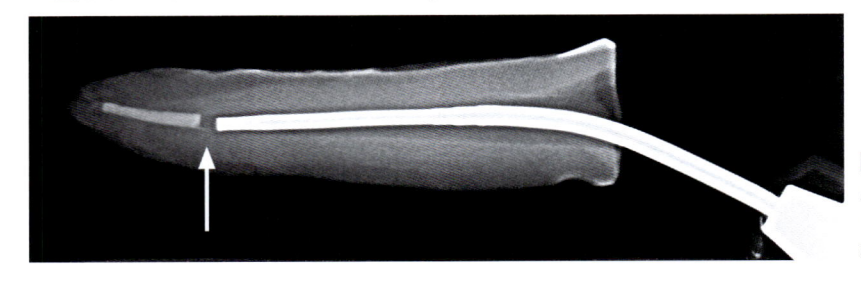

図 3-5-4　アピカルプラグ断面にニード
ルの先端が接していない場合、気泡が取
り込まれたままガッタパーチャが充填さ
れる可能性が極めて高くなる。

STEP 4　軟化ガッタパーチャ填入器用ニードルの試適

　作業長 -3 〜 -4mm まで軟化ガッタパーチャ填入器のニードル先端が到達するかを確
認する（**図 3-5-3 および 3-5-4**）。ニードル部はベンディング可能なので、充填前に試適
し形態を付与しておく。根管形成の拡大号数やテーパーがこのステップで大きく影響を
与えることになる。挿入が物理的に可能となる最終形成ファイル・プラガーチップ・ニー
ドルの組合せを一例として**表 3-5-1** に示す。

　このテクニック（CWT）でエックス線写真的に満足のいく根管充填ができるように
なるためには相当数の経験を必要とするが、慣れるまでに起こるもっとも多いテクニッ
ク的な問題は、根尖部に作製したアピカルプラグにニードルの先端が届いていないこと
（**図 3-5-4 および図 3-5-5l 参照**）によってできるデッドスペースである。

STEP 5 最終洗浄・乾燥

すべての準備が整ったら、根管内の最終洗浄と滅菌ペーパーポイントによる乾燥を行う（**図 3-5-5b 参照**）。

STEP 6 マスターポイントの挿入

マスターポイントにシーラーを塗布して根管内に挿入する。その際、シーラーが根管壁に過不足なく行き渡るようにする（**図 3-5-5c 参照**）。なお、この時のポンピングは根尖孔外へのシーラーの溢出が生じやすくなるために行わないほうがよい。

STEP 7 根管口部でのコーン切断

視野を確保し、後の操作を容易にするために、まず根管口部付近でマスターポイントを切断し、CWT 用コンデンサーで圧接しておく（**図 3-5-5d 参照**）。

STEP 8 ダウンパック（アピカルプラグの形成：根尖部の充填）

ヒートプラガーを切断面に置き、スイッチを入れてチップを所定の位置まで進め（**図 3-5-5e 参照**）、所定の位置まで到達したらスイッチを切る。軟化したガッタパーチャの硬化収縮をできるだけ少なくするために、冷却するまでそのままプラガーチップで加圧しておく。

チップを引き抜く際は、アピカルプラグがプラガーに付着してこないように、一瞬チップを加熱して充填材を切離する（**図 3-5-5f 参照**）。通常、根管上部の余剰ガッタパーチャはチップ側面に付着してくる。

続いて、根尖部に残ったガッタパーチャを CWT 用コンデンサーの Ni-Ti プラガー端を用いてさらに圧接する（**図 3-5-5g、h 参照**）。根尖部で多少の湾曲があっても、Ni-Ti であるので問題なく到達する。

ダウンパック時の注意点として、過熱に気をつけなければならない。歯根外表面温度の上昇が 10℃を超えると歯周組織に傷害を与えるとされている。この熱伝導は歯根の厚みと相関があり、細い歯根、特に下顎切歯や上顎大臼歯頬側根などでは配慮する必要がある[6]。

STEP 9 シーラーの再塗布

アピカルプラグより上部の根管壁にシーラーが残っていない場合は、再度シーラーを薄く塗布する（**図 3-5-5j、k 参照**）。

STEP 10 バックフィル（根管中央部から上部の充填）

軟化ガッタパーチャ填入器のニードル先端をアピカルプラグに接触させて数秒間保持し、アピカルプラグを軟化させる（**図 3-5-5l 参照**）。その後、軟化ガッタパーチャを少量填入し、再度 CWT 用コンデンサーにて圧接する。充填材が根管口部に至るまで填入・圧接をくり返す（**図 3-5-5m、n 参照**）。注入ニードル先端は常時高温となっているが、バックフィル時の歯根外表面温度の上昇は 10℃を超えない[7]。

● 図 3-5-5　CWT の一連の術式

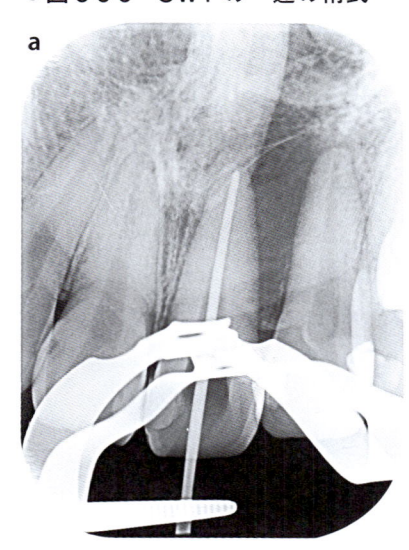

a

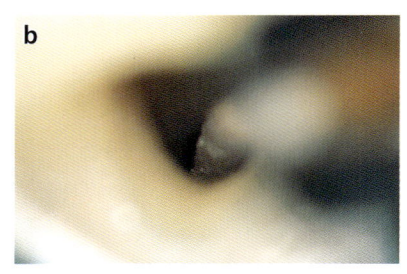

b

図 3-5-5b　ペーパーポイントにて根管内を乾燥させる。

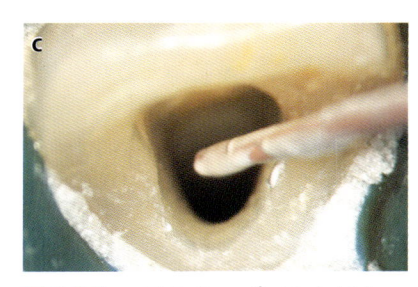

c

図 3-5-5c　マスターポイントにシーラーを薄く塗布して根管内に挿入する。

図 3-5-5a　マスターポイント試適時のエックス線写真。

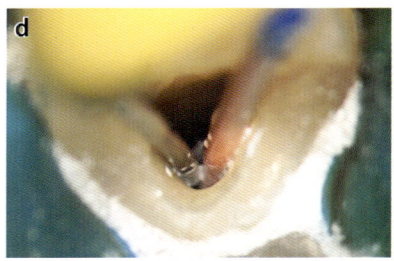

d

図 3-5-5d　ヒートプラガーにて根管口上部でマスターポイントを切断する。

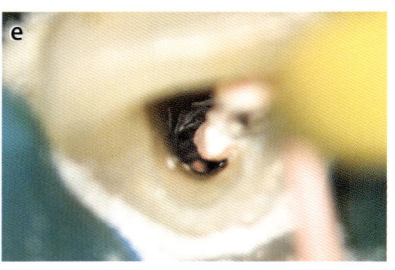

e

図 3-5-5e　作業長の約 3 mm 手前まで、ヒートプラガーを加熱しながらダウンパックする。

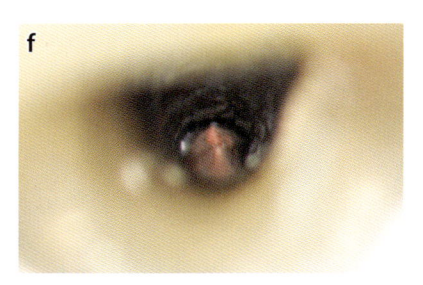

f

図 3-5-5f　ダウンパックし切断されたマスターポイント。

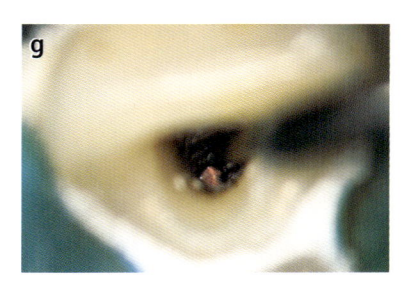

g

図 3-5-5g　Ni-Ti プラガーを用いて圧接し、アピカルプラグを作製する。

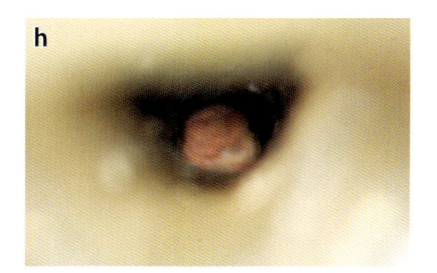

h

図 3-5-5h　アピカルプラグの作製完了。

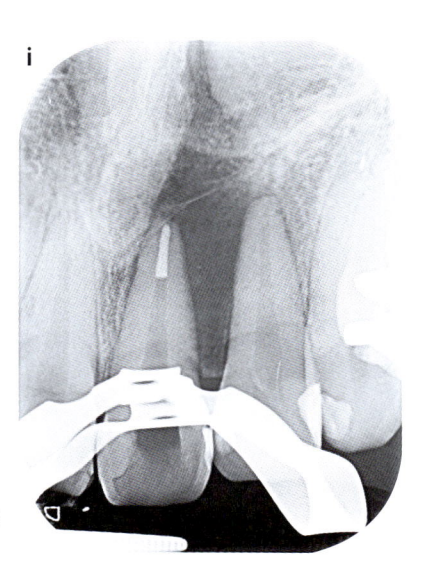

i

図 3-5-5i　必要に応じてアピカルプラグの作製状況をエックス線写真で確認する。

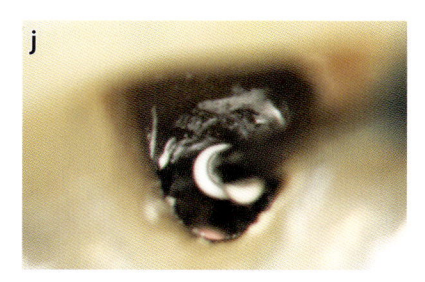

図 3-5-5j Ni-Ti プラガーを用いて根管壁にシーラーを薄く塗布する。

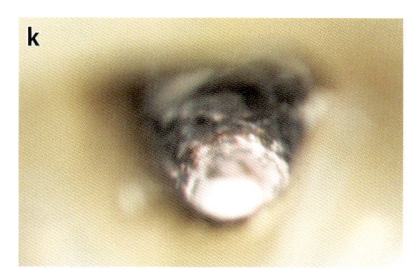

図 3-5-5k バックフィルの前に根管壁に塗布されたシーラー。

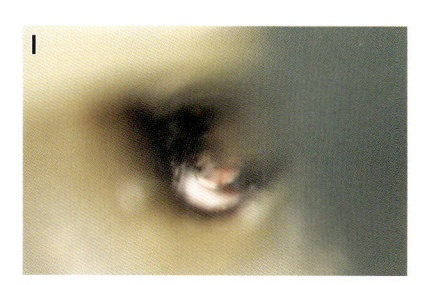

図 3-5-5l ニードルがアピカルプラグに到達していることを確認する。

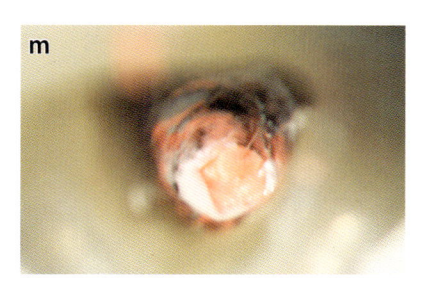

図 3-5-5m バックフィルとともに余剰なシーラーが上がってくる。

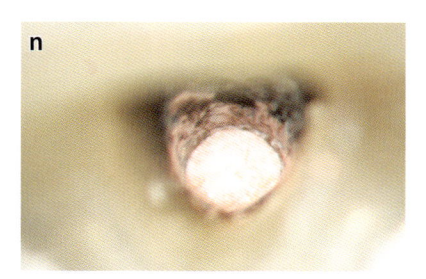

図 3-5-5n プラガーにて圧接した根管充填完了時の切断面。

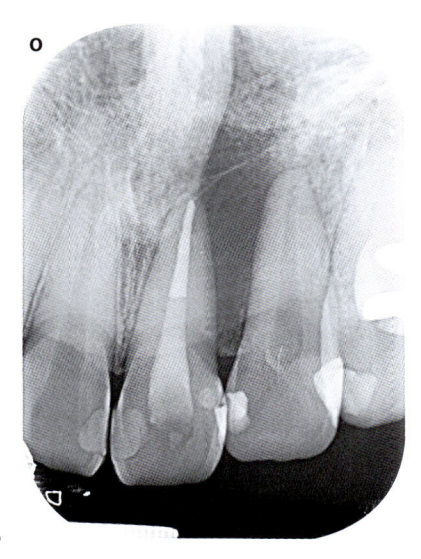

図 3-5-5o 術直後のエックス線写真。

4　根管充填の評価

　根管治療の術式の中で根管充填の重要度は低いとはいえ、その質が悪ければ予後に影響するというデータは多く存在する。エックス線写真的な評価にて、根尖から充填材の突出をオーバー、0 ～ 2 mm をフラッシュ、2 mm 以上をアンダーとするならば、フラッシュとアンダーの成功率が約 80 ～ 90％に対して、オーバーの根管充填の成功率は約 60％ともっとも予後が期待できない[8]。生物学的見地からも根尖孔外に異物を押し出すことは避けなければならないことが、このような Outcome study からも立証されている。

　また、「適切な根尖部の封鎖」と「充填材内の空隙がないこと」が十分な根管充填であるとされ、「歯冠側の緊密な封鎖」を加えたこれらが結果的に達成されていない場合には、良好な予後に悪影響をもたらす。

BC シーラーとシングルポイントをどう考えるか？

　本書の根管充填の項目ではおもに CWT の解説を行ったが、根管充填法は他にも多くの方法がある（図3-5-6）。近年の根管治療用器具の発展に伴い、根管充填法や材料においても変革が起こっている。簡潔にいうと、細い形成やイレギュラーな形成根管に対応する根管充填法として、おもにバイオセラミックスを主成分とした BC シーラーを用いたシングルポイント充填が応用され始めている。CWT では最小限のシーラー層で根管充填をすることを目的とするが、対する BC シーラーを用いたシングルポイントでの根管充填ではシーラー層を厚く設けることを前提としている（**図3-5-1 参照**）。

　シーラーの役割は、メインポイントだけでは対応できない死腔を封鎖し、メインポイントと象牙質を密着させることにより根管充填の気密性を向上させ、細菌の侵入を防ぐことにある。理想的なシーラーの条件としては、封鎖性、象牙質接着性、抗菌性、生体親和性、寸法安定性があげられるが、おもに収縮や溶解性の懸念がある従来のシーラーと比較して、BC シーラーはこれら要件をほぼすべて満たすシーラーとして製品化されている（**図3-5-7**）。

　BC シーラーの特徴は、BC シーラー中に存在するケイ酸カルシウムの水和反応により、象牙細管へのアパタイト形成によって化学結合することとされている。また、コーティングされている専用のガッタパーチャポイントを用いると根管象牙質と根管充填材のモノブロック化が達成されると考えられ、その結果、歯根の破折抵抗性を高めることが期待できるともされている[9]。

　しかし、適切な根管充填を行った場合では、異なる材料・方法を用いた結果との間に封鎖性において差は見られない[10]。また、現時点では他のシーラーや根管充填法と比較して検証が十分とはいえないため、第一選択の根管充填法として積極的に臨床応用する段階ではないであろう。将来的な研究結果を待ちつつ、CWT では対応できない場合の 1 つのテクニックの引き出しとして知っておくとよいだろう（**図3-5-8**）。

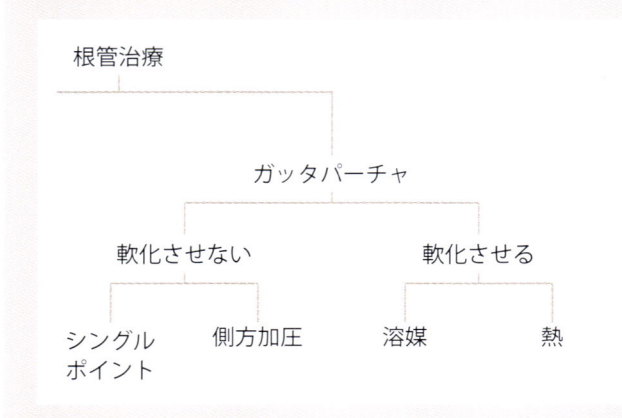

根管治療

ガッタパーチャ

軟化させない　　　軟化させる

シングルポイント　側方加圧　　溶媒　　熱

図 3-5-6　根管充填法の選択肢（Bergenholtz G, Hørsted-Bindslev P, Reit C. Textbook of Endodontology, 2nd Ed.Wiley-Blackwell, 2009. より引用改変）

図 3-5-7　代表的な BC シーラー。

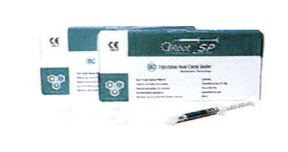

図 3-5-7a　iRoot（IBC）。

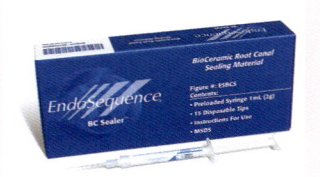

図 3-5-7b　EndoSequence（Brasseler）。

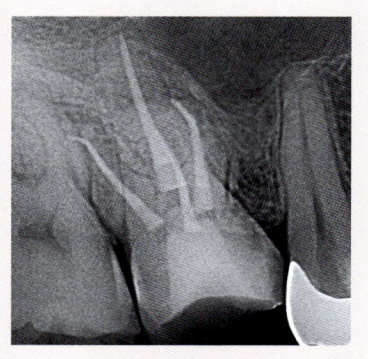

図 3-5-8　CWT での根管充填が適切に行えないと予想したため、BC シーラーを用いたシングルポイント法で根管充填した臨床例。

歯内療法処置歯における
修復処置

　根管治療のプロトコールは、可及的な無菌的配慮のもと、根管系から病変を作る原因となる感染源を可及的に除去し、その環境を維持・再感染を防ぐために封鎖することである。通常、この後は治療した歯を口腔内で機能させるために築造処置や修復治療に移行するが、根管治療歯は生活歯と異なり感染からの防御機構である歯髄組織が除去され、術前に存在したう蝕や修復処置などによりすでに歯冠部歯質が崩壊している場合がほとんどである。またアクセス形成や根管形成により、生活歯よりも歯質が削除されている。このような歯を修復する場合、生活歯に行う処置と比べて配慮しなくてはならない点があるだろうか？

　根管治療歯がどのような転機をたどるかを文献で調べてみると、Vire[1] の生存率調査では補綴学的理由（おもに破折）で抜歯されているものが約60％を占めている。またNgら[2] の根管治療の成功率を調べた調査では、いくつかの要因のなかでも特に治療後の修復物の質（マージン部分の封鎖性）が成功率に影響するとしている。つまり、プロトコール終了後の根管の清掃性を維持するため歯冠側からの細菌の侵入を防ぐ配慮と、抜歯にならないように歯の破折に対しての配慮が必要となる。

　本章では、健康な根尖部歯周組織の維持と歯の寿命を長くするためには、どのような点に注意し、どのような修復法が適しているのかを解説する。

Chapter 4-1

歯冠側からの漏洩 Coronal leakage

渡邉 征男（マイクロエンド歯科）

　歯内療法における基本的かつ重要なコンセプトの1つである無菌的処置は、根管治療（根管充填）後でも継続し、修復処置中、修復治療後にも同様に配慮すべきである。つまり、診療の始まりから終わりまで、すべてのプロセスで細菌感染に対する配慮が必要である。

　歯冠側からの漏洩（Coronal leakage）とは、歯冠側から何らかの原因で口腔内細菌やその産生物が根管内を再汚染することである。歯内療法の予後に大きな影響を及ぼすため、適切に理解しておく必要がある（**図4-1-1**）。

1　Coronal leakage に関する研究の歴史

　根管治療の予後には根尖封鎖が重要とされ、古くより根尖部からの漏洩（Apical leakage）についてさまざまな調査がなされてきた。これらの研究では、根尖部におけるガッタパーチャの位置と予後の関係を調査し、間接的に根尖部の封鎖状況を予測し、根管治療の予後に根尖封鎖が関係することを認めた[1~3]。

　それに対し Coronal leakage（歯冠側からの漏洩）のコンセプトは、Marshall と Massler の放射性トレーサーを使用した漏洩試験によりはじめて提唱された。

　"the overall seal of a canal is changed if the coronal seal is broken"

　（歯冠側の封鎖が壊れると根管内の封鎖性は大きく変わってしまう）[4]

　その後、染料、人工唾液、細菌、エンドトキシンなどを用いた基礎的な漏洩試験が数多く行われ、in vitro、in vivo の両面より、どんなに従来の根管充填による根尖封鎖を行っても汚染物質が歯冠側から漏洩し、根尖部に影響があることが実証された[5~8]（**図4-1-2**）。

2　Apical leakage vs. Coronal leakage

1　Ray と Trope は「Coronal leakage が歯内療法の治療結果に影響を及ぼす」ことを示唆

　歯冠側からの漏洩が特に注目されるようになったランドマークスタディは、以下に示す Ray と Trope の論文である[9]。

　Ray と Trope は、テンプル大学に来院した1,010人の患者のデンタルエックス線写真を用いて、エックス線写真的に歯内療法と歯冠修復の質と根尖性歯周炎の有病率との関係を評価した。「Apical leakage（根尖封鎖）と Coronal leakage（歯冠側封鎖）はどちらが重要か？」ということである。結果は、エックス線写真的に歯内療法の質が高く歯

● 図 4-1-1　歯冠側からの漏洩のイメージ

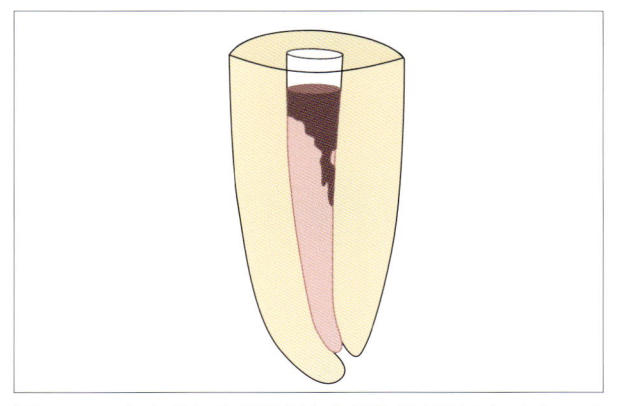

図 4-1-1　文字どおり歯冠側から汚染物が根尖に向かって浸透していくイメージである。

● 図 4-1-2　典型的な漏洩試験のイメージ

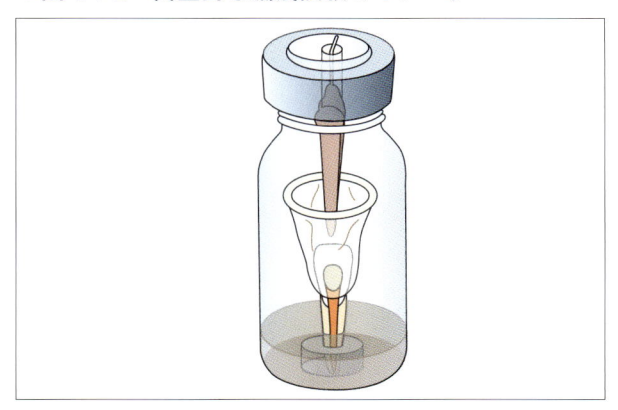

図 4-1-2　抜去歯を用いて、このような漏洩試験の装置を作製し、多くの実験が行われてきた。

● 表 4-1-1　Ray と Trope は歯冠側からの漏洩が歯内療法の予後に影響を与えている可能性が強いことを示唆[9]

状態	API
GE+GR	91.4%
GE+PR	44.1%
PE+GR	67.6%
PE+PR	18.1%

GE：Good Endo（良いエンド）　GR：Good Resto（良い補綴）
PE：Poor Endo（悪いエンド）　PR：Poor Resto（悪い補綴）
API：absence of periradicular inflammation（%）

── GE+PR の方が PE ＋ GR に比べて API が低い

● 表 4-1-2　Tronstad は根管治療の質が根尖歯周組織の炎症に大きな影響を与えることを示唆[10]

状態	API
GE+GR	81%
GE+PR	71%
PE+GR	56%
PE+PR	57%

GE：Good Endo（良いエンド）　GR：Good Resto（良い補綴）
PE：Poor Endo（悪いエンド）　PR：Poor Resto（悪い補綴）
API：absence of periradicular inflammation（%）

冠修復の質が低い組合せ（GE+PR）よりも、歯内療法の質が低く歯冠修復の質が高い組合せ（PE+GR）のほうが、根尖性歯周炎の有病率が低かった。この研究は、あくまでもエックス線写真的な評価でしかなく、正確な結果が出ているとはいいづらい研究であるが、サンプル数が多く、少なくとも歯冠側からの漏洩の影響を訴えるには十分な内容であるといえる（**表 4-1-1**）。

2　補綴の質の影響は無視できないが、歯内療法の治療結果には歯内療法の質が重要である

Ray と Trope の研究に続いて、Tronstad により同様のデザインの研究が行われた[10]（**表 4-1-2**）。この論文からは、根管治療の質のほうが歯冠修復の質よりも根尖歯周組織の炎症に与える影響が大きいとしている。ただし、Tronstad は歯冠修復も大切だと認めている。

3 本当に重要なのはどちらか？

前述した２つの文献を比較すると、質の高い・低いの組み合わせ（歯内療法 VS. 修復処置）という点では結果は相反する。しかし、それよりも大切なのことは「質の高い歯内療法と修復の組み合わせ」がもっとも治療成績がよく、「質の低い歯内療法と修復処置の組み合わせ」がもっとも治療成績が悪い、という事実である。つまり、つねに根尖性歯周炎の原因である細菌を意識し、それぞれのステップを確実に行うことが重要であると思われる。

これらの研究以外にも同様の研究が存在し、根尖封鎖（歯内療法）と歯冠側封鎖（修復処置）を比較検討しているが、「どちらか一方が重要」というよりも「どちらも同様に重要」とレビューされている[11]。

3　現在の根管充填の封鎖性

シーラー使用の有無や根管充填の方法により漏洩の程度に若干の差を認めるが、いずれの方法も漏洩を予防できるわけではない。

根管充填の封鎖性の向上を目指し、漏洩を防止するために新しく接着技術を利用してモノブロック化[12]を狙う根管充填法[13]も開発されたが、理想的な結果は出ているとはいえず、根管充填のみでは細菌をはじめとする汚染物質の漏洩を防ぐことはできない。逆に、歯冠側（根管口部）をきちんと封鎖することで漏洩を防止できることが示されている[14]。

4　臨床的漏洩予防法

1 治療前の漏洩予防

１）ラバーダム防湿の徹底

可能なかぎり根管内にアクセスする前からラバーダム防湿下にて処置を行ったほうが無菌的であり、隔壁法などの操作も確実になるため、治療の質が向上し漏洩を予防できる可能性が高まる。

２）軟化象牙質の完全除去

硬さや色などを指標にして、感染歯質を徹底的に除去する[15]。軟化象牙質が残っていると無菌化が達成されず、隔壁からの漏洩のリスクも高まる。

３）辺縁部における健全歯質の確保

予知性が高い処置のためには残存歯質量は非常に重要であり、フェルール（幅２mm、高さ１mm）の確保が理想である[16]。残存歯質量が確保できない（生物学的幅径が侵害されている）場合は、状況により歯の挺出処置（外科的挺出、矯正的挺出）[17]や歯冠長延長術などを行い、歯質の確保が必要になることがある。

● **図 4-1-3　ラバーダム防湿後に歯の周囲の隙間をコーキング材（オラシール）で埋める**

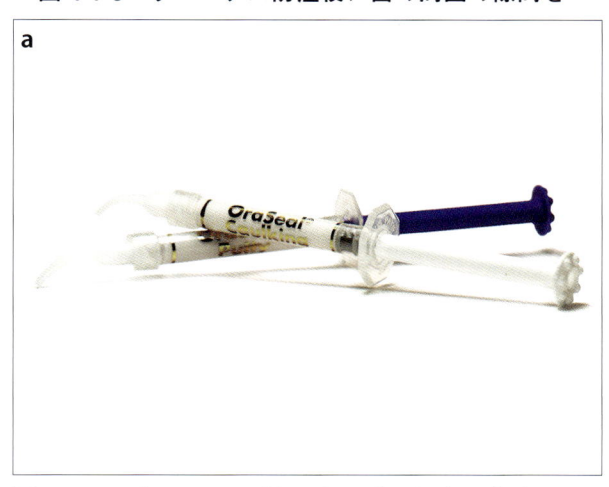

図 4-1-3a　オラシール（ウルトラデントジャパン）。コーキングタイプとパテタイプの 2 種類あり、使用感で使い分けることが可能。

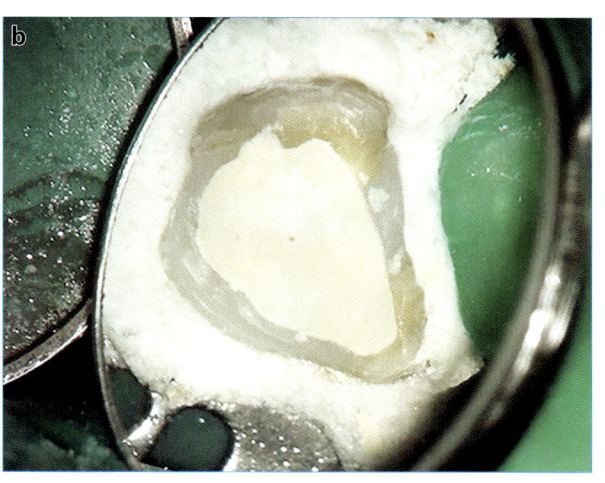

図 4-1-3b　オラシールを用いて歯の周囲を適切に封鎖することで漏洩を予防する。

4）クラック、破折の診査

　クラックや破折は細菌の交通路となるため、その後の処置を行うにあたり漏洩に関与する可能性がある。

ONE POINT

既存の補綴物は除去すべきか否か

　状況により既存の修復物を除去せずに根管治療を行う場合もあり得るが、基本的には既存の修復物をすべて除去して残存歯質を明確にしてから治療を開始する必要がある。

　既存の修復物を除去したほうが、事前にう蝕やクラックなどの問題を発見する可能性が上がり[18]、漏洩を予防して適切な診療につながるからである。

2　治療中の漏洩予防

1）ラバーダム防湿中の歯周囲の封鎖

　術中は、根管洗浄剤が口腔内へ流出するのを防止すると同時に、口腔内からの唾液などの汚染物質が根管内に流入するのを防止するために、コーキング材（オラシール、即時重合レジンなど）を用いて、ラバーダムと歯との隙間を埋める必要がある（**図 4-1-3**）。

2）死腔のない根管貼薬

　治療期間中は死腔ができないように水酸化カルシウムを貼薬し、口腔内からの汚染物質の漏洩に配慮する必要がある。

● **図 4-1-4　仮封と隔壁の関係**

a

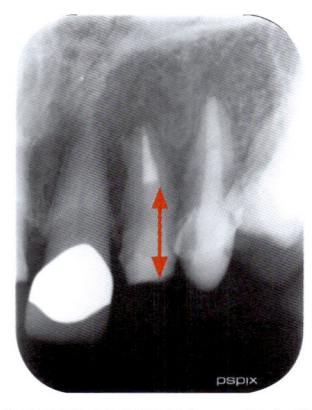

図 4-1-4a　仮封の厚みは最低 3.5mm 以上必要である。

b

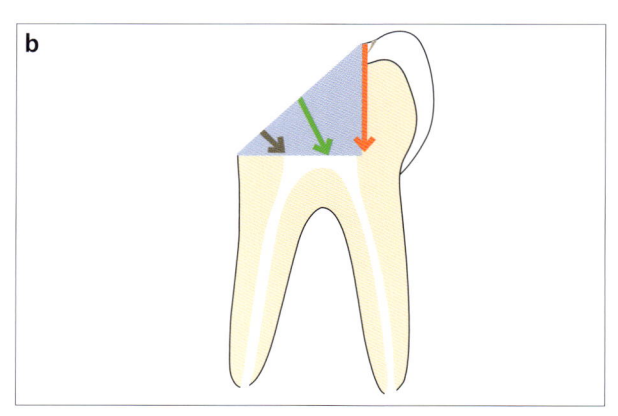

図 4-1-4b　隔壁を作らないと、部位によって仮封の高さが足りなくなる。

● **図 4-1-5　漏洩を防止するための暫間被覆冠**

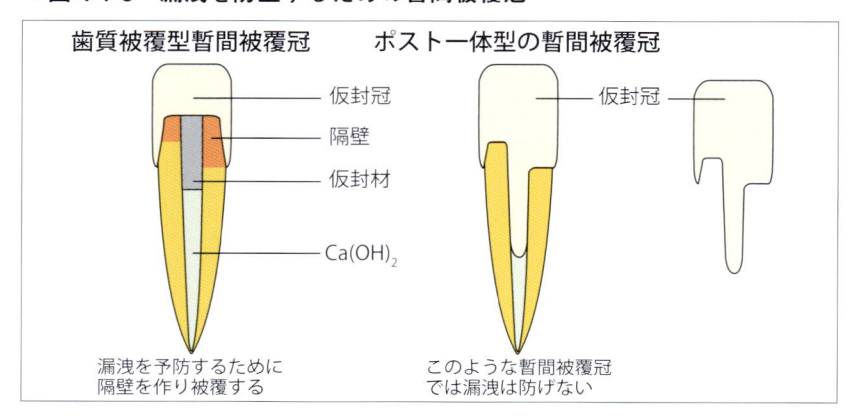

図 4-1-5　ポストー体型の暫間被覆冠は漏洩するリスクが高い。テンポラリークラウンを装着するのであれば隔壁を製作し、形成して被覆する歯質被覆型の暫間被覆冠にする必要がある。

3）漏洩を予防する仮封

　ストッピングは漏洩を防止できないため不適である。古くから報告のある ZOE[19] や水硬性セメント、グラスアイオノマーセメントなどであれば問題はないと思われる。

　仮封でもっとも重要なことは、適正な厚みを確保することである（3.5mm 以上）[20]（**図4-1-4**）。仮封時には次の治療時の除去を容易にするなどのメリットから、小さな綿球を置いてもよいとされている。しかし、厚みの不足を招くなどの欠点もあるため、基本的には不要である[21]。

　その他、前歯ではポストー体型の暫間被覆冠は用いないこと[22]（**図 4-1-5**）、咬合が高くならないこと、段差や気泡を入れないなどの注意が必要である。

3　治療後の漏洩予防

1）最終修復処置のタイミングはいつがよいか

　前述のとおり、根管充填では漏洩を予防することはできない[6～8] ため、根管充填後は可及的すみやかに歯冠側の封鎖（支台築造）を行う必要がある。最終修復までの期間が短いほうが成功率が高いことが示されている[23]。

● 図 4-1-6　充填に必要な長さ

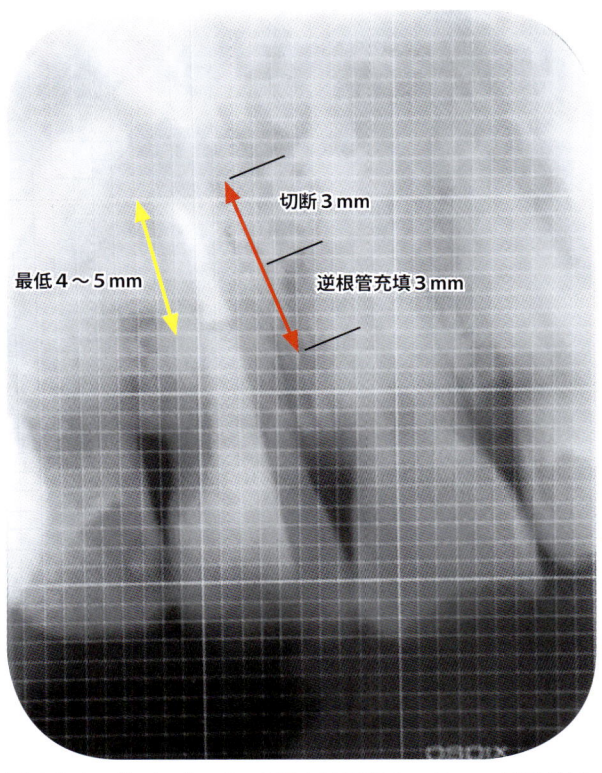

切断 3 mm

最低 4 ～ 5 mm

逆根管充填 3 mm

図4-1-6　ガッタパーチャの長さは最低 4 ～ 5 mm 必要だが、歯内療法外科を考慮すると最低 6 mm 程度は必要である。

● 図 4-1-7　古い修復物は漏洩していることが多い

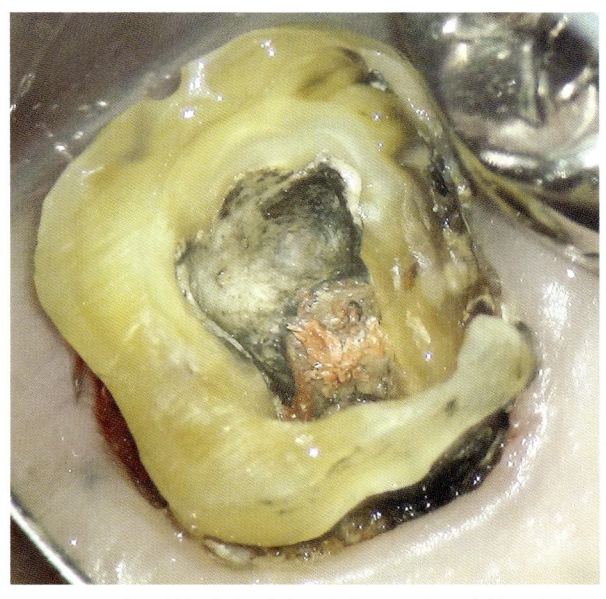

図 4-1-7　古い補綴物を除去した後の写真。隣接面や歯頸部根面にう蝕を認め、このような部位からの漏洩が疑われる。

2）ポストスペース形成時と築造時の注意点

根尖封鎖が壊れる可能性があるため、ポストスペースの形成は回転系の切削器具を使用せず、ヒートプラガーなどを用いて根管充填材を除去する[24]。または最初から根管充填時にポストスペースを考慮した充填の長さ（最低 4 ～ 5 mm）を設定する配慮が必要である[25]。充填の長さは、歯内療法外科を想定して最低 6 mm 程度の充填の長さが必要であるが、諸条件（歯根の長さや歯槽骨レベルなど）により影響を受ける（**図 4-1-6**）。

3）直接法と間接法、どちらがよいか

支台築造には直接法と間接法があるが、漏洩予防の観点ではラバーダム防湿下にて直接法を選択したほうが有利である[26]。

4）スメアー層の取り扱い

スメアー層除去については賛否両論あるが、除去したほうが封鎖性が向上し歯冠側からの漏洩を減少させる。また、スメアー層には細菌を含む可能性があることからも、EDTAを用いてスメアー層を除去すべきである[27]。

5）継続的な経過観察の必要性

最終修復後においても、修復物辺縁からの二次う蝕、歯の破折、露出した象牙細管など細菌漏洩が起こる可能性があり得ることから、長期的に再度漏洩による再感染が起きないよう経過観察を継続していく必要がある。失活歯の場合、修復物の内部に漏洩があっても症状に乏しい場合が多く、除去すると漏洩していることが多く見受けられる（**図 4-1-7**）。

Chapter 4-2

歯冠修復処置

尾上 正治（おのえ歯科医院）

1 根管治療歯の機械的・物理学的特性

　根管治療が行われた歯は、有髄歯と比較して歯髄組織を失っているということ以外に何か異なる点があるのであろうか？　たとえば、「失活歯は生活歯より脆くなる」といわれることがある。もしこのことが事実であれば、修復を行う上で生活歯とは違った特別な配慮が必要になる。

　Sedgley ら[1]（**図 4-2-1** および**表 4-2-1**）は、根管治療が行われた歯と有髄歯の生体力学的な特性を比較するため、補綴学的な理由で抜歯された 23 本の根管治療済みの歯と、同一個人の相対する有髄歯について、生体力学的な試験（穴開剪断試験、靭性試験、硬度試験、破折荷重試験）を行った。結果、根管治療済みの歯と有髄歯の間に大きな違いは認められなかった。この研究から、歯髄を失った歯の生体力学的な特性（強度）は変化しないことがわかる。

　歯髄の有無が歯の強度にあまり影響しないことはわかったが、根管治療（拡大形成〜根管充填）は歯の強度に影響するのであろうか？　Reeh ら[2]は抜歯した上顎第二小臼歯を用い、根管治療と修復処置により歯の強度がどれほど低下するか歯に荷重をかけて調べた（**図 4-2-2**）。その結果、処置前の咬頭の剛性を 100% とすると、42 本の歯において修復処置（MOD）では約 60% 低下するが、歯内療法処置では 5% しか低下しないことがわかった（**表 4-2-2**）。

　以上のことから、歯髄の有無は強度にあまり関係なく、根管治療でも歯の強度はわずか 5% しか失われないことがわかる。修復処置、つまり歯の構造の損失が歯の強度の喪失に大きく関与し、なかでも特に辺縁隆線保存が歯の強度維持のために重要となる。

2 根管治療後の修復処置が予後に与える影響

　根管治療歯の歯冠修復処置の有無や修復法の違いが、根管治療歯の予後に影響を与えることを示唆する論文がいくつかある[3〜5]。

1 クラウンの有無と予後

　Salehrabi[4] らは非常に大きなデータを利用した疫学調査から、根管治療歯（再治療を除く）の予後 8 年の経過を追跡し、治療介入が必要であった歯のうち抜歯になったものの 85% にクラウンが装着されていなかったことを報告している。また Aquilino[5] ら

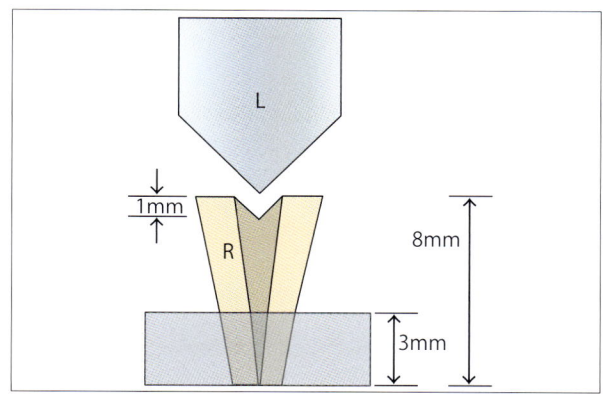

図 4-2-1　歯を実験台にマウントし、歯根が割れるまで荷重をかけ、割れた時点の荷重を測定する。L：荷重をかける測定針　R：歯根。

● 表 4-2-1　Seffley ら [1] の実験結果

	根管治療歯	生活歯
穴開剪断試験（MPa）	70.42	69.76
靭性試験（MJ/m-3）	42.51	40.08
硬度試験（Vickers）	66.79	69.15
破折荷重試験（N）	611	574

表 4-2-1　硬度試験にて、3.5%程度根管治療済みの歯の数値が低かった。しかしすべての試験において、根管治療済みの歯と有髄歯の間に統計学的な有意差はなかった。

● 図 4-2-2　Reeh ら [2] による実験装置

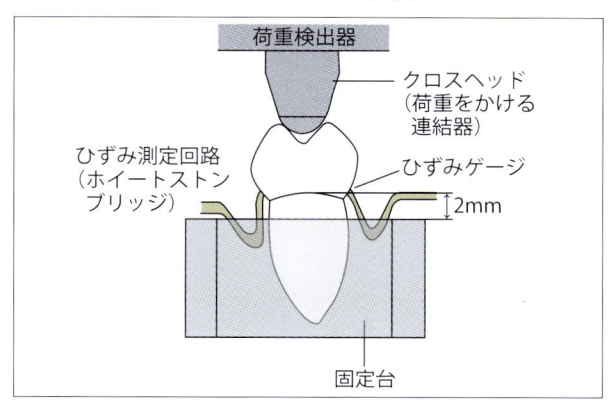

図 4-2-2　荷重を咬頭内斜面にかけ、頬舌側に設置されたセンサーで咬頭のたわみを計測する。

● 表 4-2-2　Reeh ら [2] の実験結果

シーケンス	サンプル数	相対剛性
術前	37	100%
1 級窩洞形成	27	80.2%
2 級 2 面窩洞形成	27	53.6%
MOD 窩洞形成	37	37.3%
アクセス窩洞形成	33	33.0%
拡大形成	33	33.7%
根管充填	33	31.7%

-63%　5%　-68%

表 4-2-2a　グループ 1：先に窩洞形成を行い、その後根管治療を行った群。MOD 窩洞形成が咬頭の剛性を平均63%損失することがわかった。そこから根管治療を行っても咬頭の剛性は 5 ％しか減弱しない。

シーケンス	サンプル数	相対剛性
術前	5	100%
アクセス窩洞形成	5	94.4%
拡大形成	5	94.8%
根管充填	5	95.7%
MOD 窩洞形成	5	31.1%

-5%　-64%

表 4-2-2b　グループ 2：先に根管治療行い、その後、窩洞形成を行った群。処置順を変えても、やはり根管治療では咬頭の剛性は 5 ％しか減弱しない。

● 図 4-2-3　根管処置歯の歯冠部被覆形態による成功率の違い[6]

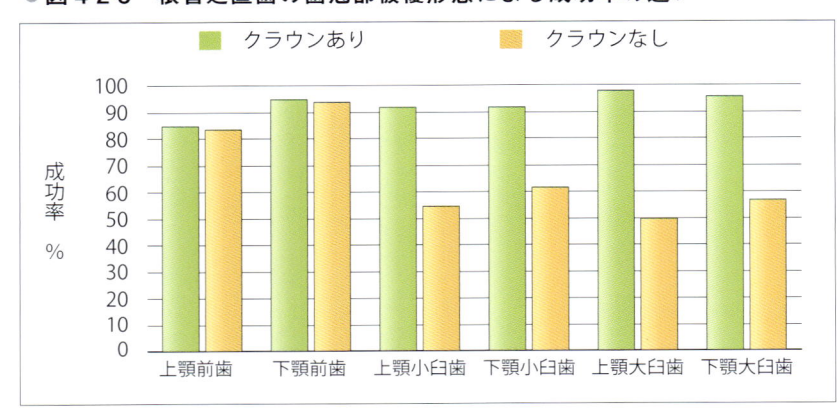

図 4-2-3　前歯部では修復物の違いで成功率に変わりはないが、臼歯部では有意差がある。

● 図 4-2-4　修復過程における破折抵抗の違い[7]

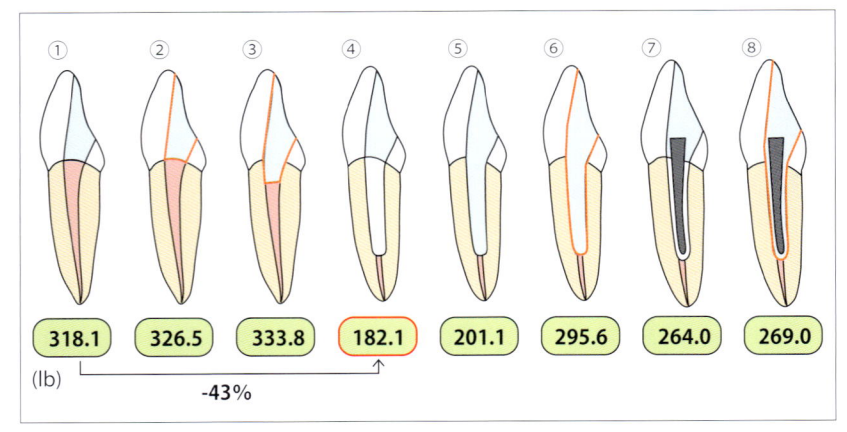

①アクセス窩洞をレジン充填
②アクセス窩洞をエッチングしてレジン充填
③根管口部のガッタパーチャを 10mm 除去し、エッチング後レジン充填
④ポストスペースを形成して何も充填せずに、アクセス窩洞のみレジン充填
⑤アクセス窩洞、ポストスペースをレジン充填
⑥アクセス窩洞、ポストスペースをエッチングしてからレジン充填
⑦金属製ポストをリン酸亜鉛セメントで合着し、アクセス窩洞をレジン充填
⑧エッチング後、金属製ポストをレジンセメントで合着し、アクセス窩洞をレジン充填
※数値は歯が破折するまでに要した荷重（ポンド）。

図 4-2-4　前歯で歯冠部歯質が十分保存できていれば、充填処置でも十分な破折抵抗（強度）があることがわかる。ポストスペースを形成し、根管形成以上に象牙質を削除することが破折抵抗を下げる。またポストの植立は破折抵抗を上げない。

は、クラウンの装着がなかった根管治療歯は、あったものに比べ 6 倍喪失のリスクがあったと報告している。つまり、被覆冠が装着されていない歯は破折などの理由により抜歯に至る可能性が高いことが示唆される。

2　前歯部の修復と予後

　根管治療はすべて被覆冠にしたほうがよいのであろうか？　Sorensen[6] らは歯種別に被覆冠の有無が根管治療歯の成功率に影響を与えるか調べた。この結果から、前歯部ではクラウンの有無は成功率に影響しないが、臼歯部では大きな差があることがわかった（図 4-2-3）。また Trope ら[7] の 64 本の上顎中切歯と犬歯を用いた根管治療歯の破折抵抗がさまざまな修復過程においてどのように変化するかを調べた実験では、前歯で歯冠部歯質が十分保存できていれば、充填処置でも十分な破折抵抗（強度）があることがわかった（図 4-2-4）。

　以上から、前歯であれば歯冠部歯質が十分あれば充填のみでよく、歯冠部歯質の残存量が少ない場合は被覆冠の適応となる。しかし、前歯部は臼歯部に比べ歯冠部歯質のボリュームがないため、被覆冠の形成をするとさらに歯冠部歯質が失われ、歯冠部の維持のためにポストが必要になる場合が多い。

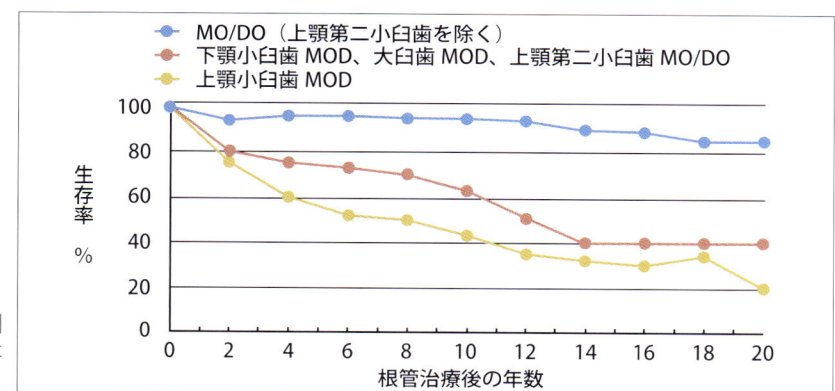

図 4-2-5　修復の範囲が広くなり、両側の辺縁隆線を失うと、充填処置では生存率が著しく低くなる。

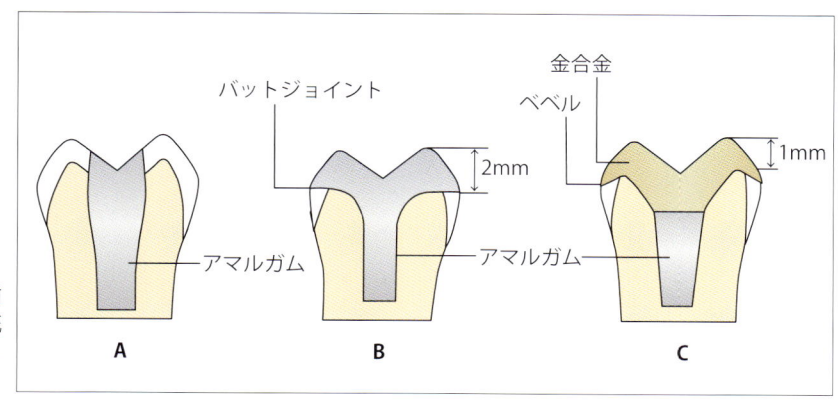

図 4-2-6　Linn らの実験における大臼歯の隣接面のイメージ。A：アマルガム充填のみ、B：咬頭をアマルガムで被覆、C：咬頭を金合金で被覆。

● 表 4-2-3　修復法による咬頭の剛性の違い[9]

表 4-2-3　数値は根管充填のみしたものの咬頭の剛性を 100%として比較したもの。赤字は咬頭被覆された形成面。赤字の被覆された面の咬頭の剛性は 100%を越えている（つまり強度が向上している）。

	MO 形成		MOD 形成	
形成のみ充填なし	M：81%	D：95%	M：60%	D：61%
アマルガム充填	M：85%	D：97%	M：82%	D：80%
アマルガム咬頭被覆	M：125%	D：84%	M：175%	D：102%
ゴールドアンレー	M：153%	D：100%	M：125%	D：129%

3　臼歯部の修復と予後

　　臼歯部根管治療歯を充填処置で修復した歯の予後については、Hansen[8] らが臨床でのアマルガム充填された臼歯部根管治療歯の生存率を調査している。その結果は、修復の範囲が広くなると（両側の辺縁隆線を失うと）充填処置では生存率が著しく低くなるとのことだった（**図 4-2-5**）。また Linn ら[9] は、辺縁隆線を失った根管治療歯に充填処置を行っただけでは辺縁隆線消失前の咬頭の剛性は取り戻せず、咬頭を被覆することにより剛性が辺縁隆線消失前より上がることを明らかにした（**図 4-2-6、表 4-2-3**）。

　以上から、臼歯部においては咬頭被覆が前提であることがわかる。根管治療が咬頭の剛性を弱めるわけではないが、修復過程（窩洞形成）やう蝕による辺縁隆線の損失が歯の剛性を弱めること、またインタクトな歯でも破折が起こることから、臼歯部においては被覆冠が勧められる。

　なお、臼歯部においても歯冠部歯質の損失が大きい場合、修復物、または築造体の維持のためポストが必要となる。

ONE POINT　歯種と歯質の残存量による修復処置のフローチャート

　現在、厳密な根管治療歯の修復についてのガイドラインは存在しない。しかし、Smith ら [10] の発表した歯種の違い（前歯部と臼歯部）と歯質の残存量による修復処置のフローチャートはおおむね臨床に活用できるものもあることから、参考にされたい（**図 4-2-7**）。

● **図 4-2-7　Smith らの修復処置のガイドラインフローチャート（参考文献 10 を改変）**

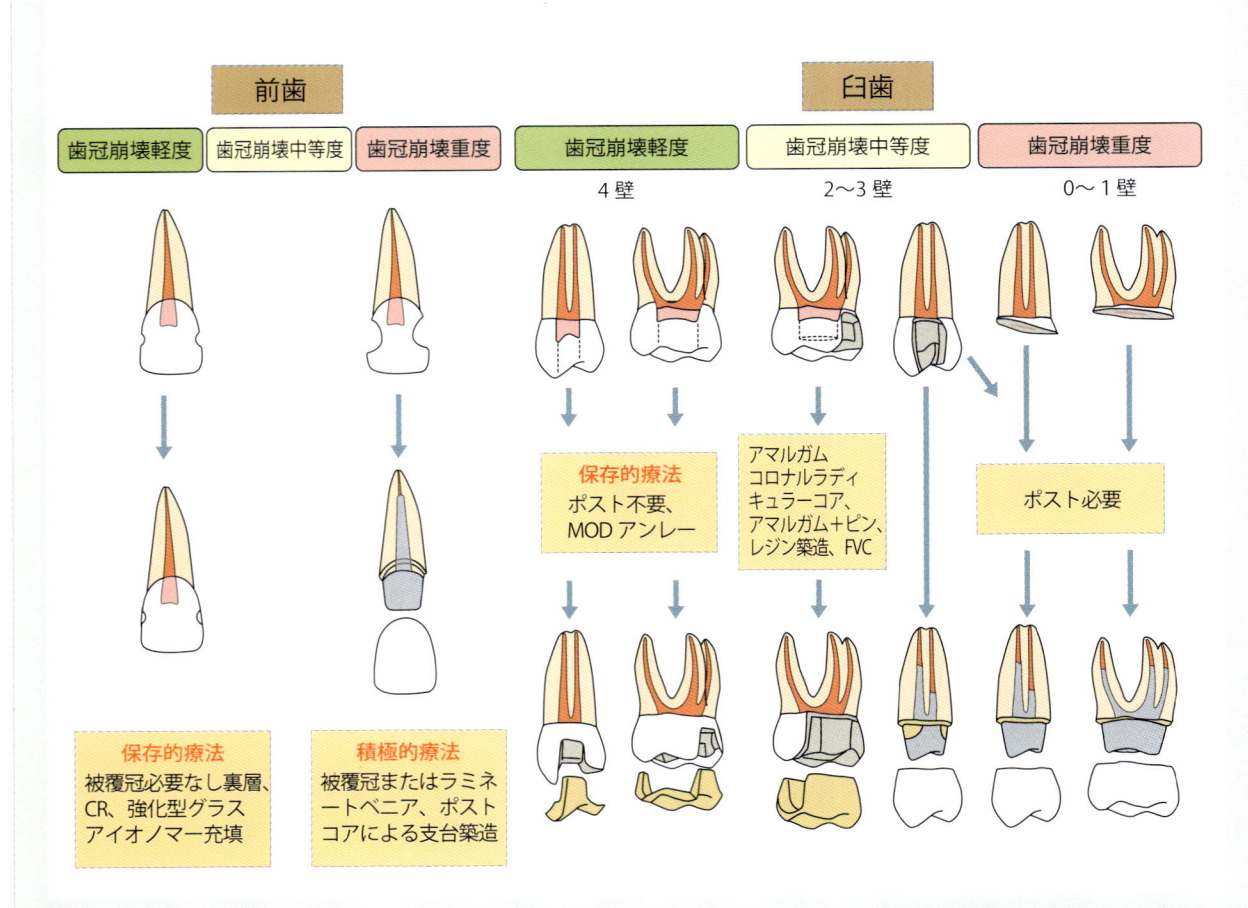

図 4-2-7　前歯と臼歯部に分け、歯冠部歯質の崩壊度によって修復法を示している。前歯は被覆冠の形成をするとさらに歯冠部歯質のボリュームが失われてしまうことが多く、ポストが必要になることが多い。臼歯部は、図のように健全な歯質、残存壁が多い場合はポストを必要としないが、残存歯質が僅少の場合、前歯同様ポストが必要になる。修復形態は咬頭被覆である。

直接法	
利点	来院回数の減少、漏洩や破折の予防、安価
欠点	治療時間の延長
間接法	
利点	治療時間の短縮、同時に多数歯を築造、歯冠部歯軸の変更が容易
欠点	来院回数の増加、漏洩や破折の機会、技工料金の発生

● 図4-2-8　直接法による臨床例

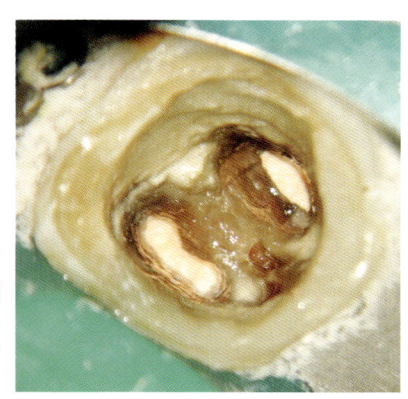 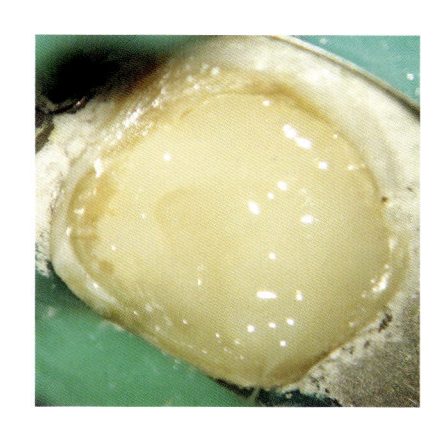

図4-2-8　漏洩に対しての予防という観点から、根管充填を行った直後にラバーダム防湿が行われたまま支台築造を行う。

3　築造処置と予後

　　歯内療法専門医が築造において関わる部分は、「直接法による支台築造」と「間接法におけるポストスペースの準備」である（**表4-2-4**）。

1 可能ならば直接法を選択したほうがよい

　　漏洩に対しての予防という観点からすると、根管充填を行った直後にラバーダム防湿が行われたまま支台築造を行うこと、つまり直接法が理想である（**図4-2-8**）。また破折の予防という観点では、パターンを採得する必要がないことや、おもに可塑性材料を使用することから歯質に存在するアンダーカットを削除する必要がないため、直接法は歯質の削除量が少なくてすむ。

● **図 4-2-9　TEK 付き暫間ポストの例**

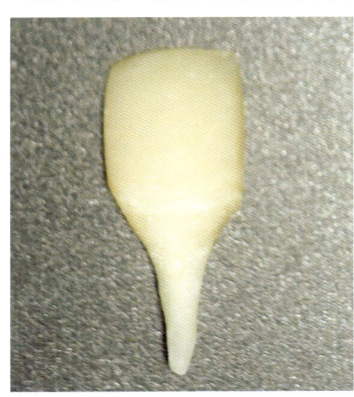

図 4-2-9　TEK 付きの暫間ポストは漏洩の防止に有効ではない。根管の汚染度は仮封をしないのと同程度である。

2　間接法で行う場合の注意点

　間接法では印象採得時にラバーダム防湿が不可能である。これは、歯冠側からの細菌の漏洩を考えると避けたいことである。間接法にて行う場合は、印象採得後、チャンバーや根管内を次亜塩素酸ナトリウムにて十分に洗浄した後に、次回来院までの間に漏洩が起こらぬよう、適切に仮封を行う。仮封は十分な封鎖性と強度をもつ仮封材にて、最低 3 ～ 4 mm の厚みを確保することが重要である。

　ポストスペースを形成した場合は、水酸化カルシウムをポストスペースに貼薬して、仮封するか、充填材の直上まで密に仮封材で封鎖し、築造体を合着するまでポストスペースを汚染させないような工夫が必要である。

　審美的な要求が必要な部位ではポストコアが作られるまで暫間補綴が必要になるが、TEK 付きの暫間ポストや暫間ポストコアは漏洩防止に効果的ではない [11, 12]（**図 4-2-9**）。

4　　ポスト設置の基準

1　前歯部でのポストに対する考えかた

　Trope ら [7] は、前歯抜去歯を用いた実験で、根管治療歯の破折抵抗がさまざまな修復過程においてどのように変化するか調べた（**図 4-2-4 参照**）。もっとも破折抵抗が低くなったのは、ポストスペースを確保するため根管の象牙質を削除したものであった。その後、根管をさまざまな材料で修復し破折抵抗を計測したが、ポストスペース形成前の破折抵抗を越える値は得られなかった。以上の結果から、

- 根管形成以上に不必要に根管象牙質を削除することが歯の破折抵抗を弱めること
- その後の修復処置、特にポストの設置は破折抵抗を高めないこと

がわかる。

　つまり、ポスト使用の目的は歯質の強度を上げるためではなく、歯冠部築造体ならびに修復物の維持のためのみに用いるといえる。

　しかし近年、ポストマテリアルの違いや接着システムの応用により、短期的に歯の破折抵抗が高まることが報告されている [13, 14]。

臼歯部で残存歯質量が十分な場合は、ポストを用いないコア部分のみの築造でよい（**図4-2-7 参照**）が、残存歯質が僅少な場合、前歯同様、歯冠修復物の維持のためポストが必要になる。

直接法において使用できるコア材はアマルガム、グラスアイオノマー、レジンがあげられるが、グラスアイオノマーは強度が不十分なためコア材には不適である。またアマルガムには接着性がないため、漏洩に対するリスクがある。そのため接着を応用したコア用のレジンが推奨される。

5　ポスト選択のポイント

近年、金属ポストに代わりファイバーポストの臨床での台頭が見られる。その低弾性という特徴と接着システムの応用により、破折を回避し歯根を強化するように思われる。しかし、レジンとファイバーポストの強度は時間経過とともに失われること、ならびに根管象牙質に対する接着の難しさといった問題があることを忘れてはならない。

ファイバーポストやレジンの低弾性が応力を緩和し破折を回避することは文献でサポートされているが、フェルールが確保できないような歯冠部歯質の少ない歯に設置した場合は、その低弾性によりコア部分がたわみ、歯冠補綴物のマージンが開くことが懸念される。その部分から漏洩が起これば、さらにレジンやファイバーポストの劣化が進み、失敗が起こることは簡単に予測できる。

現在、ファイバーポストの低弾性のみ注目し使用されている傾向が見られるが、素材の特性、利点・欠点を十分理解し使用することが大事である。基本的な原則に準じた根管治療歯の修復処置が行われるならば、高いレベルでの臨床での成功を成し遂げられるであろう。

1 ポストに求められる条件

ポストの役割が歯冠部築造体や修復物の維持であること、また歯質の削除ならびにポストスペース形成が破折抵抗を弱めることから、ポストはいかに歯質を削除せずに維持を発揮するものを選択するかが重要になる。

Terry ら[15] は支台築造体の具備条件としていくつかをあげているが、そのなかでポストが具備すべき条件は、

　①歯質の削除量が最小限であること
　②歯根破折に対して抵抗性があること
　③腐食性がないこと
　④歯根象牙質に近似する弾性係数を持つこと
　⑤曲げ強さ、引っ張り強さが歯根象牙質と同等であること
としている。

これに加えて、ポスト自体の強度、再根管治療時に除去できることも必要である。

2　金属ポストの特徴

1）既製ポスト

　典型的な既製ポストはステンレススチール、ニッケルクロムあるいはチタン合金からできている。ポスト単体での剛性が高いことが利点である。

　チタン合金製ポストは金属の腐食性を改善するために開発されたが、適切な強度に欠け破折しやすいという欠点があり[1]、強度を増すためポスト自体の直径が太くなっている。また、切削器具による除去時には柔軟性があるため削りにくいこと、熱伝導性が悪いため超音波器具での除去時に熱が局所にこもりやすく、除去時に適切な冷却を怠ると組織に損傷を与えるといった欠点もある。しかし、弾性係数が他の既製ポストより低いため使用されることも少なくない。また、エックス線写真上ではガッタパーチャと不透過性が同一なため、術前に使用されているかの判断がつきにくいことがある。

2）鋳造ポスト

　既製の金属ポストよりは剛性は低いが、通常コア部分も同時に製作されるため、築造体としての強度が大きいことが利点である。間接法による製作、すなわち印象やパターンを必要とするため歯冠部歯質の削除量が多くなるという欠点はあるものの、根管への適合はよい[16, 17]。

3　ジルコニアセラミックポストの特徴

　審美的であり、高い剛性と合着時の接着が不要であることが利点である（ただし、表面処理により強度が弱くなる場合がある）。

　欠点として、強度を増やすためにはある程度の太さが必要であり余計な根管の形成が必要になること、再治療時に除去が困難であることがあげられる。後者は特に問題で、ポスト自体が破折を起こすため超音波での除去はできず、また非常に固いため回転器具での除去もほぼ不可能である。これらの理由から使用は避けるべきである。

4　ファイバーポストの特徴

1）ファイバーポストの利点・欠点

　1990年代よりカーボンファイバーポストが一般的に使用され、現在は数種類のファイバーポスト（グラスファイバー、クォーツファイバー）が利用可能である。

　利点は、審美的であり、金属ポストに比べ弾性係数が低いことがあげられる。また、再治療時に除去が容易であることも利点である。

　ファイバーポストは金属ポストより軟らかく象牙質に近似した弾性係数を持つことから、レジンセメントで適切に接着された場合、歯根に加わる負荷を均等に分配し、結果として歯根破折が減るのではないかと考えられている[18, 19]。

　また In vitro のファイバーポストに関するさまざまな研究を調べてみると、ファイバーポストの破折抵抗は鋳造金属ポストコアに比べて低いが、失敗が起こった時の様式が程度のよいもの、つまり歯根破折を起こしても再度補綴処置が可能な場合が多い。それに対し金属ポストは、抜歯に至るような歯根破折が多かった（**図 4-2-10**）[20]。

　ファイバーポストの欠点として、維持の弱さがあげられる。同じ直径・長さの既製ステンレススチールポストの表面性状を鋸状にしたものをレジンセメントで合着した場合と比較すると、ファイバーポストの維持は弱い[21]。また、レジンセメントによる接着

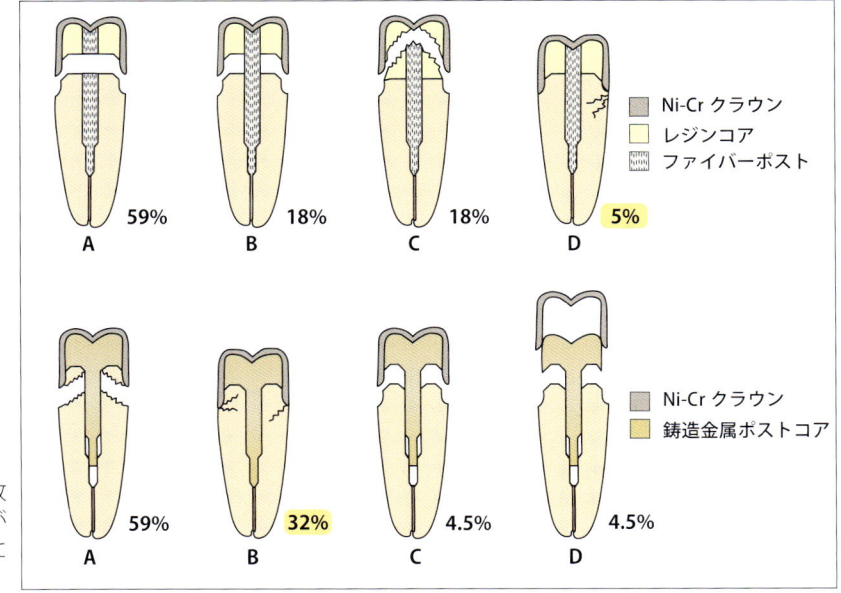

図 4-2-10　鋳造金属ポストコアは、失敗が起こった際に抜歯に至るような失敗が多く、レジンコアとファイバーポストによるものは少なかった。

● 図 4-2-11　築造体の弾性係数の違いによる歯冠修復物のたわみ [24]

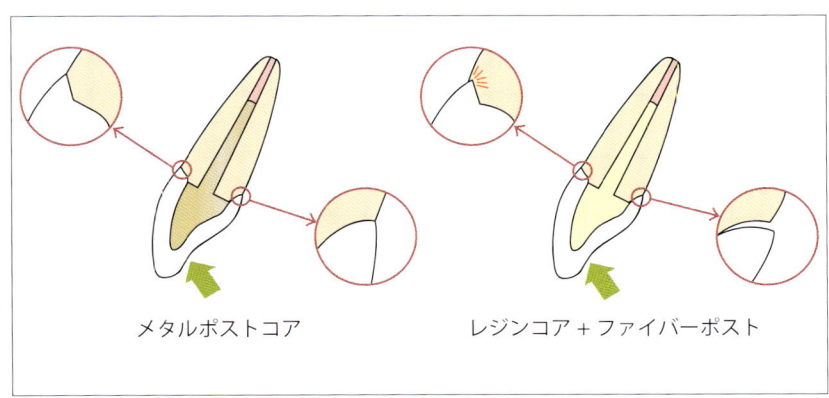

図 4-2-11　左側の剛性の高い金属ポストコアを合着された歯は、歯冠に矢印の方向へ力が加わっても歯冠部修復物はたわみにくい。右側のレジンコアとファイバーポストにより築造された歯は、築造体の低弾性のため歯冠部にたわみが生じ、フェルールがない歯の場合ではマージンに開きが起こる可能性がある。

によって根管に維持されるが、レジンの接着はくり返しの温熱変化、機能圧により時間とともに失われ、維持の喪失が起こる [22, 23]。ファイバーポスト自体もファイバーとレジンマトリックスの複合体であるので、同様にレジン部分の破壊やファイバー自体の曲げ強さが落ち、強度が失われる [23]。

　また、ファイバーポストの弾性の低さが問題となる報告がある。Hansen [24] らは弾性係数の低い築造体に剛性の高い歯冠補綴を装着する場合、弾性の低さが原因で築造体がたわみ、セメントの破壊、マージンの開きが起こる危険性があると述べている（図 4-2-11）。

2）ファイバーポストの予後

　臨床でのファイバーポストの成功率または生存率においての報告はいくつかあるものの、どれも調査期間が短い [25〜28]。Ferrari ら [25] による 1,304 本のファイバーポストの 1〜6 年間の後ろ向き調査では、失敗率は 3.2%（41 本）であった。この失敗のうち 25 本はテンポラリークラウンの除去時に脱離が起きたと報告している。Ferrari ら [29] のその後の 7〜11 年の予後では、失敗率は 7〜11% と増加しているものの、歯根破折は

● 図 4-2-12　ポストスペース形成された歯根の断面（下顎中切歯）

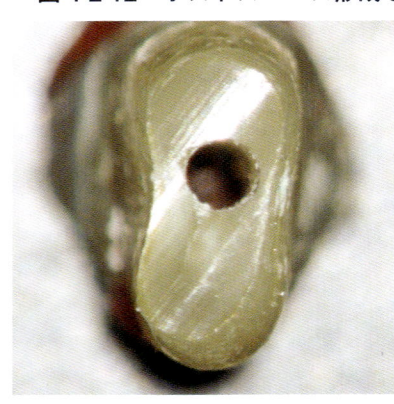

図 4-2-12　近遠心的に圧平された歯根に対して、ポストスペースを根尖方向に延長したり太く形成する時は要注意である。

985 本中 1 本であった。またキャストポスト 100 本とファイバーポスト 100 本の失敗の比較では、4 年間でキャストポストが 9 本歯根破折を起こしたのに対してファイバーポストは 1 本であった[30]。

　これらの臨床での予後報告からも、歯根破折による失敗は少ないようである。しかし、長年使用されてきた金属製のポストに比べまだまだ臨床での調査・研究も十分とはいえない。今後もさらなる調査が必要である。

6　築造の臨床ステップ

　築造の臨床ステップは以下のとおりである。また、**図 4-2-13（104 ページ参照）**にて臨床例を呈示するので参照されたい。

STEP 1　ヒートプラガーによるガッタパーチャの除去

　ガッタパーチャの除去法についてはさまざまな方法があるが、根尖部の封鎖を緩めないことがもっとも重要である。Mattison[31] や Haddix ら[32] は、回転切削器具よりも暖めたヒートプラガーでの除去がよいと述べている。

STEP 2　ポストドリルによるポストスペースの形成

●形成時のリスク

　必要であればポストスペースの形成を行うが、冒頭でも述べたように根管歯質の削除が歯の破折抵抗を弱めるというリスクがある。また、ポストスペース形成に回転器具を用いるが、Gegauff ら[33] は回転器具により形成されたポストスペースは使用したドリルの径より太くなり、また根管の中心より逸脱していることを報告している。つまり、パーフォレーションのリスクが生じることを認識すべきである。特に根管の形態が長楕円形で扁平な根管、歯根に凹みのある根管、湾曲の強い根管、テーパーの強い根管は要注意である（**図 4-2-12**）。具体的には、上顎小臼歯、下顎の前歯、上下顎大臼歯の近心根があげられる。多くの場合、根管の解剖形態に精通している臨床医がポストスペースの準備をすることが望ましい。

● ポストの長さ

Sorensen ら[6] は、後ろ向きの調査にて、ポストの長さが歯冠と同程度の場合、成功率は 97.5％と報告した。また Rosenstiel ら[34] は、短すぎるポストは梃子の力が分散されず歯根破折を起こしやすくすると述べている。Hunter ら[35] は、咀嚼機能中の力は歯槽骨頂付近に集中し、ポストの先端部にも応力が集中するため、ポストの先端は歯槽骨頂を越えて根尖方向に延長すべきであると述べている。以上のことから、ポストの長さは歯槽骨頂を越え根尖方向に歯冠長と同程度の長さが必要であるといえる。

ここで考慮しなくてはならないのは、根尖部に残すガッタパーチャの量である。Mattison ら[31] などさまざまな報告から 4 ～ 5 mm 残すとされているが、これは漏洩を防ぐ最小量という意味ではない。なぜならガッタパーチャとシーラーの封鎖では漏洩を防ぐことはできないからである。

STEP 3 アクセス窩洞と根管の清掃

歯冠部および根管に付着したシーラーやガッタパーチャを機械的に取り除いたのち、十分に洗浄する。シーラーとして使用されたユージノールは、アルコールで拭い取り水洗することにより処理する。ユージノールの浸透した根管壁に対するポストスペースの酸エッチングと超音波を利用した洗浄は効果的である[36]。

STEP 4 ポストの試適

Büttel[37] らは、ファイバーポストの長さに関わらず適合は破折抵抗に関係ないと報告している。ゆえに、ポストの適合を目指すために過度に根管を削ることは破折抵抗を弱める。

根管形成後は、ポストスペースをドリルで削ることなくフィットするポストを選択する。

STEP 5 歯面処理

レジンによる接着システムを応用する場合は、適切な歯面処理を行う（**Chapter 4-3 参照**）。

STEP 6 ポスト植立

歯面処理した根管に気泡を入れないように接着性レジンを注入し、ポストを植立する（**Chapter 4-3 参照**）。

STEP 7 コアの築造

ポスト植立後、歯冠部分にコア材を築盛する。

● 図 4-2-13　築造手順

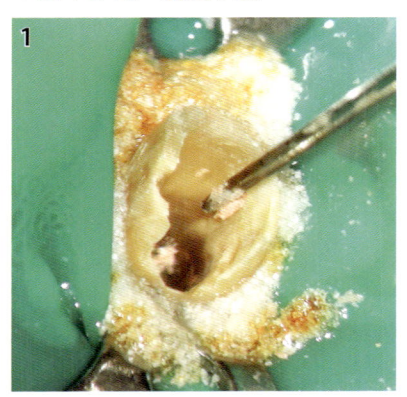

STEP 1　ヒートプラガーによるガッタパーチャの除云
ポストが必要な場合、ポストスペース部分の根管充填材をヒートプラガーで除去する。垂直加圧充填の場合はあらかじめポストスペース部に根管充填材を入れなければよい。

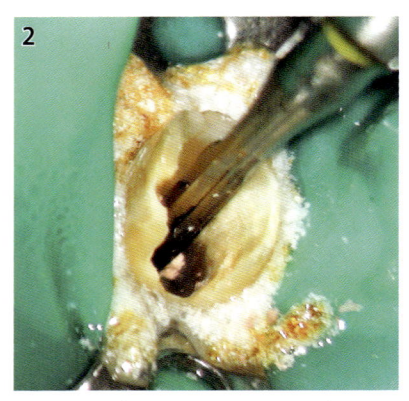

STEP 2　ポストドリルによるポストスペースの形成
もっとも小さい直径のポストが所定の位置まで挿入できなければ、ポストドリルにて根管壁を削除する。

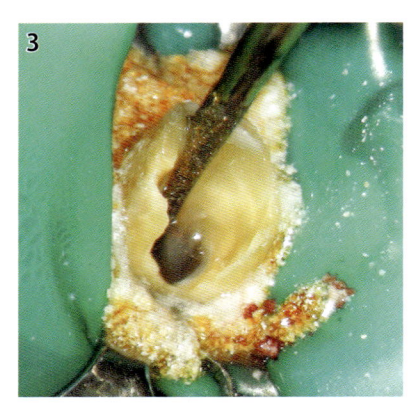

STEP 3　アクセス窩洞と根管の清掃
根管壁に付着するシーラーやガッタパーチャなどの根管充填材を、超音波や薬剤などを使用して除去する。

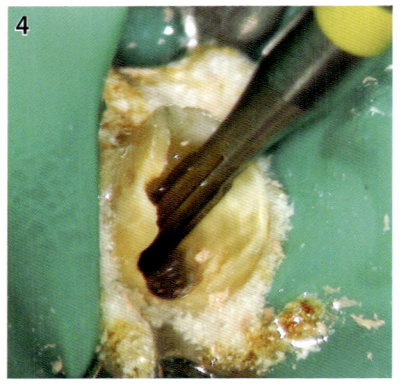

STEP 4　ポストの試適
使用するポストを試適に使用するとポスト表面が汚染されてしまうため、同じ直径のドリルや実際には使用しない試適用のポストを用意しておいて試適する。

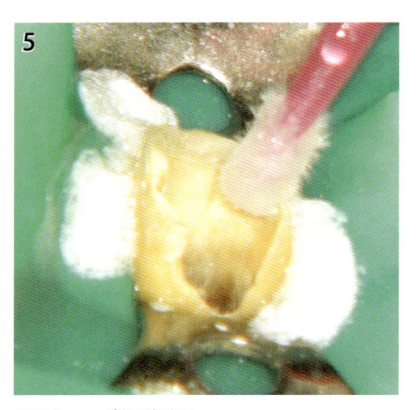

STEP 5　歯面処理
使用する歯面処理材、ボンディングのステップ、使用法に従い処理を行う（**Chapter 4-3 を参照**）。

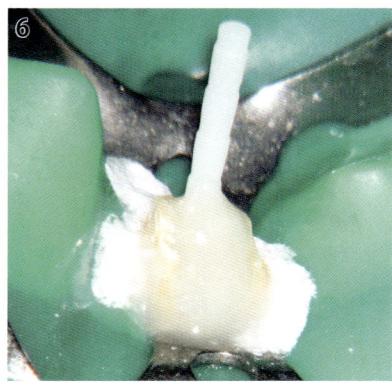

STEP 6　ポスト合着
築造材を気泡を入れないように根管に流し込み、ポストを植立する。このとき、余剰のポストが築造体から飛び出さないように調整したほうがよい。

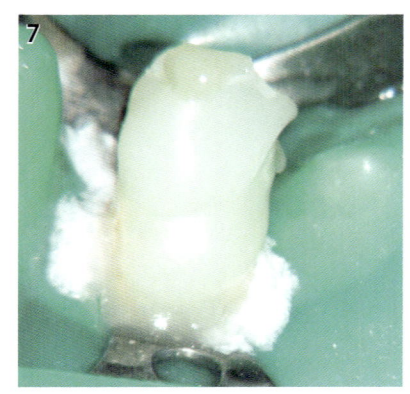

STEP 7　コアの築造
コア部分を築盛し、余剰部分をトリミングする。

歯内療法領域における接着

牛島 正雄（牛島歯科医院）

　近年、接着歯学の発達により歯内療法領域においても接着性レジンを用いた処置が一般的に行われるようになってきている。しかしながら、レジンを用いた接着操作はけっして簡便な手法ではない。保存修復領域の接着操作は、対象が安定した接着を示すエナメル質が残存した状態であり、操作環境が使用材料や接着操作に対して比較的良好である。一方、歯内療法領域の接着操作の対象は象牙質が主体であり、操作環境が使用材料や接着操作に対してきわめて過酷な環境である。そのため、歯内療法領域で接着性レジンを用いた処置を成功に導くためには、操作環境の整備や使用材料の特性を理解し、適切な材料と手法を選択する必要がある。

　ここでは、歯内療法領域で接着操作を行う際に知っておくべき『操作環境の特徴』と『効果的な接着を得るためのポイント』を説明する。

1　歯内療法処置特有の環境

　歯内療法領域における接着操作を行う環境は、保存修復領域におけるものとは少し異なるところがあり、接着操作を行う対象、窩洞形態の複雑性や、歯内療法処置で用いられる薬剤の影響など考慮すべきことが多岐にわたる。そのため、これら特有の環境を理解して接着性レジンを用いる必要性がある。

1　組織学的要因による影響

　エナメル質は、構成成分のほとんどが無機質であり、エッチングによって形成される表面の微細な凹凸に接着性レジンが浸透・硬化することで形成されるレジンタグにおもに接着する[1]。このエナメル質に対する接着様式は、長期に安定し信頼できるものとして広く受け入れられている。

　しかし、歯内療法処置で行う接着操作は象牙質に対して行うことがほとんどである。象牙質は、エナメル質と比較して有機質と水が豊富な組織である。また、象牙質内にはマトリックスメタロプロテアーゼ（MMPs）という生体内に存在するタンパク質分解酵素の一種が存在しており、活性化されることで象牙質内のコラーゲンやマトリックスタンパクを分解する[2,3]。この活性化された MMPs はレジンと象牙質の接着界面における露出コラーゲン線維を代謝することで、レジンの接着を崩壊に導くことが知られている。つまり、象牙質への効果的な接着を達成するためには、有機質、水、MMPs をコントロールすることがポイントとなってくる。

● **図 4-3-1　保存修復処置と歯内療法処置の C-factor 値**

$$\text{C-factor 値} = \frac{\text{レジンの接着面積}}{\text{レジンの非接着面積}}$$

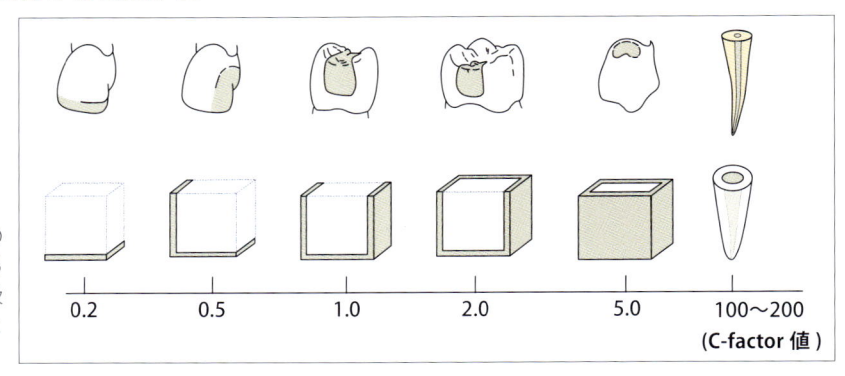

0.2　　0.5　　1.0　　2.0　　5.0　　100〜200
(C-factor 値)

図 4-3-1　窩洞の壁面が増え、レジンの非接着面積より接着面積が大きくなると、C-factor 値は増加する。つまり 1 級や 5 級窩洞は高い C-factor 値を示すことになる。

● **図 4-3-2　根管内の乾燥**

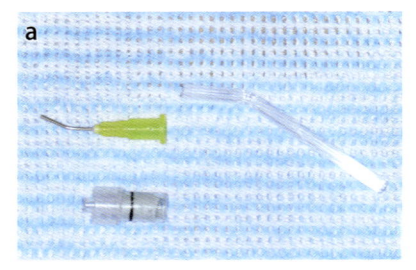
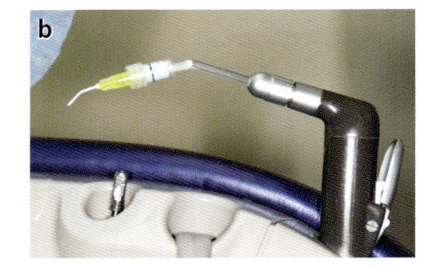
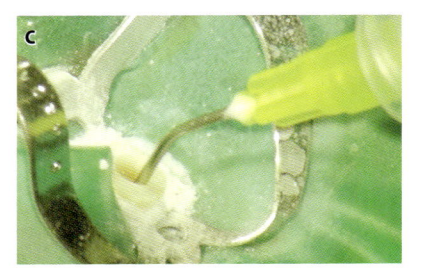

図 4-3-2a 〜 c　プライマーに含まれる、水、アルコール、アセトンなどの揮発性物質の除去をしっかりと行う。筆者は、根管内の乾燥のため、カットしたルアーロックシリンジの先端、20G のニードル、パテタイプのシリコーン印象材で自作の根管内ブロワーを製作し使用している。

2　解剖学的要因による影響

　接着操作を行う根管系は細長い漏斗状の形態であるため、C-factor や材料の適用に対して不利な点がある。

1）根管系とコントラクションギャップ

　一般的に、レジンは重合により約 2 〜 7 ％の収縮が起こる[2]。そのため、象牙質との接着不良や接着力の低下、C-factor 値の高い窩洞形態などの要因によって、「接着の剝がれ」であるコントラクションギャップが生じやすくなる。C-factor とは、接着界面の収縮応力に影響を与える窩洞の形態的要因のことである。この値はレジンの接着面積と非接着面積の比率で表され、値が大きいほどコントラクションギャップが生じやすくなる[4]。C-factor 値は、保存修復処置の充塡では 0.2 〜 5 程度であるのに対し、歯内療法処置の根管充塡や築造処置では窩洞形態が細長い漏斗状のため 100 〜 200 以上にもなるとの報告があり、根管系はコントラクションギャップが起こりやすい環境であるといえる[2,4,5]（**図 4-3-1**）。

2）根管系への材料の適用

　ポストスペースは細くて長い形態のため、プライマーやボンディング材の塗布、プライマーの乾燥、余剰ボンディング材の除去や光照射など材料の適用が困難な環境である。プライマーには、機能性モノマー、水、アルコールやアセトンなどの揮発性物質が含まれており、塗布後十分なエアー乾燥が行われないと、水やアルコール、アセトンなどが残存し、接着に悪影響を及ぼすことが報告されている[2]（**図 4-3-2**）。

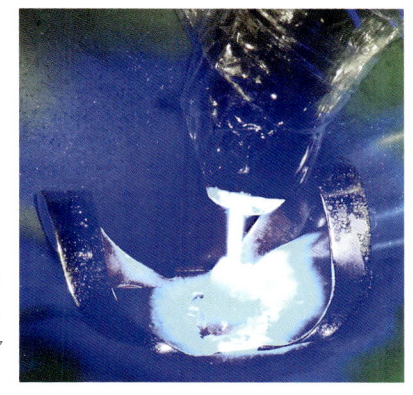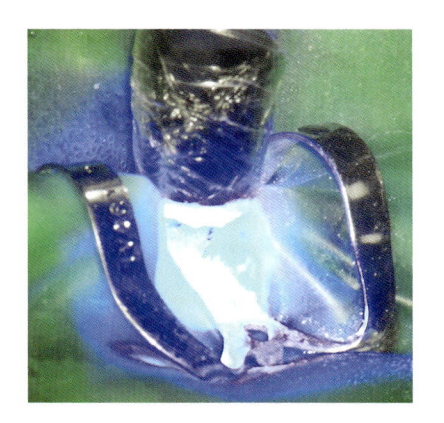

図 4-3-3　余分なファイバーポスト、クランプ、隣在歯の歯冠によって照射ロッドを近づけることが困難であることが多い。

- 照射距離（r）2 倍 ➡ 照度（mW/cm²）1/4
- 照射距離（r）3 倍 ➡ 照度（mW/cm²）1/9

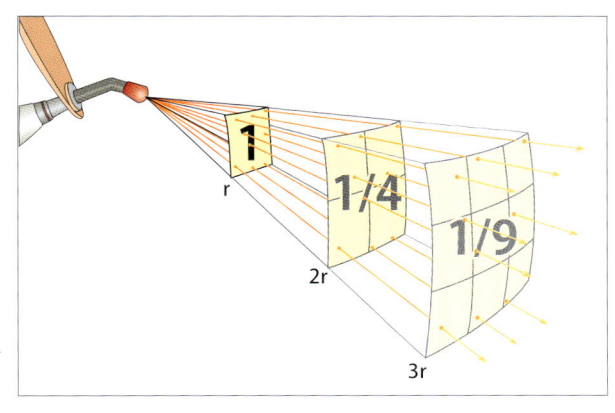

図 4-3-4　一般的に光は光源より直線的に拡散するため、照射距離をとると照度（mW/cm²）が減衰してしまう。

　また、光照射によってボンディング材やレジンの重合を行う場合、ラバーダムクランプや隣在歯の歯冠、余分なファイバーポストなどの影響により、光照射器を照射対象に近づけることや、ポストスペース内のアンダーカット部分に光を照射することが困難な状況に遭遇する（**図 4-3-3**）。このような状況では、ボンディング材、レジン、接着性レジンセメントへの光照射が不十分となり、重合が不完全になることが考えられる。

　光照射器にはハロゲン、キセノンおよび LED 照射器があり、LED でも照度 2,000mW/cm² 付近の高出力製品がリリースされているが、いくら高出力でも光は光源からの距離が 2 倍になると 1/4、3 倍になると 1/9 と距離の二乗に反比例して照度（mW/cm²）が減衰することを考慮しなければならない（**図 4-3-4**）。光照射器の中にはある程度照射対象との距離をとることが可能な製品もあるが、8 mm 程度が限界である。ポストスペースを形成する場合、Sorensen ら[6] の報告からもポスト長は最低でも歯頸部から（の）歯冠長と同程度以上必要であると考えられる。一般的に、歯冠長の平均値は前歯部で 9 mm 前後[7]、大臼歯部で 6 mm 前後[8] である。つまり、ポストの設置が必要な場合、切縁や咬合面からポストスペース最深部までの距離は前歯部で 18mm、大臼歯部で 12mm となる。そのため切縁や咬合面付近から光照射を行う場合、ポストスペー

● **図 4-3-5　ポストスペース最深部までの距離**

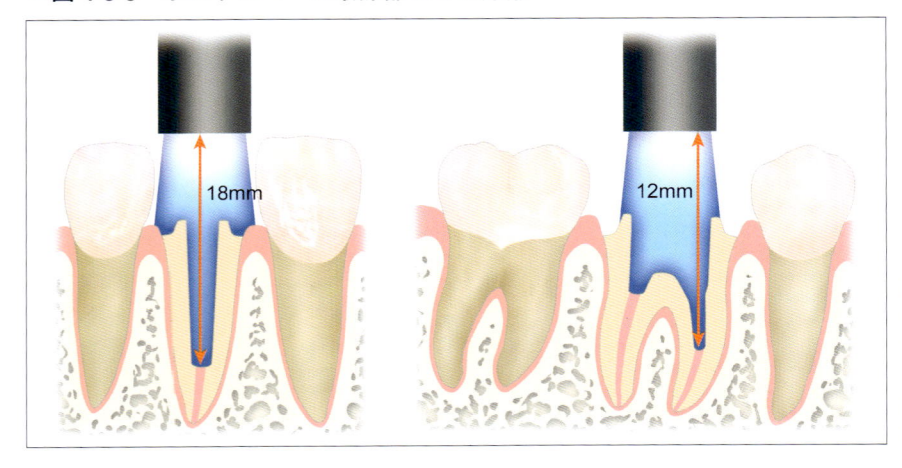

18mm

12mm

図 **4-3-5**　隣在歯などにより、光照射器のライトガイドを近づけることができない場合、ライトガイドからポストスペース最深部までの距離は前歯で約 18mm、臼歯で約 12mm前後にもなる。

ス最深部は必然的に光照射器の有効照射距離を超えてしまう（**図 4-3-5**）。

　これらの点で、根管系は形態的にも接着性レジンを用いるには不利である。

3　歯内療法処置で用いる薬剤などの影響

　歯内療法処置歯に接着性レジンを使用する場合、根管治療に用いる薬剤にはレジンの接着を阻害するものがあることに留意すべきである。代表的な阻害作用としては、

- 酸素やユージノールによる重合阻害
- 高い pH（水酸化カルシウム）による酸性プライマー（セルフエッチングプライマー）の作用阻害
- 被着体表面の汚染による物理的接着阻害

があげられる。

　根管洗浄液や消毒液として使用される次亜塩素酸ナトリウムや過酸化水素、根管形成拡大補助剤として使用される RC プレップに含まれる過酸化尿素は、根管や窩洞内に酸素分子を発生させ、接着性レジンのラジカル重合を阻害する[9]。また、ユージノール系シーラーの液成分であるユージノールもレジンの重合を阻害することが報告されている[10]。根管貼薬剤として使用される水酸化カルシウムは、残留することで物理的な接着阻害や、高い pH によりセルフエッチングプライマーを中和することで象牙質表面への酸処理が不十分となり接着阻害を起こす可能性も報告されている[2]。そのため、これらの薬剤が残留していると象牙質への接着に悪影響を及ぼす。

　また、薬剤など成分に関わらず被着体表面が物理的に汚染されていれば接着を阻害するため、象牙質表面を十分に清掃する必要がある。

2　効果的な接着を達成するための臨床ノウハウ

　接着操作に不利な要因の多い歯内療法処置歯に対し効果的な接着を行うためには、操作環境の管理、被着体への処理、適切な材料選択などさまざまな問題を考慮する必要がある。特に、歯内療法処置歯にボンディング材、レジン、ファイバーポストや接着性レジンセメントを用いる場合は各材料の相性や適応があるため、効果的な接着を得るためには使用材料の選択に注意が必要である。

● **図 4-3-6　還元剤（アクセル）**

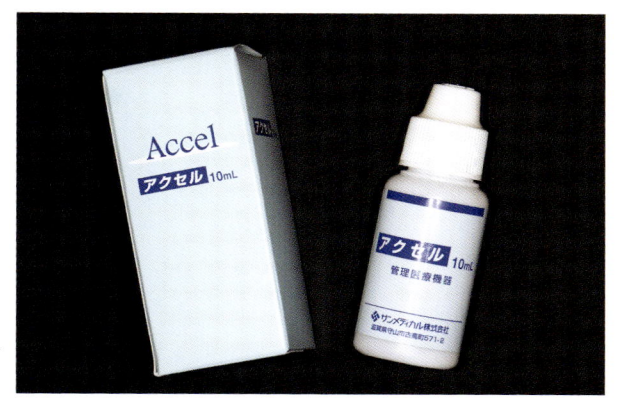

図 4-3-6　成分にエタノール、水、芳香族スルフィン酸塩を含む（サンメディカル）。

1 ラバーダムの装着

　接着性レジンの接着力は、接着操作を行う環境の温度と湿度に影響を受ける。Plasmans らは、接着操作時の相対湿度と温度の上昇によりヒトの歯へのコンポジットレジンの接着力が低下すること[11]や、ラバーダム防湿を行わないと患歯周辺の相対湿度は 80％近くなるのに対し、ラバーダム防湿を行うと患歯周辺の相対湿度と温度は室内環境に近くなること[12]を報告している。

　これらのことから、歯内療法処置歯への接着操作時にラバーダム防湿を行うことは、歯冠側からの漏洩防止の観点のみでなく、接着性レジンの接着力を低下させないためにも重要である。

2 象牙質への前処理

　築造処置では、保存修復処置で行う象牙質表面への処理に加えて、歯内療法処置で用いられる接着阻害因子の除去や MMPs の抑制を行う必要がある。

1）接着阻害因子への対応

　根管洗浄液や消毒液として使用される次亜塩素酸ナトリウムや過酸化水素、根管形成拡大補助剤として使用される RC プレップ（過酸化尿素）は、強い酸化剤のため象牙質表面の酸素濃度が増加してしまう[13]。これはアスコルビン酸やアスコルビン酸ナトリウムなどの還元剤を象牙質表面に適応することで除去することができる。Moris ら[9]は、次亜塩素酸ナトリウムや RC プレップを根管内に用いた後、5 ％アスコルビン酸や 5 ％アスコルビン酸ナトリウムを 10 分間作用させることで接着強さを回復させることができると報告している。しかし臨床的には、アスコルビン酸やアスコルビン酸ナトリウムは作用させる時間が長いことや取り扱いが面倒な点がある。そこで筆者らは、作用時間が 10 秒と短く長期保存が可能なスルフィン酸塩を用いた還元剤（アクセル／**図 4-3-6**）を使用している。

　根管貼薬剤として使用される水酸化カルシウムやスメアー層は、残留することで物理的な接着阻害やセルフエッチングプライマーの機能を阻害するが、EDTA やクエン酸を用いて根管内を洗浄することで除去が可能である[14]。また、根管充填材の酸化亜鉛ユージノールシーラーの成分であるユージノールもレジンの重合阻害材として知られている

が、アルコール、EDTA、酸エッチング、サンドブラストによって除去が可能である[15]。

2）MMPs への対応

　前述のとおり活性化された MMPs は、レジンと象牙質の接着界面における露出コラーゲン線維を吸収することで、レジンの接着を崩壊に導く。しかし、象牙質にクロルヘキシジン（CHX）[16] や EDTA[3,17] を作用させることで MMPs の活性化を抑制できるとの報告もあり、レジンと象牙質の接着がある程度安定することが期待されている。

3　接着システムの選択

1）接着システムの種類

　接着システムには、エッチング後に水洗を行う「エッチ＆リンス接着システム」と、エッチングがプライミングやボンディング操作に組み込まれており水洗を行わない「セルフエッチング接着システム」がある。前者には3ステップエッチ＆リンス接着システムや2ステップエッチ＆リンス接着システム（ウエットボンディングシステム）が、後者には2ステップセルフエッチング接着システムや1ステップセルフエッチング接着システムがある[2]（**図 4-3-7**）。

　システムによって接着様式が異なり、エッチ＆リンス接着システムは積極的に象牙質を脱灰させ樹脂含浸層を形成することによる機械的接着がメインであるが、セルフエッチング接着システムは象牙質の脱灰を最小限とし機能性モノマーによる象牙質との化学的接着をメインとしている[1]。アメリカやヨーロッパ先進諸国ではエッチ＆リンス接着システムが、我が国では治療時間の短縮や機能性モノマーの開発を率先して行ってきた経緯などによりセルフエチッングシステムの使用が好まれている。

2）システム別接着強さ

　各接着システムの接着強さについて、Van Meerbeek ら[1] が微小引張試験にて評価したところ、もっとも接着力が強かったのは3ステップエッチ＆リンス接着システムで、次いで2ステップセルフエッチング接着システム、2ステップエッチ＆リンス接着システム、1ステップセルフエッチング接着システムの順であったと報告している（**図 4-3-8**）。

　エッチ＆リンス接着システムとセルフエッチング接着システムには、歯質との化学的接着効果を期待して機能性モノマーが含有されているものもある。この歯質に接着する機能性モノマーには、カルボン酸系とリン酸系があり、ハイドロキシアパタイトのカルシウムイオンと結合することで歯質と接着する。どちらも酸性モノマーのため、水に溶解することで低い pH となりセルフエッチングの作用も示す[18]（**図 4-3-9 参照**）。Yoshida ら[19] は、機能性モノマーである 4-MET、Phenyl-P、MDP を含むボンディング材の接着特性について比較研究を行ったところ、MDP を含むボンディング材が接着強さに優れ、かつ長期安定性にも優れていると報告している。このことから、MDP 含有の接着システムを用いるのが効果的であると思われる（**表 4-3-1 参照**）。

3）重合様式

　ボンディング材の重合様式には、光重合型とデュアルキュア型がある。根管内で接着システムを用いる場合、光の到達不足によるボンディング材の未重合を防ぐために、デュアルキュア型のボンディング材を用いるのも効果的である。

● 図 4-3-7　接着システムの種類

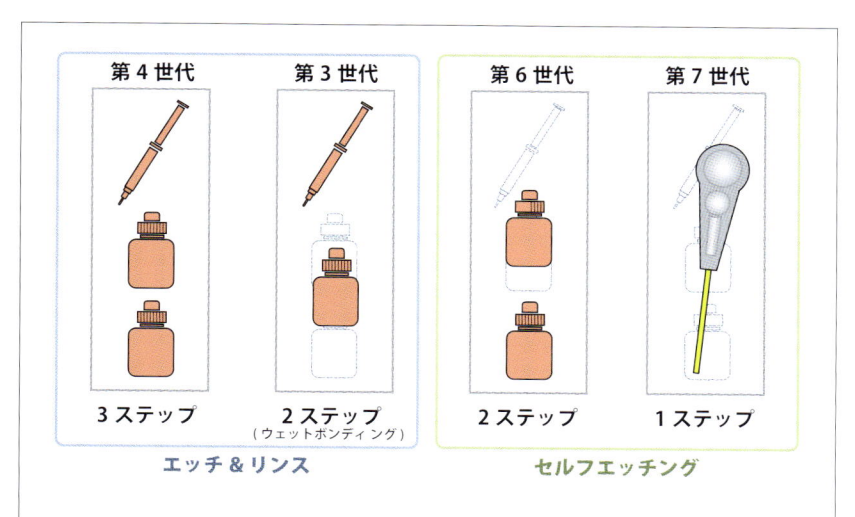

【エッチ＆リンス接着システム】
- 利点　エッチングによりスメアー層の除去を期待できる。
　水洗することで酸が残留しないため化学重合型レジンとの併用が可能である。
　３ステップはボンディング材の水分浸透能が低い。
　エッチング材によっては MMPs の活性化を誘発しない。
- 欠点　操作が煩雑でテクニックセンシティブ。
　エッチング材によっては象牙質を過脱灰させ樹脂含浸層の形成が不完全となる。

【セルフエッチング接着システム】
- 利点　エッチ＆リンス接着システムに比べると操作が煩雑ではない。
　象牙質を過脱灰する可能性が低い。
- 欠点　スメアー層を取り込む可能性がある。
　化学重合型レジンとの相性が悪い。
　ボンディング材の水分浸透能が高い。
　MMPs の活性化を誘発することがある。

図 4-3-7　３ステップエッチ＆リンス接着システムは、エッチング・プライミング・ボンディングの機能がそれぞれ独立しているが、２ステップエッチ＆リンス接着システムはプライミングとボンディング、２ステップセルフエッチング接着システムはエッチングとプライミング、１ステップセルフエッチング接着システムはエッチング・プライミング・ボンディングの機能を１つのステップで行う。

● 図 4-3-8　各接着システムの象牙質への接着強さ（参考文献１より引用改変）

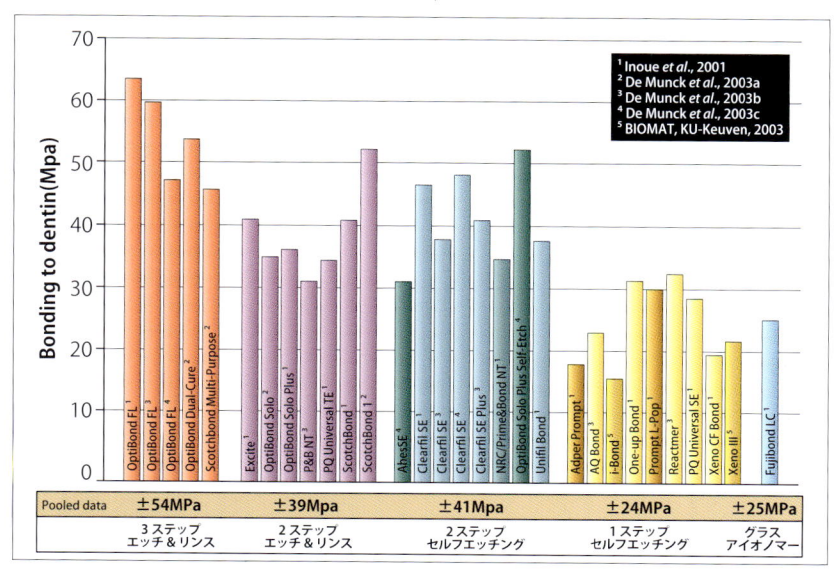

図 4-3-8　２ステップセルフエッチング接着システムの中にも、３ステップエッチ＆リンス接着システムに引けを取らない製品も存在するが、製品間の差が大きく、全体的には３ステップエッチ＆リンス接着システムが高い接着力を示す。

● 表 4-3-1　現在臨床応用可能な接着システムの成分

Etch-And-Rinse adhesives（3 step）

商品名	メーカー	プライマー	ボンディング
スコッチボンド マルチパーパスプラス（光重合）	スリーエム ジャパン	HEMA、ポリカルボン酸、水、その他	メタクリレート、HEMA、その他
ペントロン イーライズ（デュアルキュア）	ペントロン ジャパン	グリセルモノメタクリレート、グルセリル ジメタクリレート、メタクリル酸、水	【キャタリスト液】HEMA、Bis-GMA、リン酸系接着性モノマー、化学重合触媒　【ユニバーサル液】エタノール、重合促進剤、光重合触媒
クリアフィルフォトボンド（デュアルキュア）別途プライマー使用	クラレノリタケデンタル	別途使用	【キャタリスト液】Bis-GMA、HEMA、MDP、光重合触媒、化学重合触媒　【ユニバーサル液】エタノール、化学重合促進剤、その他

Etch-And-Rinse adhesives（2 step）

商品名	メーカー	プライマー	ボンディング
シングルボンドプラス（光重合）	スリーエム ジャパン	－	HEMA、メタクリレート、ポリカルボン酸、エタノール、シリカ、水、その他
オプチボンドソロプラス（光重合）	Kerr	－	Bis-GMA、HEMA、エタノール、フィラー、その他
プライム&ボンド NT（光重合）	デンツプライ三金	－	メタクリル酸エステル、アセトン、光重合開始剤
ワンコートボンド（光重合）	ヨシダ	－	メタクリレート類、二酸化ケイ素、重合開始材、その他
One-Step（光重合）	Biso	－	Bis-GMA、BPDM、HEMA、アセトン

Self-Etch adhesives（2 step）

商品名	メーカー	プライマー	ボンディング
クリアフィルメガボンド（光重合）	クラレノリタケデンタル	HEMA、MDP、水、光重合触媒、着色剤、その他	シリカ系マイクロフィラー、Bis-GMA、MDP、HEMA、光重合触媒、その他
クリアフィルメガボンド FA（光重合）	クラレノリタケデンタル	HEMA、MDP、抗菌性モノマー（MDPB）、水、光重合触媒、着色料、その他	シリカ系マイクロフィラー、表面処理フッ化ナトリウム、Bis-GMA、MDP、HEMA、光重合触媒、その他
クリアフィルメガボンド 2（光重合）	クラレノリタケデンタル	リン酸エステル系モノマー（HEMA、MDP、その他メタクリル酸系モノマー）、水、光重合触媒、着色剤、その他	シリカ系マイクロフィラー、リン酸エステル系モノマー（Bis-GMA、MDP、HEMA、メタクリル酸系モノマー）、光重合触媒、その他
オプチボンド XTR（光重合）	Kerr	GPDM（グリセロリン酸ジメタクリレート）、Bis-GMA、水、エタノール、アセトン、HEMA、光重合触媒（カンファーキノン）	3種ナノフィラー、GPDM（グリセロリン酸時メタクリレート）、Bis-GMA
フルオロボンド II（光重合）	松風	エタノール、ホスホン酸系モノマー、カルボン酸系モノマー、水、その他	ガラス粉、UDMA、2-HEMA、TEGDMA、微粒子けい酸、その他
トクソーマックボンド II（光重合）	トクヤマデンタル	【プライマー A】リン酸モノマー、MAC-10、アセトン、カンファーキノン　【プライマー B】水、イソプロパノール	Bis-GMA、TEGDMA、HEMA、MAC-10、カンファーキノン
ユニフィルボンド（光重合）	GC	エタノール、水、4-メタクリロキシエチルトリメリット酸	メタクリル酸エステル

Self-Etch adhesives（1 step）

商品名	メーカー	ボンディング
クリアフィルトライエスボンド ND クイック （光重合）	クラレノリタケデンタル	シリカ系マイクロフィラー、Bis-GMA、MDP、HEMA、エタノール、光重合触媒、水、その他
クリアフィル ユニバーサルボンドクイック （デュアルキュア）	クラレノリタケデンタル	Bis-GMA、リン酸エステル系モノマー（MDP、HEMA、親水性アミド系モノマー）、シリカ系マイクロフィラー、エタノール、光重合触媒、化学重合促進剤、水、フッ化ナトリウム、その他
クリアフィル DC ボンド （デュアルキュア）	クラレノリタケデンタル	【ボンド A】HEMA、Bis-GMA、MDP、光重合触媒、化学重合触媒、シリカ系マイクロフィラー、その他 【ボンド B】水、エタノール、化学重合触媒
ボンドフォース 2 （光重合）	トクヤマデンタル	＊接着性 SR モノマー、Bis-GMA、TEGDMA、HEMA、アルコール、水、カンファーキノン、その他 ＊リン酸モノマーを一部組織化させたもの
AQ ボンド SP・i-TFC ボンド （デュアルキュア）	サンメディカル	【ボンド】アセトン、4 -META、アクリル酸エステル類、水、その他 【キャスタスポンジ（粉）】芳香族アミン、芳香族スルフォン酸塩
オプチボンドオールインワン （光重合）	Kerr	グリセロールジメタクリレート、Bis-GMA、HEMA、光重合触媒（カンファーキノン）、アセトン、エタノール、水、フィラー
G プレミオボンド （光重合）	GC	接着性モノマー（4-MET、MDP、MDTP）、疎水性モノマー（ジメタクリレート）、水、アセトン、フィラー、光重合触媒
ビューティボンドマルチ （光重合）	松風	アセトン、水、Bis-GMA、カルボン酸系モノマー、TEGDMA、ホスホン酸系モノマー、その他
フルオロボンド シェイクワン （光重合）	松風	【ボンド A】水、アセトン、ガラス粉、その他 【ボンド B】2-HEMA、4-AET、アセトン、Bis-GMA、ホスホン酸系モノマー、その他
スコッチボンドユニバーサル （光重合）	スリーエム ジャパン	リン酸エステル系モノマー、メタクリレート、重合開始剤、エタノール、その他
アドヒースユニバーサル （光重合）	Ivoclar Vivadent	接着性モノマー（MDP、カルボン酸系モノマー）、親水性モノマー（HEMA）、疎水性モノマー（Bis-GMA、UDMA）、水、エタノール、フィラー、光重合触媒
オールボンドユニバーサル （光重合）	Bisco	Bis-GMA、エタノール、HEMA、水、カンファーキノン、その他
グルーマ　セルフエッチ （光重合）	ヘレウス クルツァージャパン	メタクリレート系モノマー、アセトン、水、その他
グルーマ　ボンド CA （デュアルキュア）	ヘレウス クルツァージャパン	【ボンド】メタクリル酸エステル類（4-META 他）、アセトン、水、その他 【キャタスポンジ（粉）】芳香族アミン、芳香族スルフィン酸塩
アイゴスボンド （光重合）	山本貴金属地金	接着性モノマー（4-MET、M-TEG-P）、親水性モノマー（HEMA）、疎水性モノマー（ジメタクリレート）、水、エタノール、フィラー、光重合触媒
ボンドワン SF （光重合）	ペントロン ジャパン	4 MET、UDMA、HEMA、TEGDMA、重合開始材、その他
アブソリュート 2 （光重合）	デンツプライ三金	メタクリル酸エステル、フッ素化合物、無水ケイ酸、アセトン、水、その他
クシーノ JP （光重合）	デンツプライ三金	メタクリル酸エステル、フッ素化合物、二酸化ケイ素、アルコール、水、その他
クシーノ V プラス （光重合）	デンツプライ三金	二官能性アクリレート、酸性アクリレート、官能性リン酸エステル、t- ブタノール、その他
ワンナップボンド F プラス （光重合）	トクヤマデンタル	【A 液】リン酸モノマー、MAC-10、Bis-MPEPP、MMA 【B 液】HEMA、MMA、水、フルオロアミノシリケートガラス、ボレート系触媒
デントクラフト A ボンド （光重合）	ヨシダ	アセトン、UDMA、4 -META、その他

● 図 4-3-9　歯質接着性モノマー

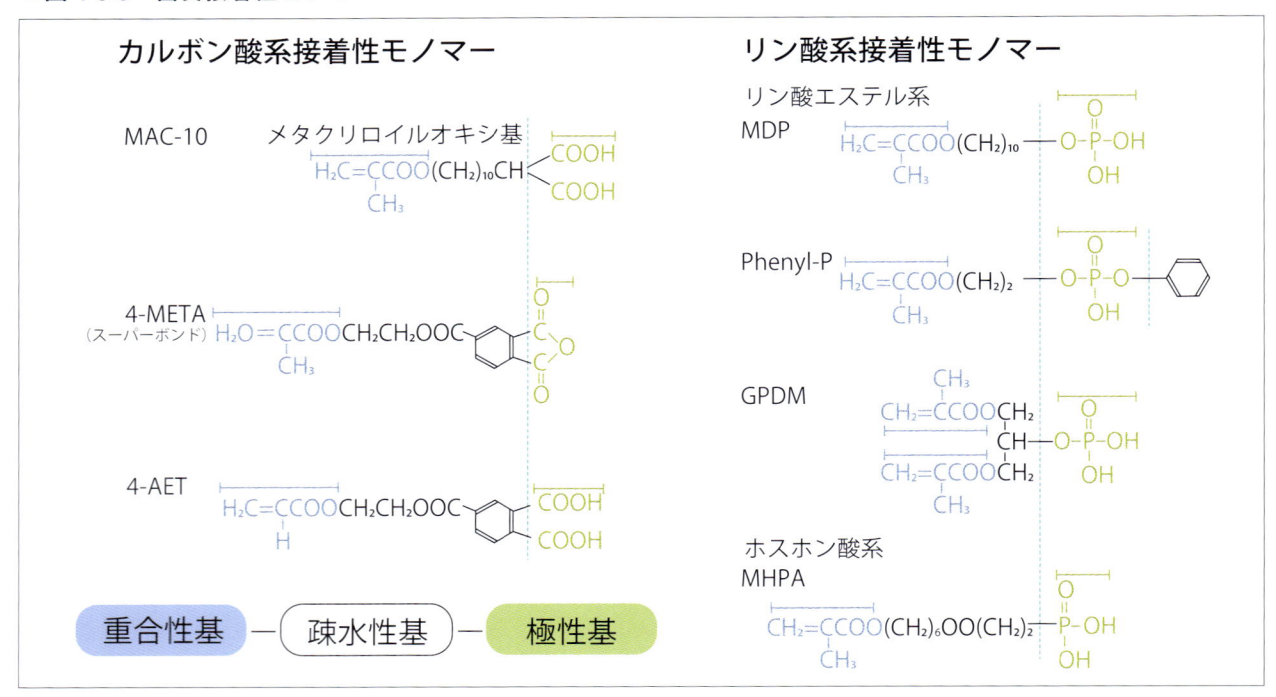

図 4-3-9　青色で示す重合性基はレジン側に、緑色で示す極性基は歯質側に配向し、レジンと歯質を化学的・物理的に吸着させる役割を担っている。

4）使用上の注意点と対処法

エッチ＆リンス接着システムでは酸によるエッチングを行うため、象牙質の過脱灰に注意が必要である。強酸である 30 ～ 40％リン酸をエッチングに用いる場合、正常象牙質が 2 ～ 5 μm ほど脱灰されるといわれているが、場合によって 10μm ほど脱灰されることもある。象牙質の過脱灰が起こると、脱灰底部まで樹脂の含浸が不完全となり、化学的接着に必要なカルシウムイオンも溶出することで、レジンの接着不良が起こる[2]。また、MMPs が活性化されることでレジンの接着を長期的には崩壊に導く可能性も示唆されている。そこで、リン酸よりマイルドな酸であるクエン酸[20] や EDTA[21] を用いることが推奨されている。なお、MMPs の活性化はセルフエッチング接着システムによっても誘発される可能性があり、Tay ら[3] は 1 ステップや 2 ステップセルフエッチング接着システムが MMPs の活性化を誘発することを報告している。

親水性モノマーの影響よるボンディング材の水分浸透能は、効果的な接着を行う上で重要な問題となってくる。Chersoni ら[22] は、各接着システムのボンディング層の水分浸透能を調べた結果、3 ステップエッチ＆リンス接着システムがもっとも少なく、次いで 2 ステップセルフエッチング接着システム、1 ステップセルフエッチング接着システム、2 ステップエッチ＆リンス接着システムの順であったと報告している。

5）歯内療法処置に適した接着システムとは

歯内療法処置で用いる接着システムは、光が到達しにくい根管内で用いることの多い

化学重合型もしくはデュアルキュア型レジンとの相性や、MMPs の活性化に対して配慮したシステムを選択する必要がある。

　化学重合型やデュアルキュア型レジンは、セルフエッチング接着システムの酸性プライマーによってアルカリ性重合開始剤（第 3 級アミン）が阻害される可能性や、水分浸透能の高いボンディング材と併用すると重合が緩やかな部位のボンディング材との界面に象牙質内の水分が侵入し接着不良を起こす可能性がある。

　これらの問題点を考慮すると、接着システムは EDTA などのマイルドな酸を用いたエッチングと、MDP 含有やデュアルキュア型のボンディング材を用いた 3 ステップエッチ＆リンス接着システムを用いるのがよいと思われる。

4 レジンの選択

　レジンは、光重合型レジン、化学重合型レジンとデュアルキュア型レジンを用いることができる。デュアルキュア型レジンは、光重合型レジンと化学重合型レジンそれぞれの短所を長所で補う特性のため、ここでは光重合型レジンと化学重合型レジンの特性に絞って説明する。

1）光重合型レジン

　光重合型レジンは、光が照射された部位はスピーディで確実に重合する特徴を持つが、重合深度に注意して使用する必要がある。Yoldas ら[23] は、光重合型コンポジットレジン単体と光透過型ファイバーポストを併用した場合の重合深度を計測しているが、コンポジットレジン単体で重合できる限界深度は 4 mm、ファイバーポストを併用しても 10mm であると報告している。このことから、ポストスペースに光重合型レジンを用いる場合は積層充填が望ましく、ファイバーポストを併用しても一度に 10mm 以上の充填は避けるべきである。

2）化学重合型レジン

　化学重合型レジンは、光が到達することができない部位でも利用でき、重合が緩やかに進むため、重合収縮による応力緩和を期待できる[2]。一方、ボンディング材にセルフエッチング接着システムを用いた場合、化学重合型レジンの重合開始材（第 3 級アミン）がアルカリ性のため、酸性プライマーによって重合阻害が起こる可能性がある。また水分浸透能の高いボンディング材は、ボンディング層が象牙質の水分を浸透させやすいため、重合が緩やかに進むとボンディング層との界面に水分が浸入しやすくなることから、化学重合型レジンとの併用は避けるべきである。

5 ファイバーポストの選択

　ポストの役割は、歯冠部築造体の脱離に抵抗するための維持であるが、ファイバーポスト（グラスファイバー、クォーツファイバー）には光照射器の光を伝達することを期待するものもある。しかし、

- 市販のファイバーポストの光伝達能を調査したところ、グラスファイバーやクォーツファイバーであっても必ずしもすべての製品が先端まで光を伝達するわけではないこと（Goracci ら[24]）
- 半透明のファイバーポストの光伝達能を調査したところ、光の伝達が悪い傾向にあること（dos Santos Alves Morgan ら[25]）

● **図 4-3-10　ライトガイド（ルーシーポスト）**

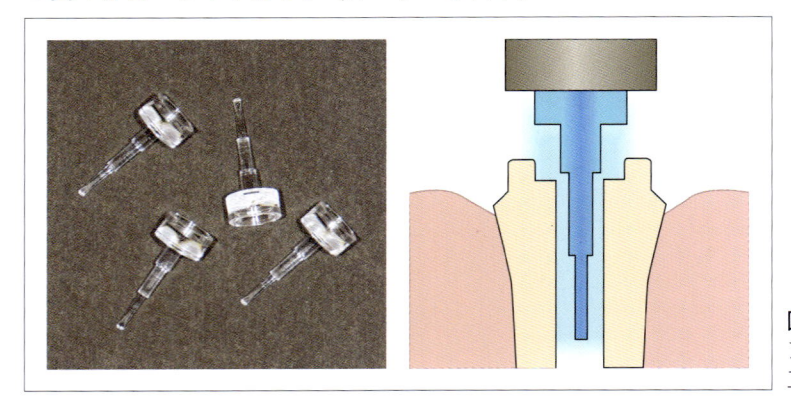

図 4-3-10　効果的にポストスペース最深部のボンディング材へ光照射が可能である（日本歯科工業社）。

から、ファイバーポストの光伝達能に過剰な期待を寄せた手技や材料の選択はいささか不安が残るといえる。

　また Roberts ら[26] は、ファイバーポストの有無とコンポジットレジンの重合深度を調査したところ、5 mm 以上ではファイバーポストを併用することで重合度が高くなるが、4 mm 以下ではコンポジットレジン単体のほうが重合度が高くなると報告している。また Aksornmuang ら[27] は、ファイバーポストの設置と C-factor 値の変化について調査しており、ファイバーポストとポストスペースの適合がよいほど C-factor 値は増加し、ポストの有無によって最大で約 15 倍も異なると報告している。

　これらのことから、安易なファイバーポストの挿入はレジンの重合度や接着力に悪影響を及ぼす可能性があるといえる。

6　適切な光照射

　根管内で接着システムのボンディング操作を行う場合、解剖学的要因による光の到達不良を考慮する必要がある。光の到達不良によるボンディング材の未重合を防ぐためには、ルーシーポスト（日本歯科工業社／**図 4-3-10**）のようなライトガイドを用いて効果的に根管内に光を照射する方法が有効である。

　また、C-factor 値の大きな根管系に接着性レジンを用いる場合、コントラクションギャップを軽減させる方法の 1 つとして、光の照射パターンによって重合収縮をコントロールする方法があげられる。光重合型レジンは、光を照射された領域のレジンが中心に向かって収縮する[28]。そのため接着界面が存在すると、界面付近は重合の中心へ引っ張られるように応力が集中する。一般的に、レジンの重合スピードが緩やかであれば、接着界面へ未重合レジンが流動することで界面付近の応力は緩和される。この現象は、光重合型レジンに比べ化学重合型レジンのほうが接着界面への応力の集中が少ないことにも当てはまる[2]。つまり、光重合型レジンであっても重合初期の未重合レジンの流動性を保つことができれば、接着界面の応力緩和が期待できる。

　Koran と Kürschner[29] は、光の照射パターンによって光重合型レジンの接着強さ、収縮量、粘度、重合度が変化することを報告している。弱い照度で照射後に強い照度で照射する 2 ステップ照射と、強い照度のみで照射する 1 ステップ照射で光重合型レジンの

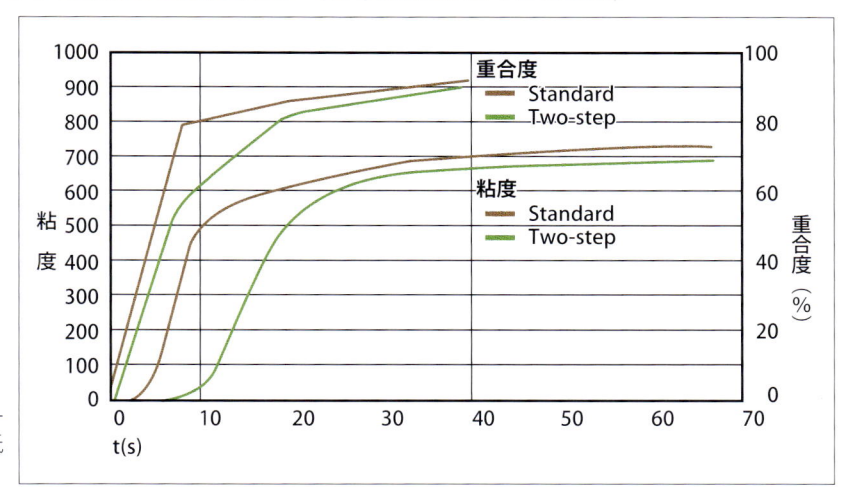

図 4-3-11　照射して 20 秒までは、Two-Step のほうがレジンの粘度と重合度が低いことがわかる。

Standard：700mW/cm^2 40 秒連続照射
Two-Step：150mW/cm^2 10 秒照射後、700mw/cm^2 30 秒照射

接着強さと重合収縮量を比較したところ、2 ステップ照射のほうが接着強さが強く重合収縮量も小さいことがわかった。また、レジンの重合度と粘度の変化を比較したところ、照射開始から 10 秒の重合度はどちらの照射パターンもさほど変わらないが、粘度は 1 ステップ照射のほうが著しく低い、つまり流動性が高い状態を保っていることがわかった（**図 4-3-11**）。

　これらのことから、光重合による重合収縮を最小限とし接着力を最大限発揮させるためには、弱い照度で照射後、強い照度で照射する 2 ステップ照射が有効であると考えられる。

3　歯内療法処置歯に対する接着性レジン応用の実際

歯内療法処置歯に対する接着性レジンを用いた処置を成功に導くためには
　①ラバーダム防湿下での操作
　②サンドブラスト、アルコール、還元剤による物理的接着阻害因子、ユージノール、過酸化物の除去
　③EDTA による接着阻害因子（水酸化カルシウム、スメアー層、MMPs など）の除去やコントロール、象牙質のエッチング後に MDP 含有のデュアルキュア型ボンディング材によるボンディングを行う 3 ステップエッチ＆リンス接着システムの適用（必要に応じてルーシーポストを併用）
　④デュアルキュア型レジン、長さを調節した光透過型ファイバーポスト（必要時）の使用
　⑤2 ステップ照射による光重合
が重要であり、これらを考慮した手順で接着歯面処理（**図 4-3-12 参照**）を行うことで、効果的な接着を得ることができる。しかし、歯内療法処置への接着性レジンの応用は接着操作に不利な環境下で行うため、保存修復処置に応用するよりもテクニックセンシティブであることを忘れてはならない。

● **図 4-3-12　歯面処理の手順**

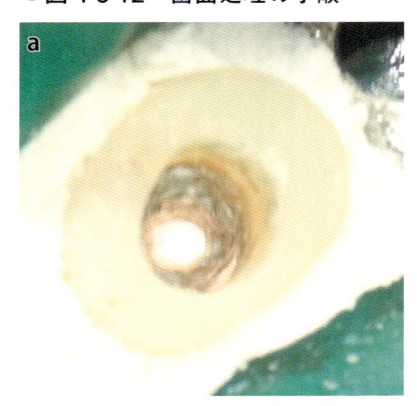

図 4-3-12a　根管充填後、シーラーが根管壁に付着した状態。

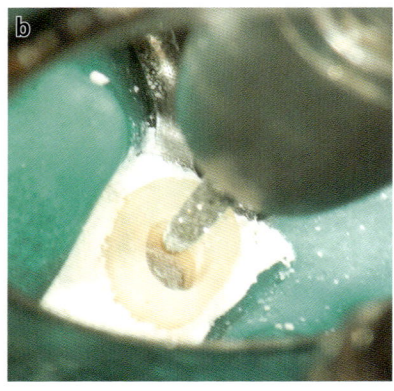

図 4-3-12b　隔壁に用いたレジンをそのまま用いる場合は、新鮮面を出し、シランカップリング処理をする。

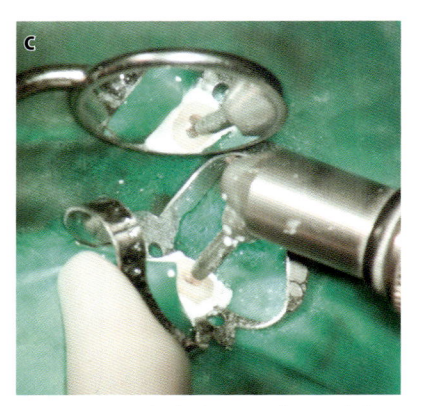

図 4-3-12c　超音波チップ、口腔内サンドブラストなどを用いて、シーラーなどを機械的に除去する。

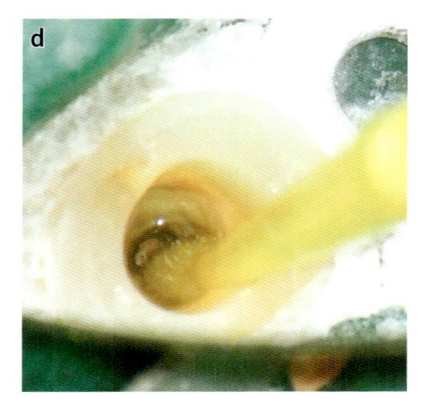

図 4-3-12d　アルコールとマイクロブラシを用いてユージノールを除去する。

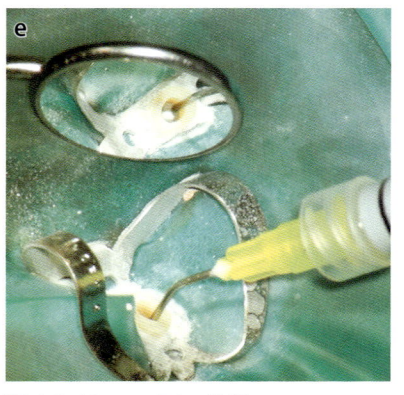

図 4-3-12e　エアー乾燥。

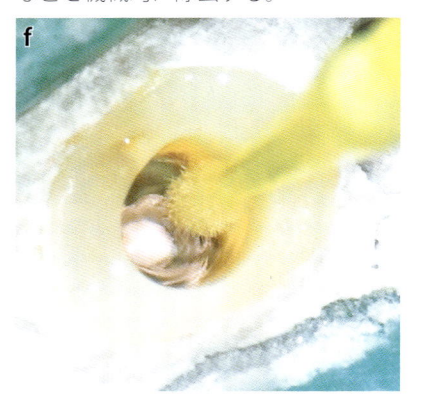

図 4-3-12f　アクセル（還元剤）を塗布する。

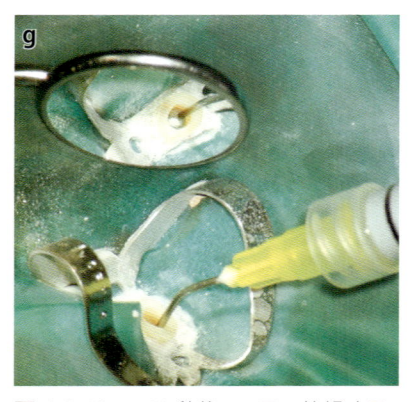

図 4-3-12g　10 秒後、エアー乾燥する。

h

各接着システムの手順に従い処理

ペントロン E-Lize の場合（3 ステップエッチ＆リンス接着システム）

エッチング	0.5mol/EDTA　1 分間作用 ⇨ 水洗・乾燥

▼

MMPs の抑制	0.2 〜 2 % CHX　30 秒間作用 ⇨ 乾燥

▼

プライミング	塗布後ただちに乾燥

▼

ボンディング	塗布後マイルドエアーで乾燥 ⇨ 10 秒間光照射

図 4-3-12h　ボンディング操作と MMPs 抑制の手順。根管内ブロワーを用いて、プライマーのエアー乾燥を十分に行い、余剰ボンディング材をコントロールすることがポイントである。

5

再治療

　根管治療において、抜髄よりも頻度が高い再根管治療は、根管解剖の複雑性、根尖病変、細菌バイオフィルムへの対応、穿孔や破折器具などの偶発症への対応といった治療の成否に関わる重要な要因が付加されており、多くの臨床家を悩ましている。再根管治療は、ただ単に根管治療のやり直しをするのではない。

　また、さらなる超高齢社会を迎えるにあたって、多くの患者が経年的な物理的変化や生物学的負荷に影響を受けた症例を有していると考えられ、今まで以上に難症例が増加すると考えられる。そのような状況のなか、再根管治療の問題点と対応策を整理しておかなければ、行き当たりばったりの治療に終始徹することになる。

　治療を開始するにあたっては、正確に診査・診断し、再根管治療を行うか否かの意思決定をし、さらに治療方針決定までを系統立てて行わなければならない。この一連の考えかたに一貫性がなければ、成功を導くことはできない。本章では、それらを踏まえて実際の治療に必要な知識の整理を行い、治療法を解説する。

Chapter 5 - 1

再根管治療の意思決定

牛窪 敏博（U'z デンタルクリニック）

再治療を行う上で意思決定は重要である。意思決定するためには、根管治療の成功の基準と成功率を考察することが大事である。本項と合わせ、**Chapter 1 根管治療の成功率**も参照されたい。

1 再根管治療の意思決定を行う上での考慮事項

1 非外科的再根管治療か、外科的再根管治療か

通常は非外科的再根管治療を行い、それでも臨床症状の改善が得られない場合や、エックス線写真所見にて根尖病変の縮小傾向や消失が得られなければ、外科的再根管治療、すなわち歯根端切除術や意図的再植術に移行する。

非常に長いポストなどの存在で根管内にアクセスできない場合や、以前に無菌的な根管治療を行い数か月前に補綴処置を終了したものの症状が出現したために再根管治療を計画したが、患者の「補綴物を撤去したくない」という強い希望がある場合で、コロナルリーケージの疑いがなければ、外科的再根管治療を第一選択として行うこともある。

2 再根管治療の予後と再介入の可能性

再根管治療の予後に影響する因子はいくつかあるが、特に根尖病変の存在や術前の医原性変化、そして病変を有する症例において術前の根管充填の質が良好な症例では、治療に対する感受性が低い細菌感染の可能性やバイオフィルムの存在、True Cyst が疑われることもあるので、術前によく精査して外科的歯内療法の可能性を検討しておく[1]。

Ørstavik[2] は、再根管治療で術前に根尖病変が存在する場合、1年で89％が治癒傾向を示し、完全に治癒するまでに4〜5年を要すると述べている。また、ヨーロッパの歯内療法学会[3] では、4年以内に完治しなければ再度治療介入したほうがよいとのコンセンサスを示している。つまり、非外科的再根管治療を行い1年間経過観察するが、治癒傾向を示さなければ外科的再根管治療を行うか、4年経過するまで経過観察を続けるのかを患者と相談の上決定する。

なお、一度再根管治療が終了していても、3か月以上来院が途絶えればコロナルリーケージが疑われるため[4]、再根管治療をもう一度行うことも考えておくべきである。特に、仮封のセメントが脱離していれば100％再介入すべきである。また、新しく補綴物を再製作する予定があり、かつその歯の根管治療が不十分であるならば、再度根管治療すべきである[5]。

2 再根管治療の戦略

再根管治療を行うにあたっては、まず
①根管にアクセスできるのか？
②根尖にアクセスできるのか？
③根管再形成ができるのか？
を自問自答し、治療の戦略に役立てることが重要である。

1 再根管治療は複数回の治療を前提とする

再根管治療は、抜髄症例に比べてフレアーアップ（術後疼痛）が出現しやすい[6]。そのため治療回数は1回ではなく複数回のほうが無難である。治療回数が増えれば増えるほど感染する機会が増えることから、本来であれば少ないほうが望ましいが、フレアーアップを考えると少し回数を増やさざるを得ない。

前歯や小臼歯では1回法も可能であるが、特に術前に疼痛がある症例では複数回で行うほうが安全である。専門医では大臼歯でも1回で治療可能であるが、開口時間やフレアーアップを考慮すると2～3回で行うこともある。

一般的には、前歯や小臼歯の通常の再根管治療では2～3回の治療回数を、大臼歯では3～4回の治療回数を目安にする。もちろん少ない回数で治療ができる症例もあるが、余裕を持つほうがストレスフリーで落ち着いて治療ができる。

たとえば大臼歯では、
1回目　ポスト除去とガッタパーチャ除去を行い、必要であれば隔壁を製作する
2回目　作業長を測定し、根管拡大形成終了
3回目　根管充填

このような手順で治療を進めるとオペレーションしやすい。急性化に伴う応急処置や予備日のことを考えると、もう1日あると気が楽である。またパーフォレーションリペアーや破折ファイル除去があれば、もう1日必要になるかもしれない。

2 再根管治療の意思決定におけるルール

「再根管治療を行うか否か」は術者の好みで決定されるべきではなく、正しく診査した後に治療リスクと患者利益を考慮して、治療の必要性の有無を正確に診断することが大事である。「前歯の治療は好きだが、大臼歯は面倒で好きではない」では、あまりにも都合がよすぎるばかりでなく、倫理的にも問題がある。また、

- かなりの湾曲根管で形成が難しい
- 根尖病変が大きく治療は不可能
- ポストが長いので除去が難しい
- 破折ファイル除去が必要なので難しい
- ガッタパーチャ除去が難しい

など、いろいろな理由で治療説明もせずにそのまま放置もしくはようすを見るようなことが起こらないように、治療を行うかどうかの意志決定には自分自身に正直にならなくてはならない。ある症例で治療の必要性が確認できたとして、自分自身では治療不可能と判断すれば、大学病院や専門医に紹介すればよい。これはけっして恥ずかしいことではない。患者の利益を考え、根管治療の目的である「根尖性歯周炎の治療と予防」を思

● 図 5-1-1　最根管治療の意思決定フローチャート（参考文献 8 より引用改変）

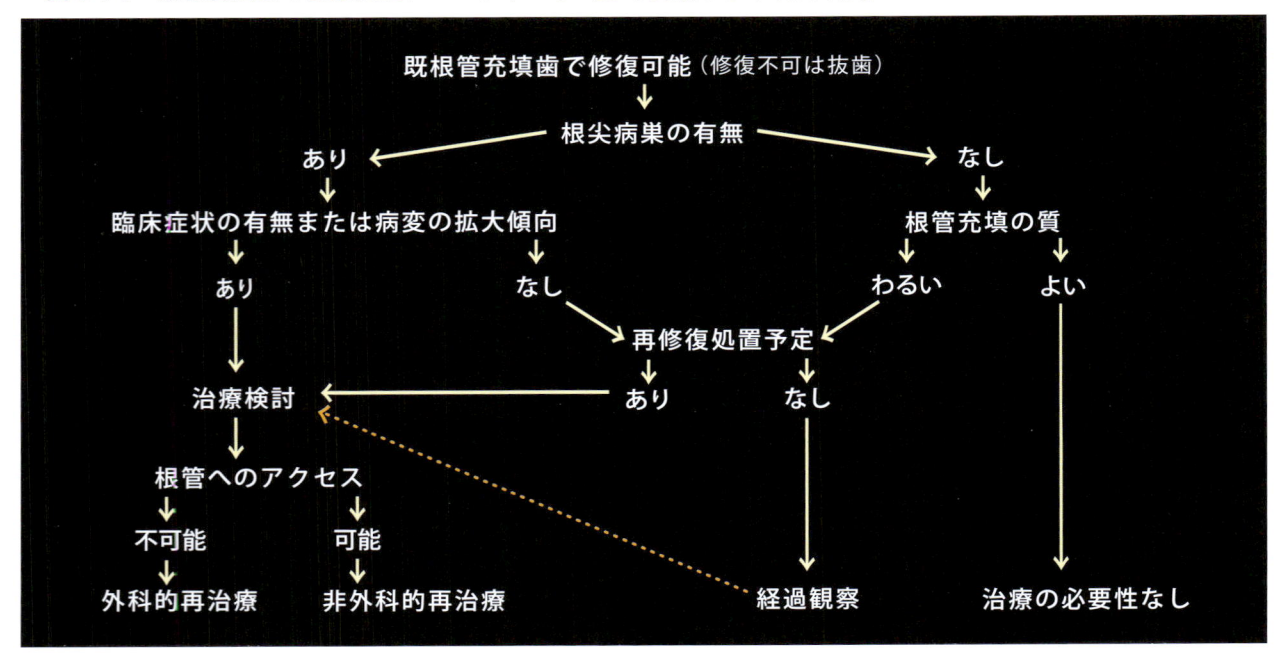

い出してほしい。

　以下は、再根管治療の意思決定において参考になるルールである[7]。

　　①根管治療の質を改善できるのか？

　　②見落としの根管はないか？

　　③コロナルリーケージはないか？

　　④根管再形成ができるか？

　　⑤障害物除去は安全にできるか？

　　⑥自分の治療技術の範囲内か？

　　⑦診療環境は整備されているか？

　このように再根管治療は、抜髄処置を行うよりもはるかに多くの要因を考えながら治療を計画しなければならない。だからこそ、抜髄根管を感染させることなく無菌的に治療すべきである。

　図 5-1-1 に示す再根管治療の意思決定におけるフローチャートは参考になり、歯科医院でのコンセプトの統一にも効果的である[8]。

歯冠修復物の撤去とポスト除去

牛窪 敏博（U'z デンタルクリニック）

1　クラウン撤去

1　クラウン撤去のコンセプト

　根管内にアクセスするためにも、歯冠部にクラウンが装着されている場合はそれを撤去する必要がある。

　米国ではクラウンを装着したまま咬合面に穴をあけて治療を始めることもあるが（Partial disassembly retreatment）、パーフォレーションや治療途中でのクラウン脱離の危険性があり、さらに内部が汚染されていて軟化象牙質を取り残す可能性もあることから、あまり推奨できない。筆者も以前はこのような方法を取ることも多くあったが、現在では安全に行えるケースのみ採用している。できれば完全に撤去し（Complete disassembly retreatment）、必要であれば隔壁を製作してから治療を開始するほうが望ましい。

2　クラウンの撤去方法

　クラウンが金属の場合は、硬度の関係上カーバイドバーを用い、セラミックや硬質レジンの場合はダイヤモンドバーを使用する。

　前歯部でも臼歯部でも、頬側から咬合面・切縁部を超えて舌側の一部に至るまでバーで切り込みを入れ、スリット（溝）を作る。そしてクラウンの金属部とコアの金属部、または歯質との境界面を確認する。

　溝の深さはクラウンの金属の厚みにもよるが、少しずつ削り、そのつど確認するほうが安全である。

　スリットが入れば、その部分にマイナスドライバーや充填器・外科用チゼル・ヘーベルを挿入し、こじ開けるように少しねじりながら反復動作をくり返し、撤去する[1, 2]。

　コアや歯質に深く溝を形成してしまうと、除去する器具がコアの金属や歯質部に食い込み、内部に力がかかるだけで撤去できなくなるので注意する[3]。その場合には、少し手前に引いてねじると撤去できる。

　クラウン撤去に強い力は必要なく、動かないからといって無理に過剰な力を掛けてしまうと、歯にクラックを起こしたり、破折する可能性があるので注意する。

3　クラウンが撤去できない場合の対処法

　もしもクラウンがまったく動かなければ、クラウンの近心や頬側にグルーブや咬合面

● **図 5-2-1　ポスト除去用の超音波チップ**

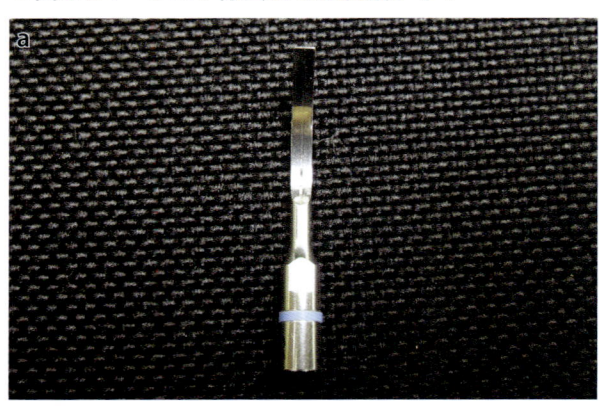

図 5-2-1a　No2 スケーラーチップ（白水貿易）。スケーリングモードで使用する。

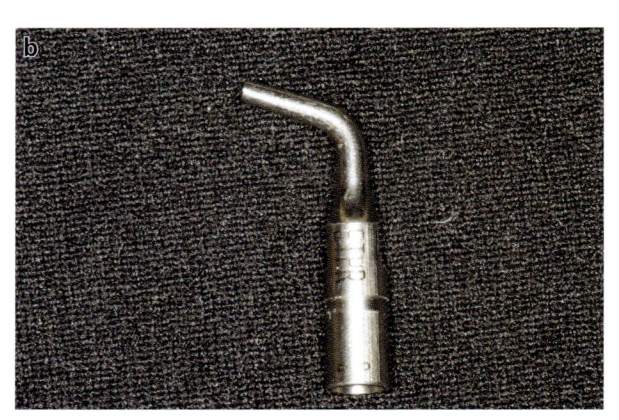

図 5-2-1b　エンドサクセスチップ ET-PR（白水貿易）。スケーリングモードで使用する。

● **図 5-2-2　ポスト除去用鉗子**

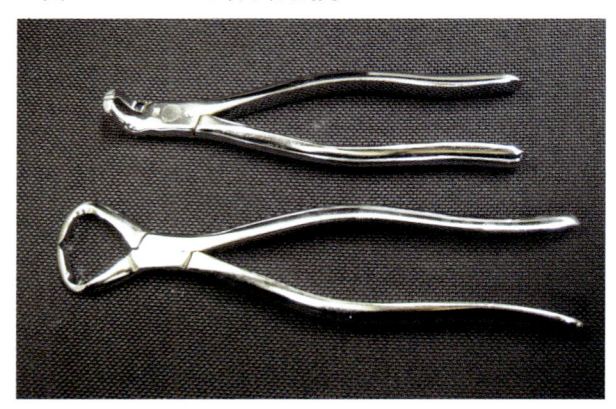

図 5-2-2　ポスト除去用鉗子（木村鉗子製作所）。

に維持溝が付与されている可能性がある。その場合は同部をすべて削り取り、再度除去用器具を挿入し試みる。

　稀にいくら削っても金属部との境界面が見られず戸惑うことがあるが、その場合は歯冠部とポストが一体型の歯冠継続歯の可能性が高い。そのような場合には歯冠部を支台歯形成のように小さく削り、次項のポスト除去のように超音波装置を用いて撤去する。

2　ポスト除去

　クラウン撤去が無事に終了したならば、ポスト周囲のセメントラインの連続性やフェルールの有無、残存歯冠部歯質量、クラックなどの確認を行い、ポスト部の除去を開始する。
　ポストには、ダウエルコア、スクリューポスト、ファイバーポストなどがある。

1　ポストの除去方法

　ポストの除去方法としては、
- バーでの切削と超音波チップの振動を利用した除去（**図 5-2-1**）
- 除去用鉗子やプライヤーまたは除去用器具での除去（**図 5-2-2**）

がある。臨床ではこれらを単独もしくは複合させて除去を試みる[4]。

● 症例 5-2-1　ダウエルコア除去の実際

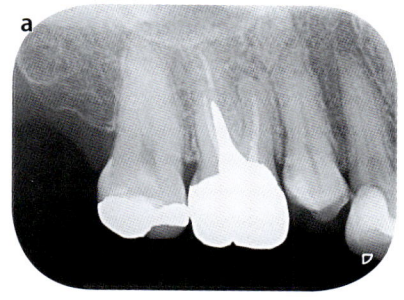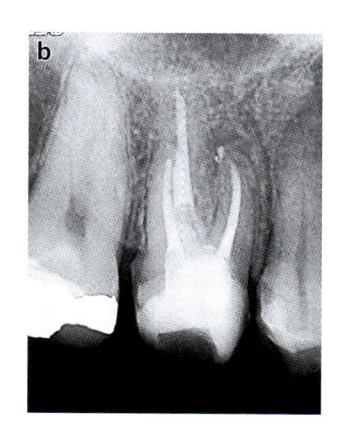

症例 5-2-1a　術前の状態。上顎右側第一大臼歯再
根管治療症例。口蓋部ポストが気になる。
症例 5-2-1b　術後の状態。頬側と口蓋側に分割し、
超音波チップにて除去し根管充填を行った。

● 図 5-2-3　スクリューポスト除去用の超音波チップ

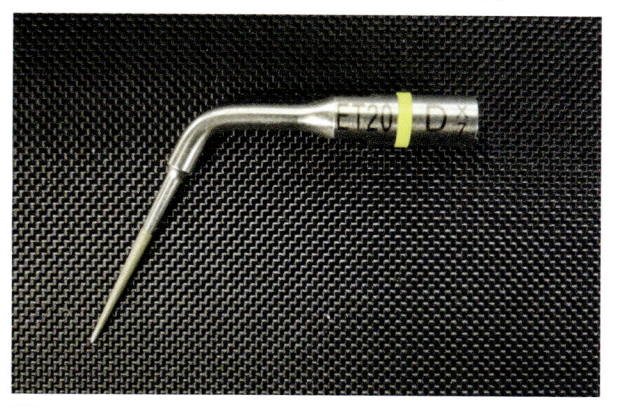

図 5-2-3　ET20D または E7D（ナカニシ）。エンドモード
で使用する。

● 図 5-2-4　スクリューポスト除去用のプライヤー

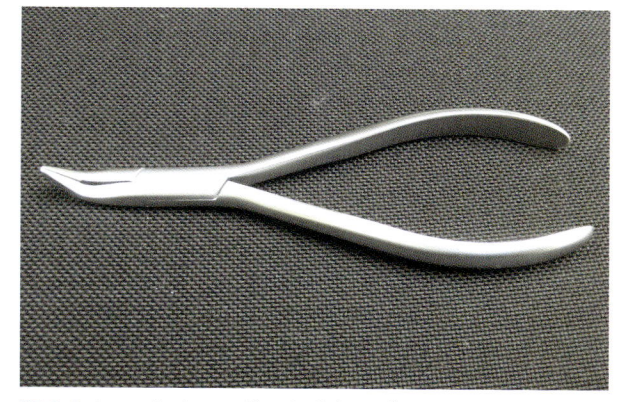

図 5-2-4　スクリューポスト除去用プライヤー（YDM）。

1）ダウエルコアの除去方法

　ダウエルコアをバーによる切削と超音波チップの振動を利用して除去する場合は、金属から歯質に向かって削除を行い、残存歯質の温存を心がけ、不用意な歯質の過剰切削は慎むべきである。歯冠部ポストが逆三角形のような形態になるまでバーで彫り込むように削除してしまうと、その後の超音波チップの振動により根管口部でポストが破折し、根管内にポストだけが残り除去が困難になるので注意する。

　除去用鉗子は、ポストがほんのわずかに動揺するようになってから使用すべきである。まったく動いていない状態で無理矢理使用すると歯の破折を招くので、その場合はレスキューボードを併用する。

　これらの方法でも除去できない時は、細いカーバイドバーで慎重に切削しながら削り取るように除去する。

　大臼歯の各根管にポストが形成されている場合は、ロングネックのカーバイドバーにて歯冠部コアを分割した後に超音波チップにて除去する（症例 5-2-1）。

2）スクリューポストの除去方法

　スクリューポストは、バーでの切削と、超音波チップ（図 5-2-3）、プライヤー（図 5-2-4）などでの除去を、単独または組み合わせて除去を行う。通常はこの３つを順番

●**図 5-2-5　ファイバーポスト除去用の超音波チップ**

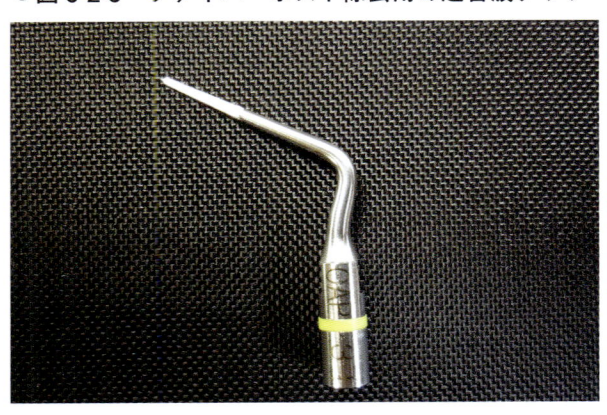

図 5-2-5　エンドサクセスキャナルアクセスチップ CAP3（白水貿易）。エンドモードで使用する。

に使用することが多い。

　まず根管口部まで細いバーでセメントやコア用レジンセメントを削除し、スクリューポストの周囲に何も付着していないようにする。その後、ダイヤモンドがコーティングされている超音波チップを用い、根管口部のスクリューポストの周囲に振動を与えるようにする。この時、スクリューポストの上端部に過剰な振動を与えるとポストの頭部が破折するので注意する。ポストが少し振動すれば、ホープライヤーなどで反時計回りに回転させて除去する。

　スクリューポストが振動していない段階でプライヤーを用いてポストを逆回転させると、ポストが引きちぎれるおそれがあるので、これも要注意である。

3）ファイバーポストの除去

　ファイバーポストは、バーでの切削と超音波チップ（**図 5-2-5**）での切削、そしてその両者を併用して行う方法で除去可能である。バーを多用する場合には、パーフォレーションを起こさないように細心の注意を払う[5]。

　ファイバーポストは繊維をレジンで固めているので、縦の繊維を破壊することにより切削が可能となる。超音波チップでレジンセメントやファイバーポストを除去すると黒色の切削片が見られ、象牙質になると白色の切削片が見られるので、識別の参考にするとよい。

2　超音波装置使用時の注意点

　前述のとおり、ポスト除去では超音波装置を使用することが多く、必ず各種超音波チップの用途によりそのモードとパワー設定を厳守する必要がある。特に、細い形態のチップは出力の設定を間違えると瞬時にチップが破折する。また、歯にクラックや破折が生じる可能性もあるので、不用意な器具操作は慎むべきである[6、7]。

　超音波装置を使用する上でもっとも重要なことは、超音波チップによって生じる発熱をどのようにして冷却するかである。Eriksson[8] らによると、この冷却を怠ると歯周組織に大きなダメージが加わり、10℃以上の温度上昇が 1 分以上続くと危険であると述べている。最悪の場合、歯肉壊死や骨壊死をも招くことがあり、十分注意する。基本的には注水と無注水をくり返しながら器具操作を行い、必ず吸引による冷却を併用することが肝要である[9〜11]。

充填材の除去

Chapter 5 3

牛窪 敏博（U'z デンタルクリニック）

1 ガッタパーチャの除去方法

歯冠修復物除去とポスト除去が終われば、難関の充填材除去である。多くの歯科医師が悩みながら日々臨床で悪戦苦闘している部分である。効果的な方法とはいいきれないかもしれないが、多くの症例で応用できるので、その考えかたを解説する。ガッタパーチャ除去に完璧な方法はなく、いろいろな方法を組み合わせて除去せざるを得ないので、あきらめずにトライしてほしい。

根管内に残存しているガッタパーチャ除去は、歯冠部 1/2 と根尖部 1/2 の部分に分けて除去を試みる。

1 歯冠部 1/2 のガッタパーチャの除去

歯冠部 1/2 のガッタパーチャ除去には、Ni-Ti ロータリーファイル、加熱プラガー、超音波チップ（**図 5-3-1**）による 3 種類の除去法があり[1〜4]、単独または複合にて除去を試みる。

筆者はまず超音波チップで軟化除去した後、Ni-Ti ロータリーファイル（**図 5-3-2 参照**）による除去を行う。この時の回転数は 600 〜 1,800rpm（器材により 500 〜 700rpm で使用することもある）の高回転で行う。根管中央部付近の内壁に残ったガッタパーチャは、ガッタパーチャリムーバー（**図 5-3-3 参照**）やスクレイパーなどでおおまかに除去しておく。

● **図 5-3-1　ガッタパーチャの除去に用いる超音波チップ**

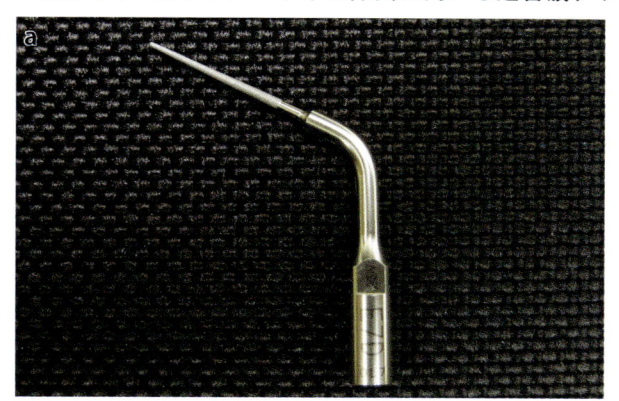

図 5-3-1a　E7D（ナカニシ）。

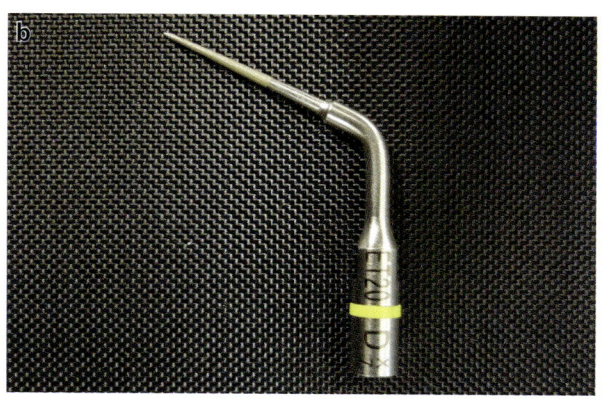

図 5-3-1b　ET20D（ナカニシ）。

● **図 5-3-2　再根管治療用 Ni-Ti ファイル**

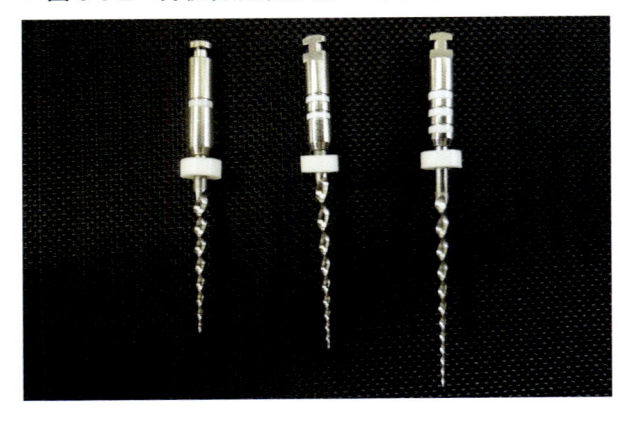

図 5-3-2　リトリートメント（デンツプライ）。D1：白1本線、D2：白2本線、D3：白3本線。

● **図 5-3-3　ガッタパーチャリムーバー**

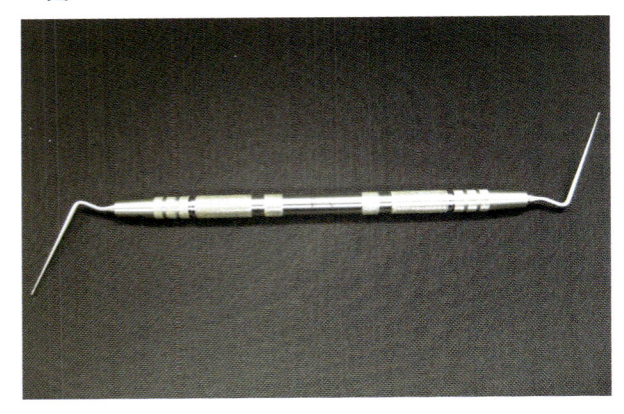

図 5-3-3　ガッタパーチャリムーバー（YDM）。

2　根尖部 1/2 のガッタパーチャの除去

　根尖部 1/2 は、引き続き Ni-Ti ロータリーファイルで除去を行う方法と、ガッタパーチャ溶解剤を用いて除去する方法があるが、筆者は Ni-Ti ロータリーファイルでの除去を行う場合が多く、ほとんど溶解剤は使用しない。ガッタパーチャ溶解剤を根尖部付近で多量に使用すると、溶けたガッタパーチャの皮膜が根管内壁に残留し根管洗浄を阻害したり、根管内での接着に影響を及ぼすので、使用する場合は配慮すべきである[5〜7]。クロロホルムはガッタパーチャを早期に効果的に除去できる可能性があるが、細胞毒性が強く、溶解したガッタパーチャが象牙細管内をプラグのように目詰まりさせるので、その使用は慎むべきである[8]。また、クロロホルムは基本的に口腔内使用禁止である。

　根尖部数 mm に取り残したガッタパーチャは、手用 K ファイルを Turn & Pull モーションで用いて除去する。根尖部の先端にほんの少し残ったガッタパーチャは H ファイルや改良した H ファイル、そしてファイルタイプの超音波チップを駆使して除去を試みる。特にチタンニオビウムの ET25 チップ（エンドモードで使用／**図 5-3-4a**）やファイル形状をした AM ファイル（ペリオモードで使用／**図 5-3-4b**）は有効である（**症例 5-3-1**）。

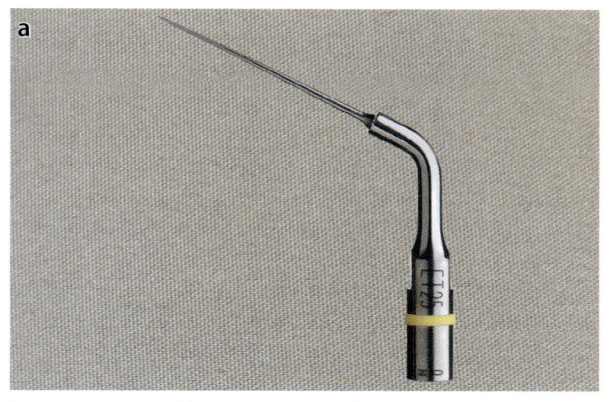

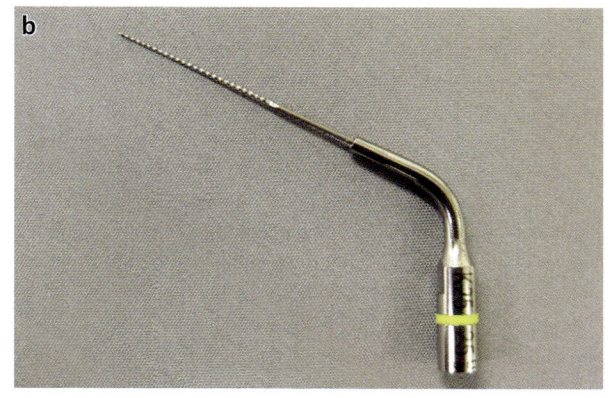

図 5-3-4a　エンドサクセスチップ ET25（白水貿易）。エンドモードで使用する。

図 5-3-4b　AM ファイル #25（白水貿易）。ペリオモードで使用する。

● 症例 5-3-1　ガッタパーチャ除去の実際

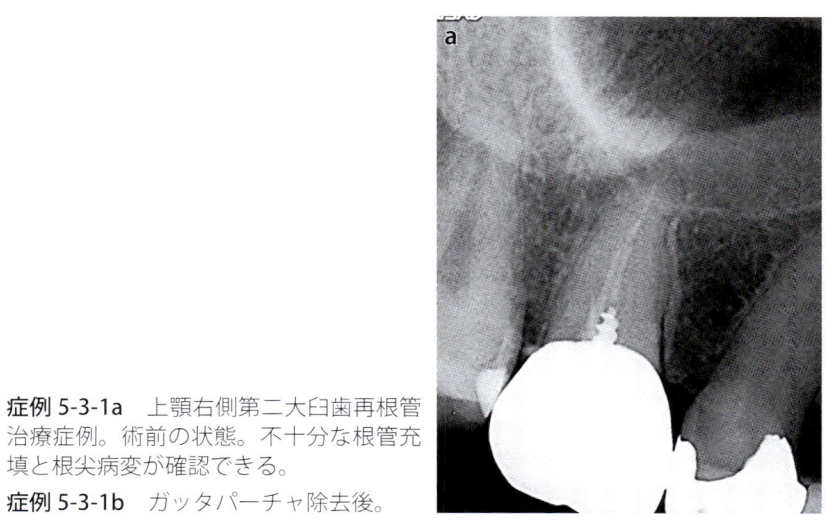

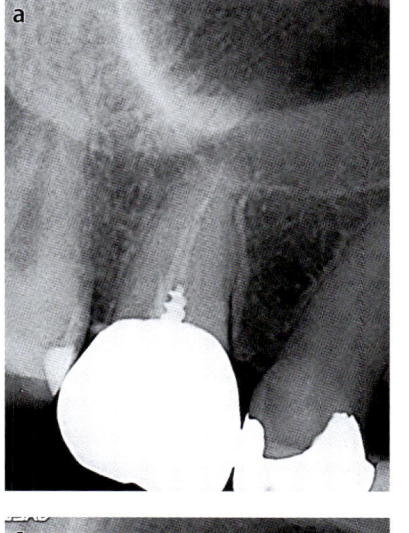

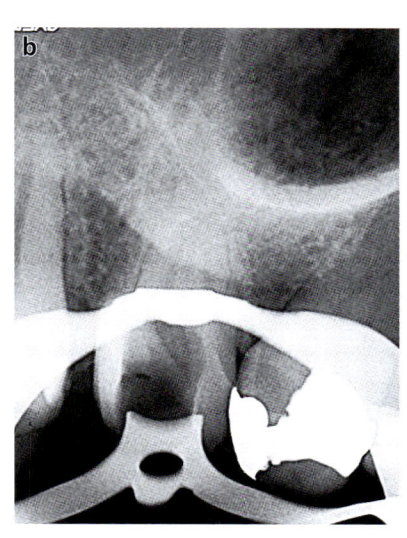

症例 5-3-1a　上顎右側第二大臼歯再根管治療症例。術前の状態。不十分な根管充填と根尖病変が確認できる。

症例 5-3-1b　ガッタパーチャ除去後。

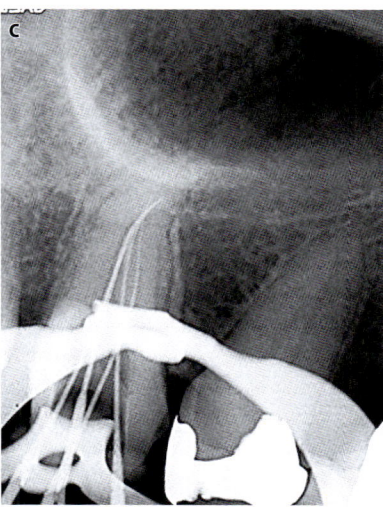

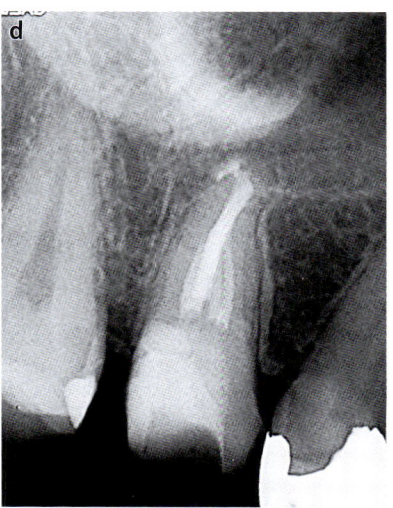

症例 5-3-1c　作業長確認。

症例 5-3-1d　根管充填後の状態。

3　根尖部から飛び出してしまったガッタパーチャの対処法

　ガッタパーチャ除去を行っている最中に根尖部から飛び出してしまったら、引っ張り上げて除去するか、もしくは押し出して外科的に除去するかのどちらかである。飛び出たガッタパーチャに対しては、改良した H ファイルを使用する場合が多い。

　引っ張り上げることができたとしても根尖部は破壊されていることが多く、その場合には

- 作業長を 1.5 ～ 2 mm 短くして再形成する
- MTA セメントでアピカルプラグを行う
- カスタマイズしたガッタパーチャを製作し充填する

ことになる。

　根管内と連続性のない飛び出たガッタパーチャは、生体の反応による被包化を期待するか、外科的に除去する。

2　その他の根管充填材の除去方法

　綿栓根管充填材は、超音波チップと K ファイルで除去する。糊剤根管充填材は、ファイルタイプの超音波チップで除去する。この場合には、その度に滅菌精製水でよく洗浄し、残骸の取り残しをチェックする。

　今では懐かしいシルバーポイントは、超音波チップで周囲のセメントを除去し、プライヤーなどで引き抜くようにして除去する[9]。その際には、過剰な振動をポイントの先端に与えないように注意する。ポイント先端部が振動で折れてしまうと、プライヤーでつまむ部分がなくなってしまい、除去が困難になる。

　近年、MTA セメントによる根管充填を行う場合があるが、MTA セメントの除去はとても困難で、超音波チップでも完全に除去することはできない。また溶解させることもできないために、仕方なく切削で対応せざるを得ない[10]。MTA セメントでの根管充填は、できるだけ限られた症例で行うべきである。

レッジのマネージメント

牛窪 敏博（U'z デンタルクリニック）

1　レッジとは

1　レッジの種類

　湾曲根管において、湾曲の手前やその途中で外湾側にファイルが強くあたり形成してしまうと、その部分がオリジナルとは異なる方向に形づけられてしまう場合がある。はじめは単なるブロックでも、湾曲根管ではこれがレッジとなってくる。

　根尖部よりも少し歯冠側で起こり、これがそのままオリジナルとはどんどん異なる方向に直線的に形成され、本来の根尖孔とは逸脱したところでファイルが抜けてしまった状態を、根尖部パーフォレーションと呼ぶ。

　また、根尖付近でレッジが起こり、根尖孔が移動してしまったことをアピカルレッジといい、その都度違う位置でどんどんレッジができてしまい根尖孔がジグザグな状態のことをジップという。大臼歯のみならず、前歯部でも根尖部での急な湾曲がある場合では起こりうることなので、けっして安易な器具操作はせずに慎重に根管形成を行う（**図 5-4-1**）。

● **図 5-4-1　レッジの種類**

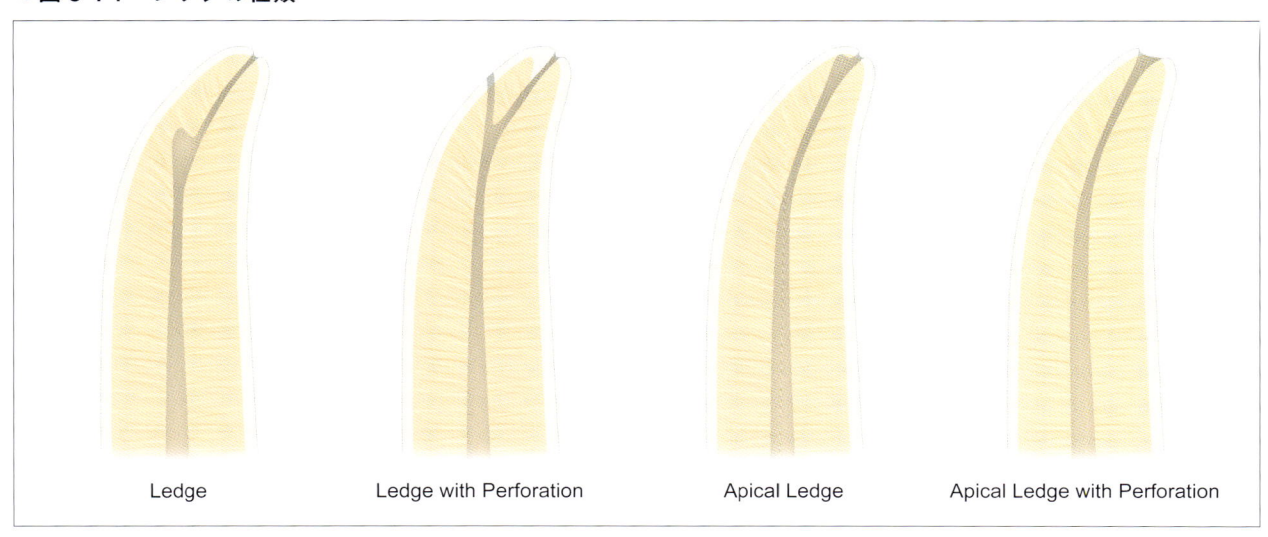

| Ledge | Ledge with Perforation | Apical Ledge | Apical Ledge with Perforation |

2 レッジの要因

　レッジの要因には、器具操作、根の湾曲、歯の種類、根管の位置などがあげられるが、特に 20°以上の湾曲ではレッジを起こす傾向が増え[1]、30°以上では極端にその頻度は増加する[1~17]。また、長い根管で根尖が小さい場合は特に注意する必要がある[18]。

3 レッジの発生頻度

　Bergenholtz[7] は、11%でレッジが原因で根尖病変が確認でき、Greene と Krell[1] は46%でレッジが見られたと報告している。また Kapalas と Lambrianidis[3] は、通常の根管治療で 33%、再治療では 41%でレッジが起こっていたと報告している。

4 レッジの予防方法

　予防がもっとも重要である。アクセスからストレートラインアクセスを確実に行い、正確な作業長を測定して注意深い器具操作を行う。

　手用ファイルでは、特に Passive step back technique、Balanced force technique がレッジを避ける形成法として適している[18, 19]。手用ファイルにはプレカーブを付与し[19]、リーミングを避け[20]、十分な洗浄と潤滑剤の使用は必要である[18]。

　ステンレススチールの K ファイルは、30 号以上になると極端に弾性が劣り直線化してしまう危険性があるので、根尖部の形成には Ni-Ti の手用 K ファイル（器具操作はBalanced force technique）または Ni-Ti ロータリーファイル（ライトスピードまたは02 テーパーのロータリーファイル）での形成を推奨する。

2　レッジの対処法

1 レッジ対処のコンセプト

　もともとレッジが起きている場合でも、自分自身でレッジを起こした場合でも、まずは落ち着いて現状把握を行い、以下に解説する方法でクリアできるかチャレンジし、不可能であれば患者にその事実を説明することが大事である。ほかにも対処法は存在するかもしれないが、どのような方法を採用しようとも問題解決できない場合には、患者に経過観察やその後の外科的な治療介入の必要性も含めて説明する必要がある。恥ずかしいと思われるかもしれないが、患者利益を考えると当然のことであり、けっして避けないでいただきたい。

　基本的には、オリジナルの根管はレッジ部よりも内湾側に存在するはずで、この部を探索することが必要である（**図 5-4-2**）。レッジもトランスポーテーションも、まずは非外科的歯内療法でこの障害を乗り越えてオリジナルの根管にアクセスすることを試みる。湾曲根管に追従するようにファイルをプリベンドして使用するが（**図 5-4-3**）、限界があるので、無理をして二次的なアクシデントを招かぬよう引き際は肝心である。

　いたずらに時間を費やすことなく、外科的（根管形成できるところまで根管充填を行い、その後経過観察に移行し、症状などの問題が発生すれば歯根端切除術を施行）に克服する可能性があることも、事前に患者に説明すべきである。

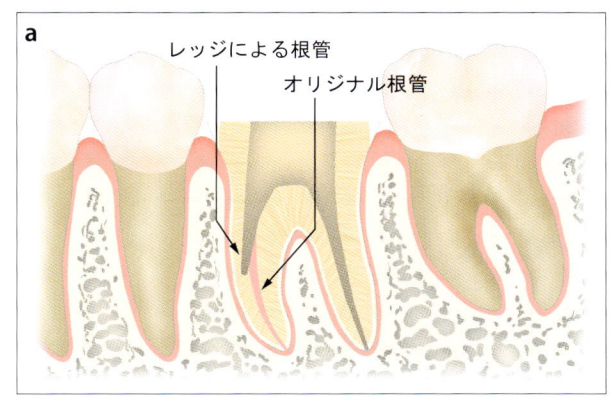

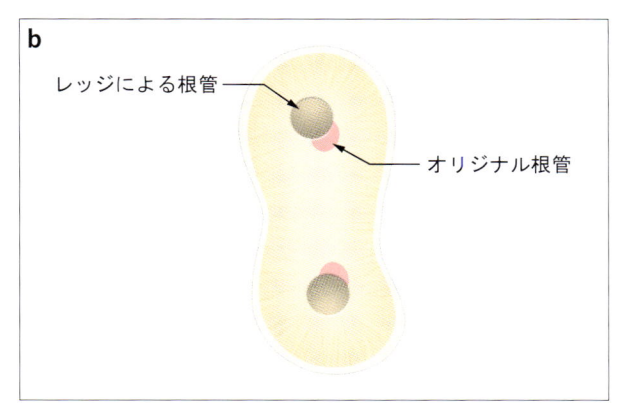

図 5-4-2a　オリジナルの根管は、近心の湾曲している根管に多い。

図 5-4-2b　間違いの根管の遠心側で、内湾側にオリジナルの根管が残存している可能性が高い。

●図 5-4-3　ファイルのプリベンド

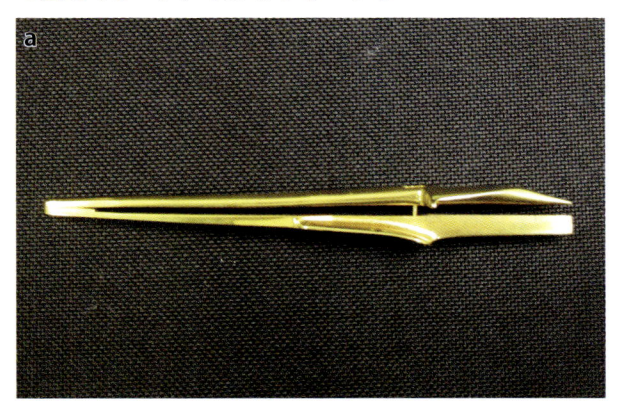

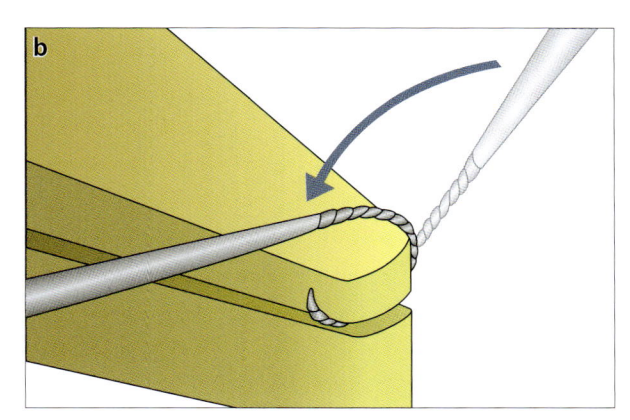

図 5-4-3a　プレカーブを付与するエンドベンダー（ＥＩＥ）。

図 5-4-3b　エンドベンダーで Ni-Ti ファイルの先端部分をはさみ、360°回転させ、Ni-Ti ファイルを永久変形させる。

2　レッジ対処の手順

　従来の方法では、最初の段階でプレカーブを付与した小さいサイズのステンレススチールＫファイルを回転させながら本来の根管を探索し、ショートストロークファイリングにてパイロット形成を行い、その後徐々に拡大形成を行っていた。しかし、ステンレススチールＫファイルのみでの形成では、サイズが大きくなるにつれてその弾性が低下し、ガイド形成を行ってもブロックやレッジを再度起こす危険性も考えられる。また、プレカーブを付与したステンレススチールＫファイルを頻繁に上下運動すると、プレカーブしているポイントで変形し、ファイル破折に繋がる可能性もある。

　そのような偶発症を回避するためにも、プレカーブを付与したステンレススチールＫファイル（**図 5-4-4a 参照**）を最初に使用し、その後にプレカーブを付与したテーパード Ni-Ti 手用ファイル（**図 5-4-4b 参照**）を使用すると、効率的にレッジのバイパス形成が行えると思われる。また、バイパス形成修正部を早期に拡大し、十分なグライドパス

● 図 5-4-4 プレカーブが付与されたファイル

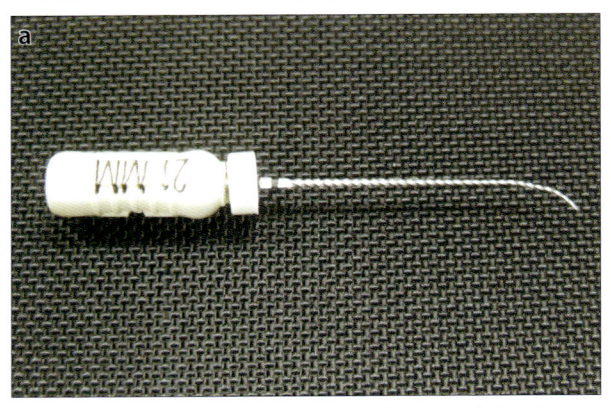

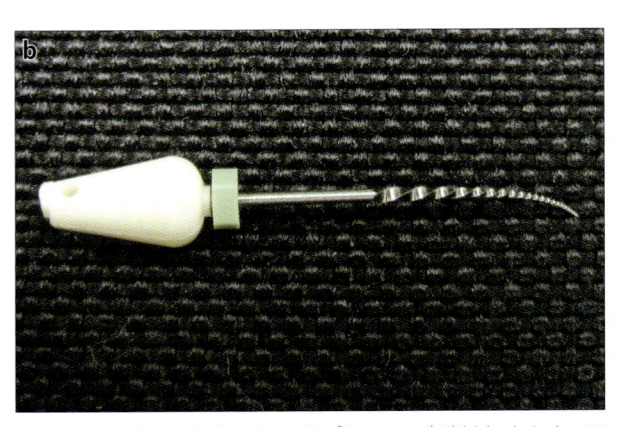

図 5-4-4a バイパス形成に用いるプレカーブが付与された #15K ファイル（ジッペーラー）。

図 5-4-4b 修正形成に用いるプレカーブが付与された GT 手用ファイル（デンツプライ）。

● 症例 5-4-1 レッジ対処の実際

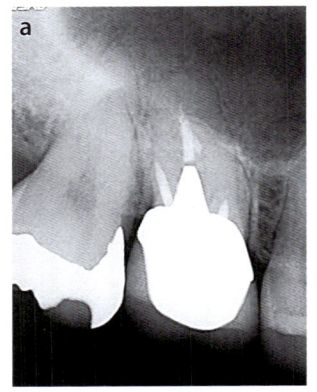

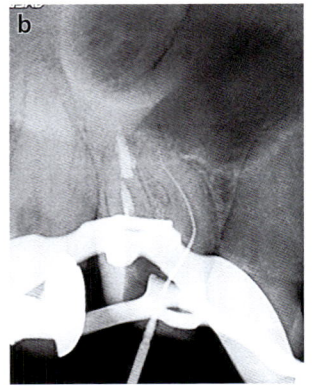

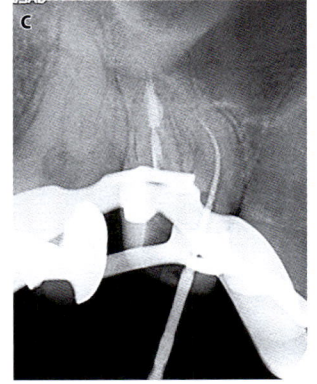

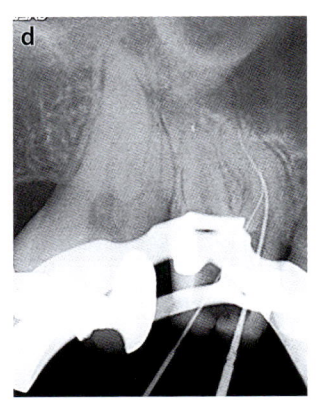

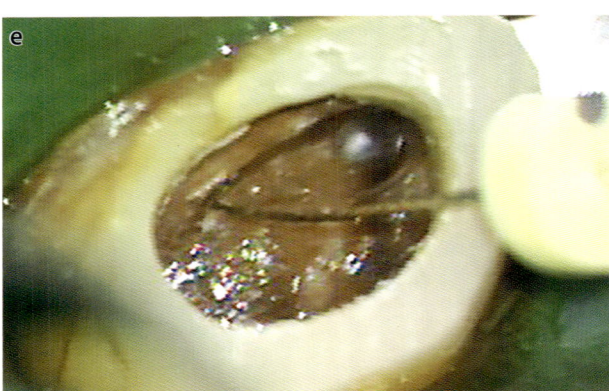

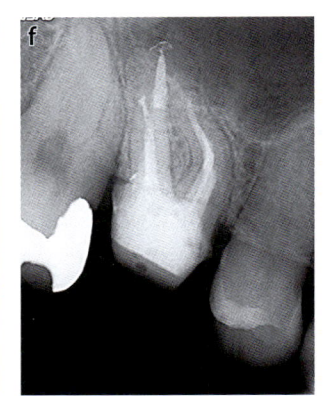

症例 5-4-1a 上顎右側第一大臼歯再根管治療症例。術前の状態。近心根にレッジが見られる。

症例 5-4-1b バイパス形成後。

症例 5-4-1c 修正形成後。

症例 5-4-1d ガイド形成後。

症例 5-4-1e MB$_2$ が見られる。

症例 5-4-1f 根管充填後。

を確保すれば、Ni-Ti ロータリーファイルの使用時にレッジ部分に誘導されることなくオリジナル根管に追従し、かつ安全に使用できると考えられる（**症例 5-4-1**）。そのためにも、02 テーパーよりもテーパーの付与された GT 手用ファイルにてレッジ部分を修正することが必要である。この GT 手用ファイルは 06～12 テーパーを有した種類があり、刃部は反時計方向に加工されている non-end cutting が特徴である[21]。

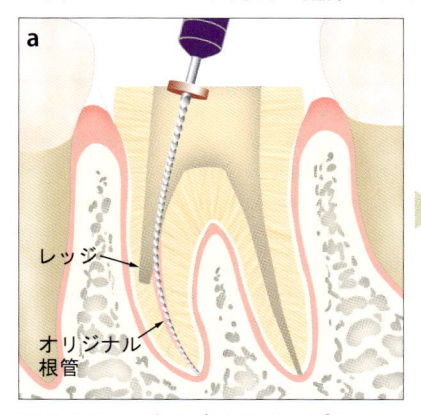
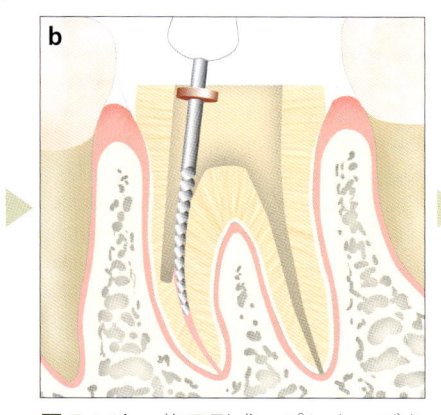
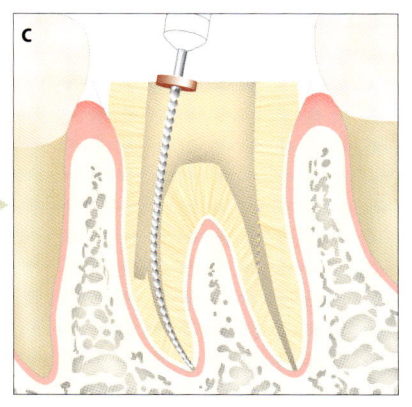

図 5-4-5a　バイパス形成。プレカーブを付与した K ファル（#10 〜 #15）にてバイパスを形成する。①ピッキングモーションで全周を探索し、②バインドしたところでショートストロークのファイリングを行う。

図 5-4-5b　修正形成。プレカーブを付与した GT 手用ファイル（#20/06 〜 10）で修正形成する。①レッジ部分を GT 手用ファイルで修正し、②バインドしたところでショートストロークのファイリングを行う。

図 5-4-5c　ガイド形成。プレカーブを付与した K ファイル（#10 〜 #15）でガイドを形成する。① GT 手用ファイルで修正された根管を K ファイル（#10 〜 #15）にてガイド形成し、② Ni-Ti ロータリーファイルで根管形成する。

STEP 1　プレカーブを付与した K ファイル #10 〜 #15 でバイパス形成

　多くの場合、湾曲根管内湾側の内側にオリジナルの根管が取り残されていることがある。この部分に、まずプレカーブを付与した K ファイル（#10 〜 #15）にて根管の全周をピッキングモーションし、オリジナルの根管を探索する。バインドしたところでラバーストッパーの位置を確認し、ショートストロークのファイリングを行って、根管の中からファイルを抜かないように注意する（**図 5-4-5a**）。

STEP 2　プレカーブを付与した GT 手用ファイル（#20/06 〜 10）による修正形成

　バイパス形成が達成したら、今度はプレカーブを付与した GT 手用ファイル（#20/06 〜 10）のラバーストッパーを湾曲の方向に合わせて挿入し、バインドしたところでもう一度ショートストロークのファイリングを行う（**図 5-4-5b**）。

STEP 3　プレカーブを付与した K ファイル（#10 〜 #15）でガイド形成

　GT 手用ファイルで修正された根管に、再度 K ファイル（#10 〜 #15）にてガイドを形成し、達成できれば Ni-Ti ファイルで根管形成を完了させる（**図 5-4-5c**）。

3　レッジ対処時の注意点

　自身でレッジから穿孔させないように、ピッキング方向をラバーストッパーで確認することが大事である。また、レッジがクリアーできなければ無理せず、根管形成可能なところまで行って根管充填し、症状が出れば外科的歯内療法に切り替える。

穿孔のマネージメント

梅田 貴志（ソフィアデンタルクリニック分院）

　日常臨床においては、根管治療時の穿孔症例に少なからず遭遇することと思う。穿孔は主として医原的に作られ、根管治療時に発見されることが多い。多くの穿孔は修理することが可能であるが、科学的な検証と臨床的な解決方法を学ぶことにより、問題解決するように努力しなければならない。

1　予後に影響を与える因子

　穿孔症例の良好な予後につながるもっとも重要な要因は、無菌的・即時的な修復である[1、2]。しかし臨床では、無菌的・即時的に処置できるような好条件で穿孔症例に遭遇することはそれほどない。以下に、穿孔症例の治療の予後に影響を与える因子について述べる。

1　穿孔のサイズ

　歯周組織の喪失が大きければ、それだけ付着を失う面積が増える。また、細菌の出入りや停滞を阻止しなければならない範囲も大きくなるので、予後不良となる可能性が高い[3]。

2　穿孔部位

　穿孔はさまざまな過程で起こるが、その部位によって分類され、予知性やマネージメントの方法が異なる。特に、歯肉溝に近い部位の穿孔は口腔内との交通が早期に起こり、予後不良になりやすい[1]。逆に、根尖部の穿孔は感染の少ない状態で封鎖できる可能性が高いため、比較的良好な予後が期待できる[4、5]。

3　時間経過

　陳旧性の穿孔では上皮移入のリスクが高くなり、予後不良となる可能性が高い。

4　材料

1）マトリックス材
　修復充填材の押し出し予防、止血、歯肉増殖の予防を目的として使用する（**症例 5-5-1**）。マトリックス材には硫酸カルシウムやコラコートなど、吸収性のよいものが理想的

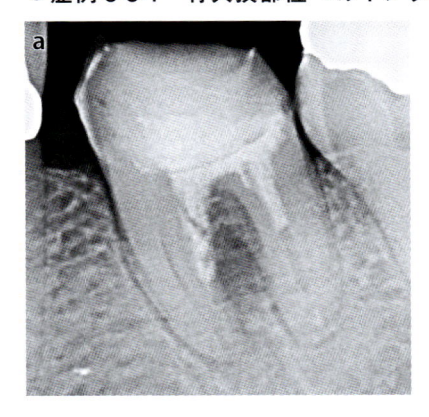
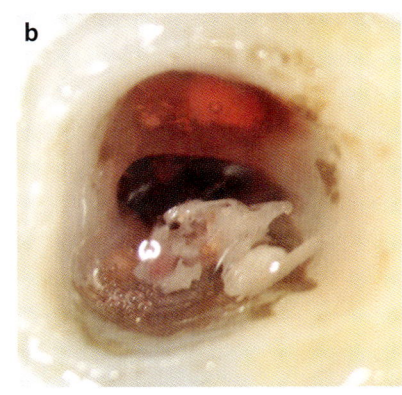
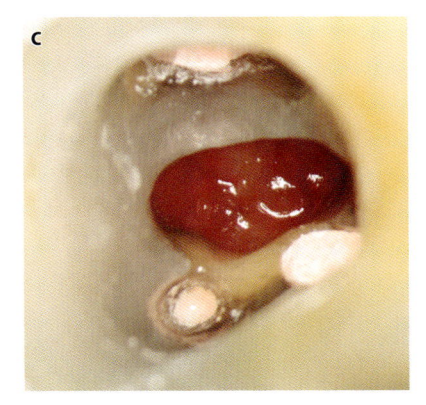
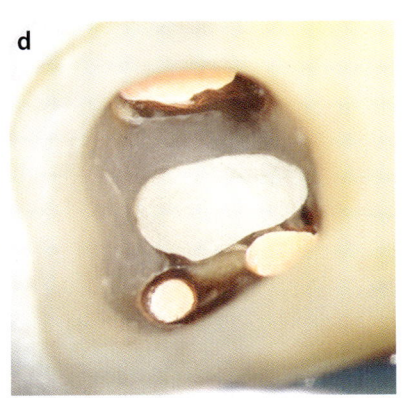
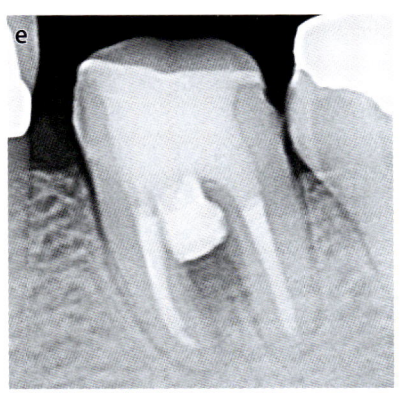

症例 5-5-1a　術前の状態。

症例 5-5-1b　根分岐部病変内から腐骨を摘出した。

症例 5-5-1c　コラーゲンマトリックス材の設置。

症例 5-5-1d　MTA セメント充填硬化後の状態。

症例 5-5-1e　術後の状態。

● 症例 5-5-2　MTA セメントによる修復症例

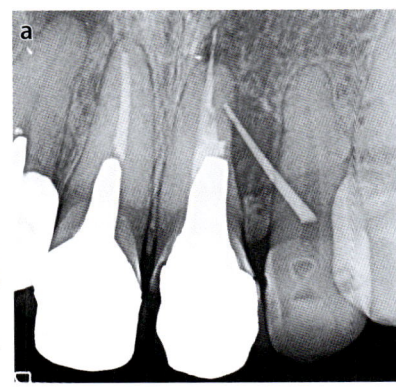
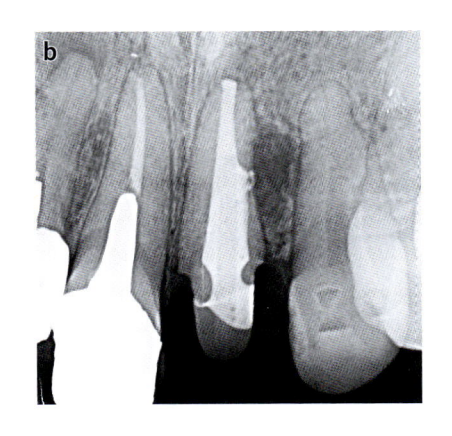

症例 5-5-2a　術前の状態。ポスト形成による根管中央部の穿孔および過剰な器具操作による根尖孔の崩壊が見られる。

症例 5-5-2b　術後の状態。MTA セメントによる根管充填および穿孔修理を行った。

である[6]。ただし、炎症がある状況での使用は禁忌である。

　マトリックス材の有無が治療結果に影響を与えるかどうかについては、議論の余地がある。

2）修復充填材

　修復材料のもっとも重要な要件は、封鎖性と生体親和性である。現時点での最良の材料は MTA セメントであろう（**症例 5-5-2**）。この材料は親水性という穿孔修理に非常に有効な特性も持ち合わせている。

● **症例 5-5-3　コンポマーとコンポジットレジンによる修復症例**

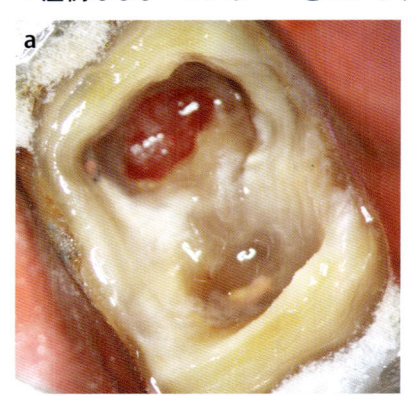
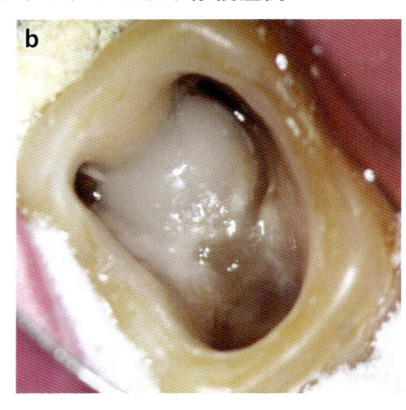

症例 5-5-3a　歯肉溝に近接した髄床底に穿孔が見られる。
症例 5-5-3b　コンポマーとコンポジットレジンを用いたサンドイッチテクニックで修復した。

　歯肉縁上の穿孔や MTA セメント充填窩洞が適切な形態をとれない場合には、コンポマーを用いることもある（**症例 5-5-3**）。

5　術者のスキルと術野への到達性

　術者のスキル・経験や、マイクロスコープの使用は予後に影響を与える。

2　穿孔の診断と処置の選択

1　穿孔修理のコンセプト

　穿孔修理における原理・原則は、歯周組織の炎症を防ぎ、最小限の充填材の押し出しで十分な封鎖を得て、微生物の出入りを防止することである[7]。要するに、細菌の停滞や出入りを長期に防ぎ、材料自体による炎症がなければ治療は成功する可能性が高い。
　しかし、治療の成功は適応症や状況に合ったマネージメント方法を適宜選択するという前提があってのことである。すべての症例で病態を的確に判断した上で、それぞれにとって最善のアプローチを考察し、術者の取り得る選択肢をあげて、患者にとってもっとも有益な選択をしなければならない。

2　術式選択の決定要素

　術式選択の決定要素については、以下の7点が考えられる[7]。
　①**到達性・視認性**：マイクロスコープを使用する。
　②**穿孔のサイズ**：MTA セメントを使用することで解決できるケースが増えた。
　③**歯周組織の状態**：重度歯周病が存在すれば、いずれにしても予後は不安である。
　④**根管治療の質**：根管治療の質がよく履歴が明確であれば、外科的処置を選択する場合がある。
　⑤**当該歯の重要性**：治療計画のなかでその歯の重要性を評価し治療法を決定する。
　⑥**口腔衛生状態**：衛生状態が悪ければ、歯周組織との交通が起こる可能性が高い。
　⑦**術者のスキル**：術者の経験値は問題解決できる症例の範囲を広げる。

穿孔症例のリペアのポイントは、

- 無菌的に即時封鎖
- MTA セメントの使用
- 適性な術式の選択

である。穿孔症例と遭遇した場合は、けっしてパニックになることなく、目の前の患者にとってもっとも有効な選択肢を落ち着いて考えてみることが重要である。穿孔に限らず、治療時に起こる偶発的な事故は臨床では避けて通れない。大事なことは「その後の的確な臨床判断と処置」である。

穿孔症例に対して選択する処置を分類すると、以下の4つに分類できる。

①**非外科的処置**：到達性、視覚性が得られるほとんどの症例で選択される第一選択である。

②**外科的処置**：穿孔が大きい場合、材料の押し出しが確認される場合、非外科的に到達できない場合、非外科的処置で改善が見られない場合、その他の事項を総合的に考慮し、外科処置を選択するかどうかの臨床判断を行う。

③**複合的処置**：難症例やストリッピングパーフォレーションなどで根管内からのリペア中に充填材が根管外に大量に押し出された時などでは、非外科的リペア後に外科的処置を行う。

④**その他の処置**：症例によっては穿孔部を修理するのではなく、物理的に穿孔部を排除するための処置（矯正的挺出、歯根切除、分割抜歯、歯根分割）や、意図的再植、抜歯を選択することもある。

Chapter

5
6

破折ファイルのマネージメント

牛窪 敏博（U'z デンタルクリニック）

　日々の臨床で、破折ファイルを除去しなければならない症例はどれくらいあるだろうか？また、自分自身がファイルを破折する頻度はどれくらいであろうか？　このように考えると頭に浮かぶのは、「頻繁に起こることではない」であろう。

　しかしその場面に直面すると、どのように患者に説明し、処置したらよいだろうかと不安に駆り立てられる。そこで本項では、そのような場面に遭遇してもパニックにならないための問題解決法を解説する。

　なお、本項で解説する「除去」とは根管内からの除去であり、外科的な除去ではない。

1　根管内からの破折ファイル除去の意思決定

　まず、「破折ファイルは取るべきか取らないべきか？」の意思決定が重要である。では、破折ファイルの存在は根管治療の予後にどれくらい影響を及ぼすのであろうか？

　Spili[1] らは、ファイル破折の頻度は数パーセントであり、治癒にはほとんど影響しないと報告している[2,3]。そのため除去には確固たる意思決定が必要であり、何が何でも除去する必要はない。一歩間違うと、治療という名の根管破壊に繋がりかねない。そのため、

- 術前に破折ファイルが確認された場合：感染の程度はどれくらいなのか？
- 術中にファイルが破折した場合：根管治療の進捗状況はどこまで進んでいるのか？

がキーポイントとなる。

　また、根管内から除去が可能か否かの意志決定も行う。除去する場合には、診療環境（マイクロスコープや各種超音波チップなど設備面と十分な診療時間の確保）やテクニカルスキルはいうまでもなく必要である。

1　術前に破折ファイルが存在する場合の意識決定

　治療を必要としている歯の術前のエックス線写真で破折ファイルが根管内に確認できた場合は、

- 根尖病変の有無
- 根管充填の状態（質）
- 臨床症状

を診査する。

　補綴をやりかえる理由で開始する症例においては、病変もなく充填も緊密で症状もなければ、破折ファイル上端部のできるところまで形成して緊密に根管充填を行い、除去

は行わず経過観察を行う。

　しかし、根尖病変が存在すれば除去する必要性が高くなる。また痛みの既往があればなおさら必要である（痛みの原因が、破折ファイルが存在する根管か否かを精査することが重要）。

2 術中にファイルが破折した場合の意思決定

　術中にファイルが破折した場合は、2つに分けて考える。

- ラバーダム防湿下で根管拡大と根管形成が初期〜中期の段階での器具破折：細菌の除去または減少が十分達成されていないので除去を検討したほうがよい
- 十分な根管形成・洗浄が終了した段階での器具破折：除去の必要性はなし

たとえば生活歯髄を抜髄している場合で、根尖部でぴったりとファイルが破折すれば除去する必要はないと考えられる（生活歯髄であるため感染の度合いが失活歯や再治療歯に比べて低いと考えられる）。また失活歯でも、根尖病変がエックス線写真では見られず症状もない症例で、形成の終盤で根尖付近のファイル破折が起こったならば、その上端まで十分に洗浄を行い、水酸化カルシウムで一度貼薬し、その後緊密に充填して経過観察を行うことで、積極的に除去はしない。

2　根管内から除去可能か否かの意思決定

　上記の2項目から「除去する」との意思決定がなされれば、次に治療計画として根管内から除去可能か否かの意思決定を行う。除去に関する難易度は、破折片の位置、長さ、太さ、そして対象歯の位置と歯根の長さや患者の開口量などが関係してくる[4〜7]。無理に根管内から除去する必要はなく、外科的除去（歯根端切除術や意図的再植術と同時に行う）も必ず選択肢に入れておき、「根管内からの除去を試みるもできずに、外科的除去に移行することもありうる」と、患者には術前に説明すべきである。

　根管内から除去可能か否かの意思決定に際しては、以下の2点に関して考察する。

1 マイクロスコープ下で破折ファイルが見えるか見えないか

　これは「根管の湾曲の手前なのか超えたところなのか」という意味でもある。ルーペなどで見えるところは別として、根管内ではマイクロスコープで確認できなければ除去は行わない。エックス線写真でかなり深部に存在するように見えても、マイクロスコープでは意外と見える場合があるため、エックス線写真だけでの判断は禁物である。

　基本的には、湾曲点を超えたところの破折ファイル除去は行わないほうがよいが、湾曲の手前であっても除去する最中に破折片が根尖側方向に進んで見えなくなってしまうこともあり、このようになると根管内からの除去は無理である。

　つまり、見えないところを手探りで処置することは不可能であり、仮にできたとしても偶然かパーフォレーションを伴った無惨な結末となるであろう。このような場合は外科的に除去すべきである。当然、難易度は湾曲点に近ければ、または根尖部に近くになればなるほど高くなる（**図 5-6-1 参照**）。

●**図 5-6-1　マイクロスコープで破折ファイルが確認できるか？**

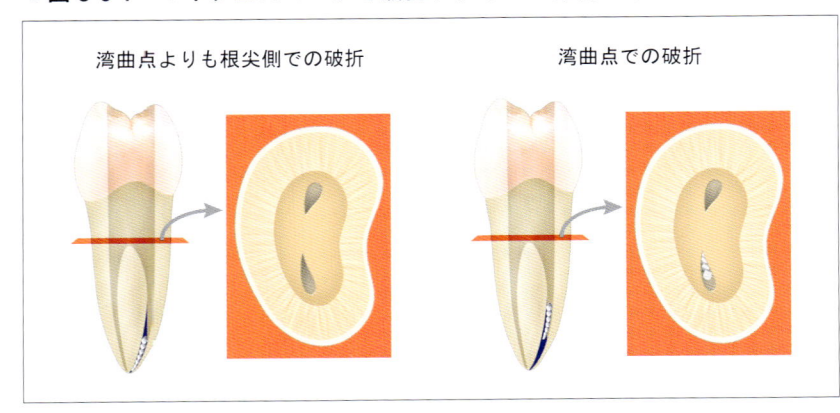

湾曲点よりも根尖側での破折　　　　湾曲点での破折

図 5-6-1　マイクロスコープ下での破折ファイル観察のイメージ。湾曲点を超えて視認できない破折ファイル（左）は除去しないほうがよい。湾曲点の手前にあり視認できる破折ファイルは除去可能だが（右）、除去中に破折片が根尖方向に進んでしまうことがあるので注意が必要である。

●**図 5-6-2　除去用器具が破折ファイル断端に接触しているところを確認できるか？**

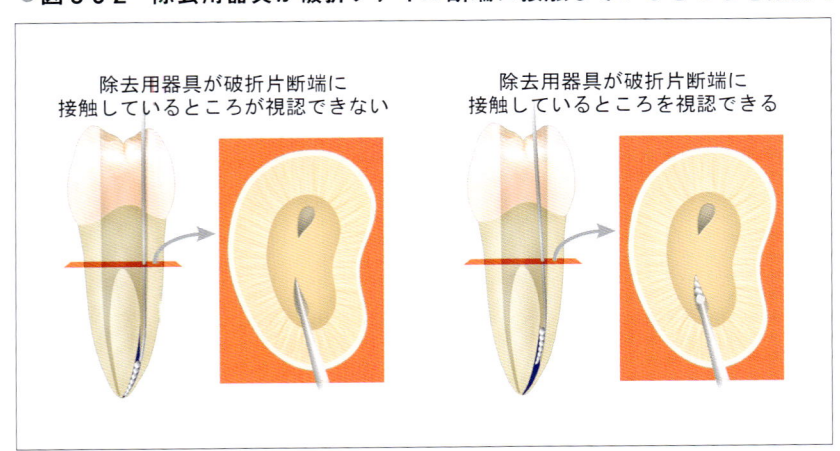

除去用器具が破折片断端に
接触しているところが視認できない　　　除去用器具が破折片断端に
接触しているところを視認できる

図 5-6-2　除去用器具が破折ファイルの断端に接しているところが観察できない場合（左）と確認できる場合（右）のイメージ。接しているところが見えない場合は、外科的な除去を試みる。

2　除去用器具が破折片の断端に接触するか

マイクロスコープで破折片が確認できても、除去用器具がその断端に接触するかどうかを確認せずに除去を試みると、歯質の過剰切削やパーフォレーションなどの二次災害が起こる可能性がある。除去用器具が破折ファイルの断端に接触しない場合は、根管内から除去しないほうが得策であり、外科的な除去を計画する（**図5-6-2**）。

3 ファイル破折のメカニズムから学ぶ破折の予防法

　ファイルが破折するメカニズムには、延性破壊と脆性破壊の2つがあげられ、単独または混合で発生する。

1 延性破壊

　延性破壊は破壊するまでに大きな塑性変形を伴うのが特徴で、常温の鋼や銅、アルミなど、比較的伸びの大きい金属材料に過大な荷重を加えて破断させると見られる破壊形態である。一般的に大きな変形を伴ないながら最終的に破断するため、破壊の兆候が検知できる場合が多い。臨床では、手用ステンレススチール器具などの回転操作そのもののねじれに伴う破折（Torsional stress fracture）があげられる。

2 脆性破壊

　脆性破壊とは、破壊に至るまでにほとんど塑性変形を伴わずにパキっと割れてしまうイメージである。亀裂は高速に伝搬し、破面は平滑なのが特徴で、ガラスや陶器などの脆性材料はもちろん、通常は延性破壊を起こす金属材料でも低温では脆性破壊を起こすこともある[8〜13]。

　特に Ni-Ti ロータリーファイルの破折の原因は、くり返された器具の使用により金属の内部または表面に物性破壊が生じる周期的な金属疲労（Cyclic fatigue）が多いと報告されており[14]、Ni-Ti ロータリーファイルは手用ファイルよりも破折の頻度が高い[15]。

3 Ni-Ti ロータリーファイル使用時の注意点

　Torsional stress fracture は過剰な回転トルクや湾曲根管での器具先端部の食い込みにより起こりやすく[16]、Cyclic fatigue fracture は器具操作中に突然起こることが多い。これらを防ぐためにも、Ni-Ti ロータリーファイルを使用する前にはグライドパスを確保する[17]。臨床では特に以下のことに注意してロータリーファイルを使用する。
　　①使用前の器具の確認（伸びや変形があればただちに廃棄する）
　　②器具の定期的な交換（器具滅菌回数を決めて廃棄するのも1つの案である）
　　③乱暴な器具操作は慎む（無理に押さない、回さない）
　　④ Ni-Ti ロータリーファイルは回転数とトルクを厳守する
　　⑤ Ni-Ti ロータリーファイル使用前にはグライドパスを形成する
　　⑥根管内を乾燥させない（潤滑剤を使用する）

●図5-6-3　各種破折ファイルの除去法。

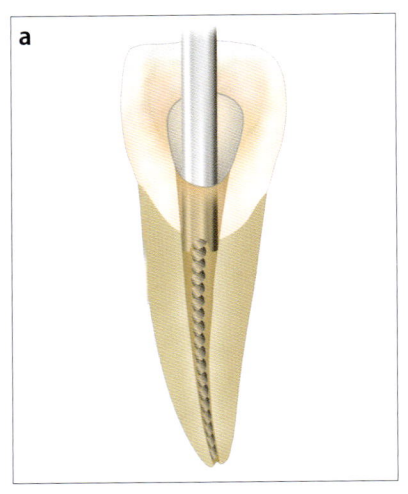

図5-6-3a　IRSテクニック（IRS technique）：外筒と内筒の間に破折ファイルを挟み除去する。

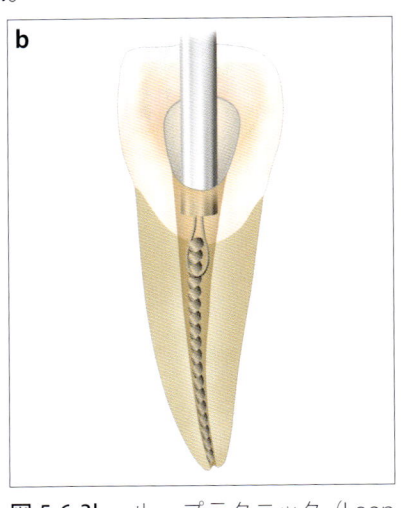

図5-6-3b　ループテクニック（Loop technique）：外筒の中にループを入れ、破折ファイルを引っ掛けて除去する。

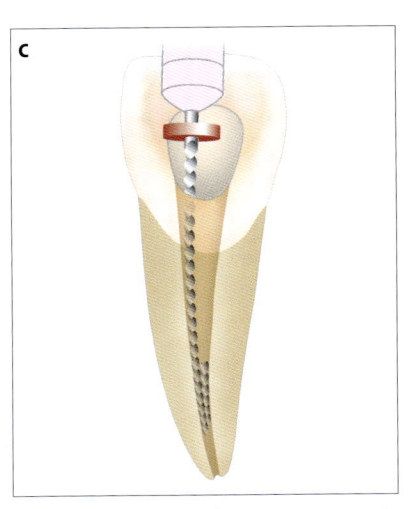

図5-6-3c　バイパステクニック（Bypass technique）：破折ファイルの隙間に細いファイルを挿入して再形成し除去する。

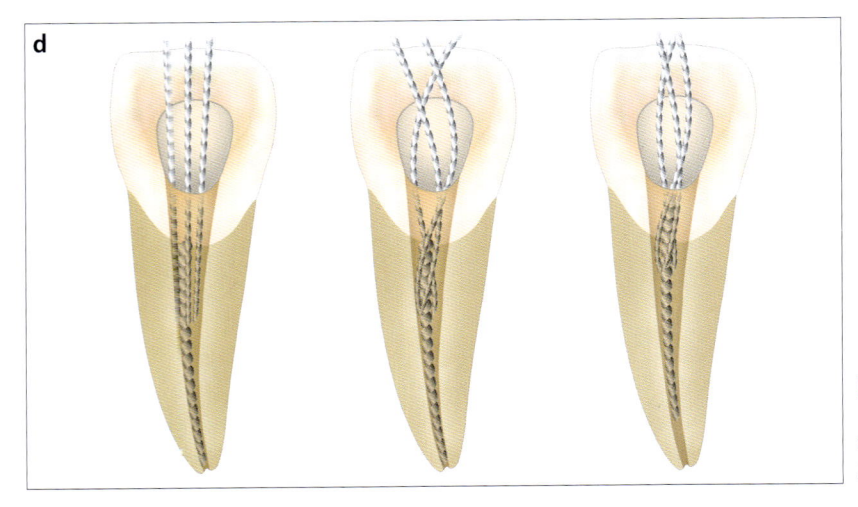

図5-6-3d　ブレーディングテクニック（Braiding technique）：破折ファイルを手用ファイルなどで三つ編みのように挟み込み除去する。

4　破折ファイルの除去法

　　除去にはいろいろな方法が発表されているが、おもに超音波チップでの除去（ステージングプラットフォームテクニック）とバイパステクニックが主流であると思われる。ループテクニックやブレーディングテクニック、IRSテクニックも症例によっては適応するが、その範囲はさほど広くはない（**図5-6-3**）。しかし長い器具は、ループテクニックが適していると思われる（**症例5-6-1**）。

1　超音波チップでの除去（ステージングプラットフォームテクニック）

　　超音波チップを使用した破折ファイルの除去法をステージングプラットフォームテクニックという（**図5-6-4**）。破折片の上部に、GGバー先端部の半分を削除したものや超音波チップ（E7DやET20Dをエンドモードで使用）を用いて基底面を形成し、除去用

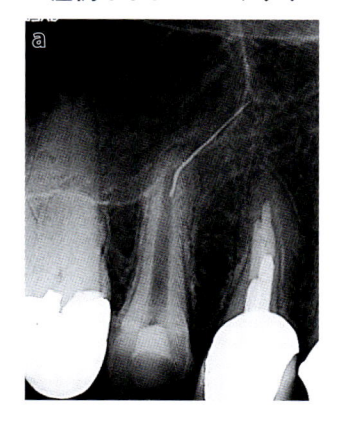 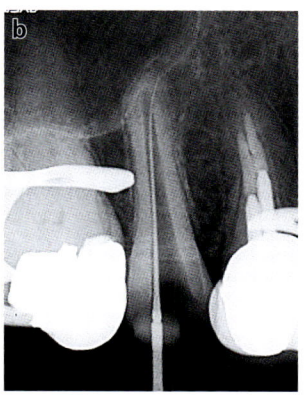 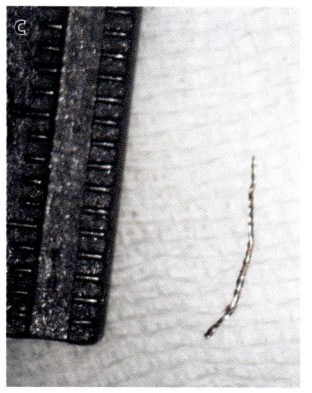 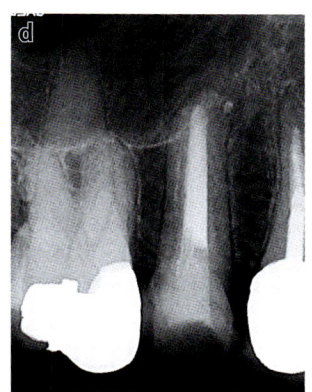

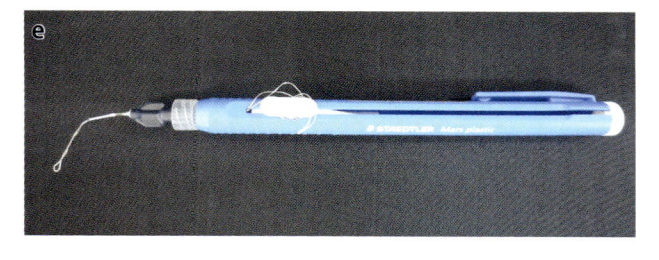

症例 5-6-1a　上顎右側第二小臼歯の根尖からファイルが飛び出している。

症例 5-6-1b　ループテクニックにて除去を行う。

症例 5-6-1c　除去された破折ファイル。

症例 5-6-1d　根管充填後の状態。

症例 5-6-1e　ループテクニック用器具（自家製）。

● 図 5-6-4　ステージングプラットフォームテクニック

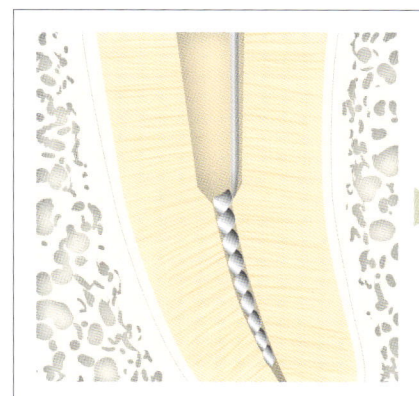 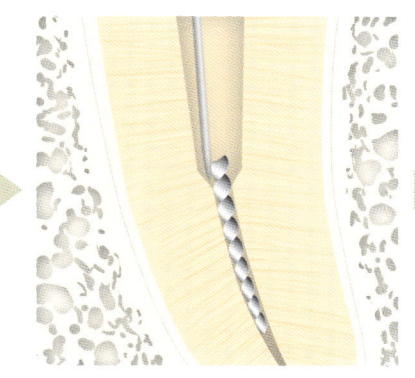 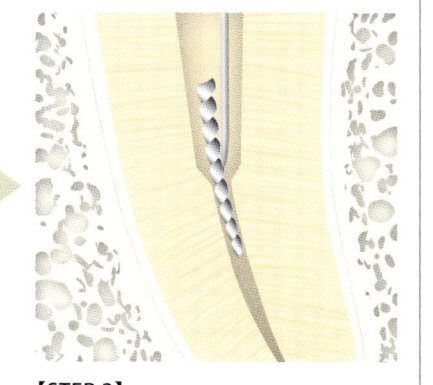

【STEP 1】
破折片断端上部に平らな基底面を超音波チップなどで形成する。

【STEP 2】
乾燥状態で、破折ファイルの断端部に除去用チップの振動をライトタッチで反時計回りに与える。

【STEP 3】
ときどき根管内を洗浄液で満たしドライとウェットの状態を交互にし、キャビテーション効果も併用する。

超音波チップの先端を歯質と破折片の隙間に挿入して除去する方法である[18]。

　まず根管内を乾燥状態にし、チップ（ET25）を湾曲の内側に挿入してスペースを確保し、反時計回りに回転させ、その後に頬側と舌側にペッキングモーションで振動を加える。約2分間の器具操作後、根管内を湿潤状態（シリンジで洗浄液もしくは精製水を根管内に満たしておく）にして、破折片の内湾側からチップの振動をほんの少し上下的に与え、キャビテーション効果を加える。この操作をくり返し行うと、根管内から破折ファイルが飛び出すように除去できる（**症例 5-6-2 参照**）。

　この時の超音波装置のモードはエンドモードにし、パワー設定は低いレンジから徐々

● **症例 5-6-2** 　ステージングプラットフォームテクニックによる破折ファイル除去の実際

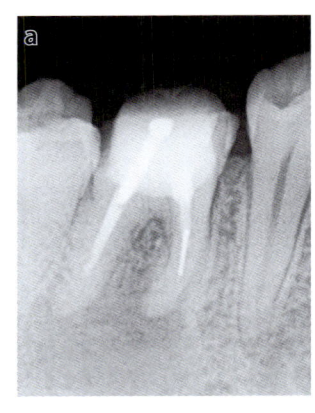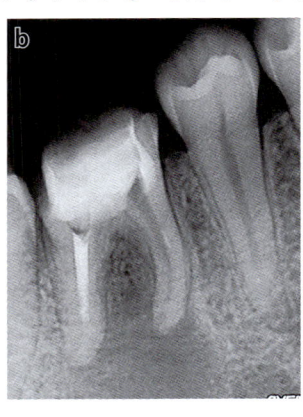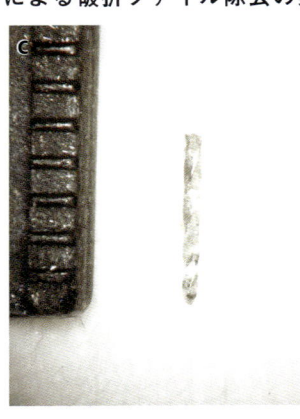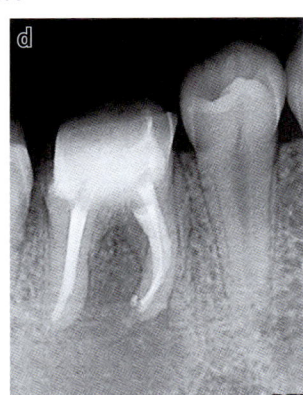

症例 5-6-2a 　下顎右側第一大臼歯近心舌側根に破折した器具が見られる。

症例 5-6-2b 　除去後の状態。

症例 5-6-2c 　除去された破折ファイル。

症例 5-6-2d 　根管充填後の状態。

に上げて行き、いきなり高いパワーでは使用しない。そうしなければ、チップの先端がすぐに破折したり、超音波チップによる根管内クラックや破折という二次災害を招きかねないからである。また、乾燥状態のみで器具操作をすると、発熱に伴い歯周組織にダメージを与えることになるので、湿潤状態との交互操作による冷却をけっして怠ってはならない[19]。

　この方法でも除去できなかった場合は、無理をせずにあきらめて、形成したところまで洗浄して緊密に根管充填を行い、外科的除去に切り替える。

2 　バイパステクニック

　バイパステクニックは、細いファイルで内湾側をネゴシエーションしながら隙間を作り、徐々に大きなファイルにサイズアップして除去を試みる方法である。根尖部 1/3 でのバイパステクニックはパーフォレーションを起こす危険性が高く、パーフォレーションを起こした場合は予後不良となる[20]。

　除去を行う上で重要なポイントは、破折ファイル除去ばかりを考えるのではなく、いかに残存歯質を温存するかである。そのため穿通できない場合は無理はせず、穿通できるところまでで洗浄し、充填、経過観察とし、問題が起これば外科的に対応する。

＊　　＊　　＊

　破折ファイルは必ずしも除去する必要はなく、必要であればその知識と技術を集約させて挑むべきである。そして、一般歯科医師に破折ファイル除去がどれくらい必要であるのかをもう一度よく考えてほしい。

　マイクロスコープの登場以来、「破折ファイル」という言葉が一人歩きし、あたかも除去できることがすばらしい技術であると思い込んでいる歯科医師が存在するのも事実である。また患者もこの単語に敏感で、注意しないと医事紛争に巻き込まれることも考えられる。

　根管治療の目的は根尖性歯周炎の治療と予防であり、破折ファイル除去が目的ではないことを忘れてはならない。

Chapter

6

外科的歯内療法

　根管治療の成功率（病変の治癒する確率）は、基本コンセプトを遵守することにより非常に高いものであることがわかっているが、それでも完全ではない。根管治療を行ったにも関わらず不幸にも治癒しなかった場合、次に考えるべきステップは外科的歯内療法あるいは抜歯である。本章では、歯根端切除術と意図的再植術の概要および適応、そして術式をおもに述べていく。

　根管治療後の予後判定の基準として「何をもって成功とするか」は種々の基準が設けられているが、成功率は一般的に Initial treatment（抜髄処置や壊死歯髄の根管治療）の場合で8〜9割、再治療の場合で5〜8割といわれている。過去の根管治療で見逃した根管があったり、細菌の除去が不十分であったりすれば、理想的な根管治療を再度行うことで良好な結果を得られる可能性はあるが、それ以外であれば再治療による問題解決は難しく、外科処置を行うべきである。

Chapter 6-1

歯根端切除術

田中 浩祐（石井歯科医院）

1 非外科的歯内療法の限界

根管治療において、その治癒を妨げる原因としては以下の理由があげられる。

1 根管の解剖学的形態の複雑性

天然歯の根管が非常に複雑な形態を呈していることは古くからわかっており[1]、病変が治癒しない理由として、根管洗浄や根管貼薬を行ってもそれらの及ばない部位に細菌が残っていることが考えられる。

2 機械的拡大、根管充填の限界

根管の形態は必ずしも正円とは限らず、ファイルが回転する機械的拡大ではその内壁をすべてクリーニングすることはできない（**図 6-1-1a**）[2]。また、機械的拡大を行った根管内を充填しても、ガッタパーチャによって満たすことのできなかった空間は、将来的に細菌が増殖する温床となり得る（**図 6-1-1b**）。

3 細菌の抵抗性

根管内の細菌はバイオフィルムの形態を纏って根管壁に付着しているものも多くあり、機械的拡大、化学的洗浄、根管貼薬を経ても完全に殺菌することは不可能な場合もある。特に *E. faecalis* は難治性の根尖性歯周炎の根管内から多く発見され、水酸化カルシウムなどの貼薬にも耐えることがわかっている[3]。

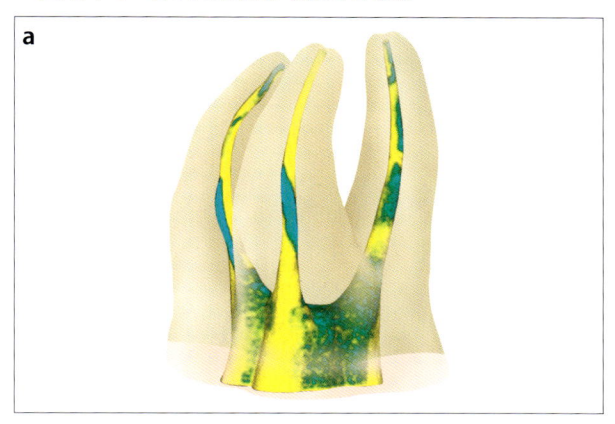

図 6-1-1a　機械的拡大前（緑）と後（黄）の根管壁のイメージ（参考文献 2 より引用改変）。ファイルによる機械的拡大が終了した根幹内には、細菌が取り除かれていない根管壁（緑）があることを知っておくべきである。

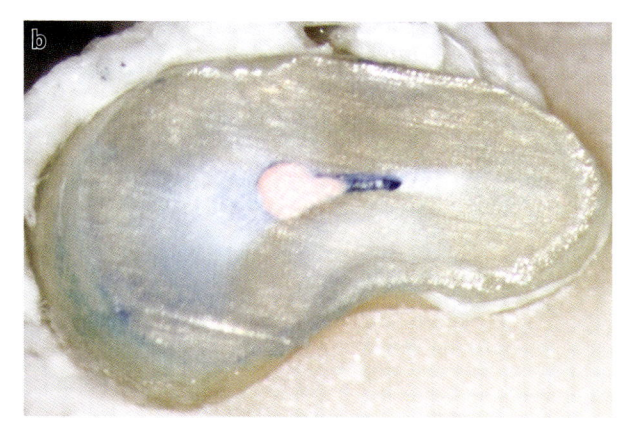

図 6-1-1b　根管充填を行った抜去歯の断面。メチレンブルーに青く染まった部分は機械的拡大が十分に行われず、またガッタパーチャによる封鎖も得られていない。

2　外科的歯内療法の選択

　　根管治療を行っても前述の理由により病変の治癒が得られなかった場合、再び根管治療を行ったとしても病変の原因である細菌の除去を行うことは不可能である場合が多いことから、歯根端切除を次の選択肢として検討すべきである。

　　臨床的には、このような場合には打診痛や根尖相当部の圧痛、サイナストラクトの存在などが認められることが多いが、そのほか歯根端切除を検討すべき状況として、以下のものが考えられる。

- 穿孔、破折器具などが根管内に存在し、これらを非外科的歯内療法でマネージメントできない場合
- ポストを含めた歯冠修復物の除去が困難、あるいは患者が望まない場合

　　しかし、以上のような状況であっても安易に外科的歯内療法を選択すべきではなく、根管治療の質が低い、あるいは歯冠側からの漏洩が疑われるような症例では、非外科的歯内療法を第一選択とすべきである。

　　適切にケースを選び、決められた術式を遵守した場合の外科処置の成功率は約 9 割と極めて高い[4]。そのために必要な項目としては

①デンタルおよびパノラマエックス線写真では十分に知り得ない解剖学的な形態（上顎洞や下歯槽神経と治療歯の三次元的な位置関係など）を、必要に応じてコーンビーム CT にて得る

②マイクロスコープにて切断した根面を高倍率で精査する

③超音波チップにて逆根管形成を行う

④封鎖性の高い材料を用いて逆根管充填を行う

があげられる。

　　なお、外科処置は非常に予知性の高い術式であるが、根管治療にて解決できない原因を取り除くために選択されるべきである。したがって、第一選択として常に根管治療によって根管系からの細菌の除去を試みる努力が必要であり、それでも解決されない時のみに外科的介入を考えるべきである。なぜなら、外科処置にて解決できなかった場合の次の選択肢は抜歯だからである。

● **図 6-1-2 外科的歯内療法で用いる切開法**

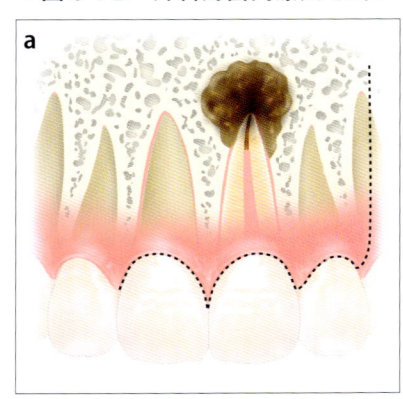 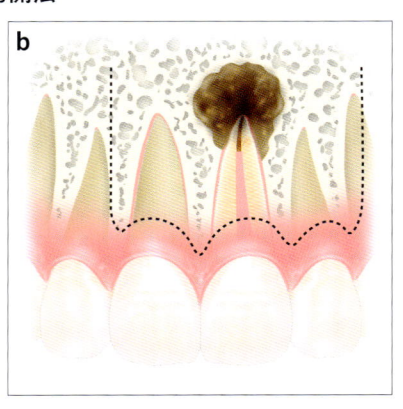 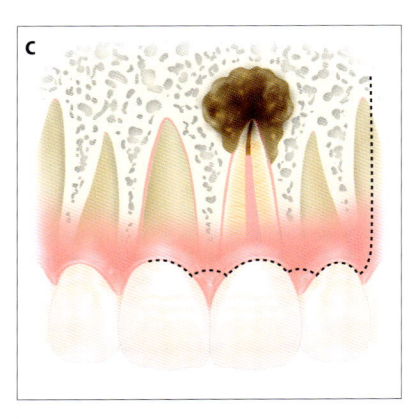

図 6-1-2a 歯肉溝切開。もっとも多く用いられる切開法であるが、歯肉の位置が下がる可能性があるため、審美的要求度の高い部位では用いないほうがよい。

図 6-1-2b 辺縁歯肉切開。歯肉の位置が下がるリスクはないが、ポケット底部から十分な付着歯肉の幅を確保して切開する必要がある。

図 6-1-2c Papilla-based inciseon。歯肉溝切開の一種である。縫合をすべて頬側で行えるというメリットはあるが、歯肉の位置が下がるリスクについては注意が必要である。

3 外科処置の術式

STEP 1 局所麻酔

　術中の痛みを抑えることに加え、局所麻酔薬に添加されているエピネフリンの作用で止血効果を得ることを期待する。止血効果を得るためには最低 10 〜 15 分待つことが望ましい。特にマイクロスコープを使った外科処置では、良好な止血効果を得ることは必須である。下顎大臼歯部では下顎孔伝達麻酔を併用する。

STEP 2 切開

　患歯や付着歯肉の状態を考慮し、歯肉溝切開（**図 6-1-2a**）あるいは辺縁歯肉切開（**図 6-1-2b**）などを選択する。歯間乳頭を避けた Papilla-based inciseon（**図 6-1-2c**）は歯肉溝切開に準じた方法で、縫合が行いやすいというメリットがある。

STEP 3 剥離

　剥離子を用いて骨膜を確実に剥離し、術野を明瞭にする（**図 6-1-3**）。骨膜が残っていると術中の出血の原因となる。

STEP 4 骨削除

　骨の削除量は、逆根管形成量と切断する歯根端の長さによって決まる。逆根管形成時に使う超音波チップが骨窩洞に入るように、最低直径 4 mm は必要である（**図 6-1-4**）。

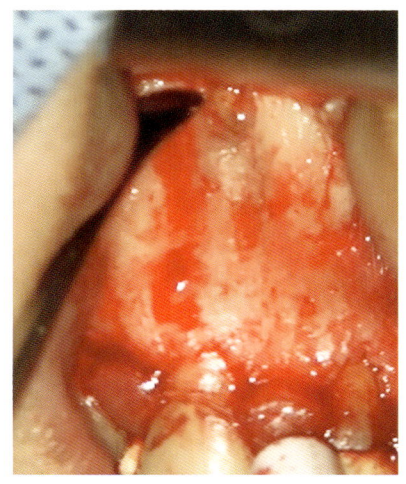

図 6-1-3　骨削除を行う部位まで十分に剝離する。

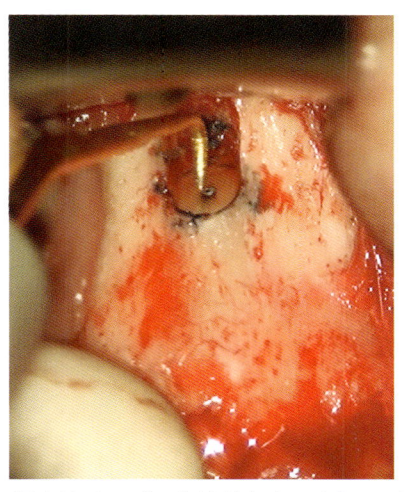

図 6-1-4　超音波チップの先端が収まるように形成された骨窩洞。

● 図 6-1-5　歯根端切除する範囲と根尖分岐、側枝の関係（参考文献 5 より引用改変）

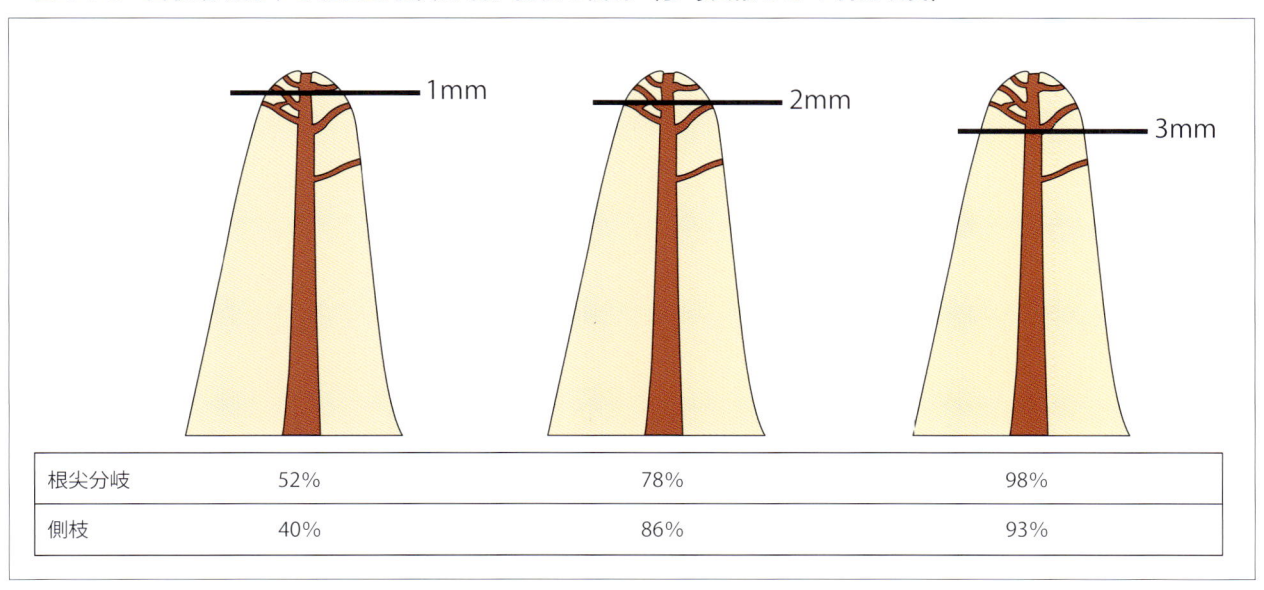

根尖分岐	52%	78%	98%
側枝	40%	86%	93%

図 6-1-5　根尖分岐と側枝は、その 9 割が根尖側 3 mm 以内に存在する。切断の量が多ければそれらを十分に取り除く確率は高くなるが、歯質保存の観点から、3 mm の位置で切断し、さらに 3 mm の逆根管形成を行うことで、可及的な封鎖を期待する。

STEP 5　歯根端切除

　バーを用いて歯軸と垂直に切断する。ベベルの付与は逆根管形成時に穿孔のリスクがあるので行わない。

　切断する長さは、歯根端 3 mm 以内に側枝が集中しているという理由（**図 6-1-5**）から、3 mm を基準とする。また、切断した断面はメチレンブルーにて染色し、マイクロスコープの最大倍率にて精査を行う。

●図 6-1-6　逆根管充填

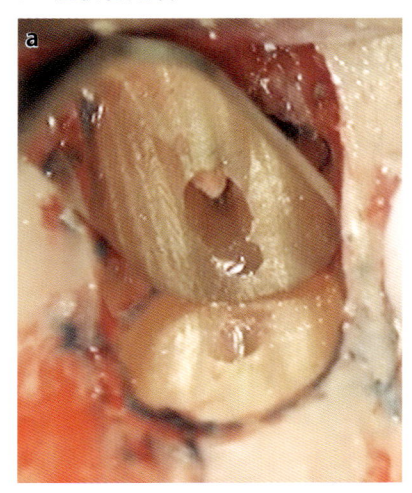

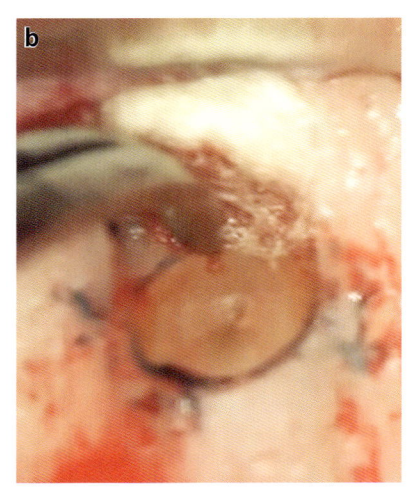

図 6-1-6a　逆根管形成終了時の状態。

図 6-1-6b　エピネフリン綿球を骨窩洞内面に圧接する。

STEP 6　逆根管形成

　超音波チップを用いて 3 mm 形成する（**図 6-1-4 参照**）。この際、超音波チップの向きが歯軸と平行になっているかを確認する。

　結果、切断 3 mm の歯根端と合わせて、計 6 mm の根管を根尖側からマネージメントしたことになる。

STEP 7　逆根管充填

　逆根管形成後に、マイクロミラーを用いて根管充填材の取り残しがないかを確認したら（**図 6-1-6a**）、緊密に封鎖を行う。その際、骨窩洞から出血がある場合はエピネフリンを含んだ綿球を窩洞に入れることもある（**図 6-1-6b**）。

　逆根管材料としては以下のものがある。

1）アマルガム

　封鎖性が低いため、過去の歯根端切除術の予後が悪かった原因の 1 つにアマルガムの使用があった[4]。そのため、近年ではほとんど使用されない。

2）スーパー EBA セメント

　強化型のユージノールセメントで、良好な成績を得られることが古くからわかっている[6]が、操作性が悪い。

3）MTA セメント

　封鎖性、生体親和性の観点から、現在入手できる逆根管充填材の第一選択である[6]。使用にあたっては、MTA ブロック（**図 6-1-7a**）と専用のキャリア（**図 6-1-7b**）を使うと操作性がよい（**図 6-1-7c、d**）。

a

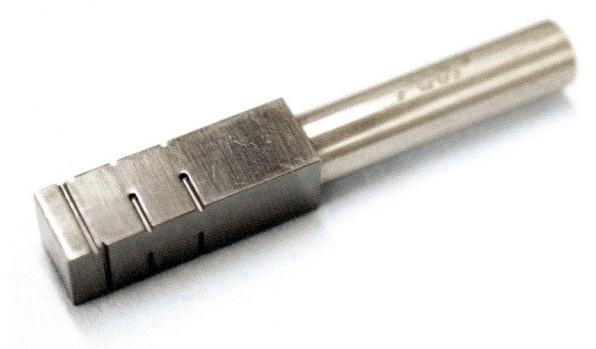

図 6-1-7a　NEX MTA フォーマー（ジーシー）。

b

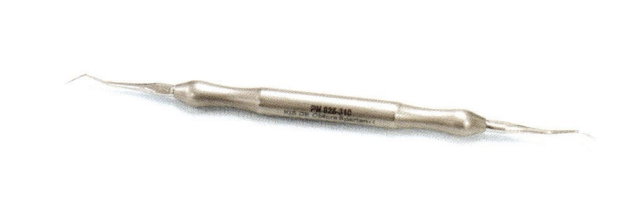

図 6-1-7b　KiS MTA キャリアー（オブチュラスパルタン）。

c

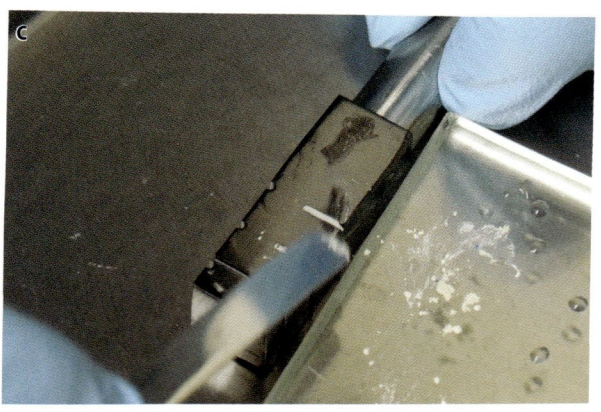

図 6-1-7c　NEX MTA フォーマーに練和した MTA セメントを入れる。

d

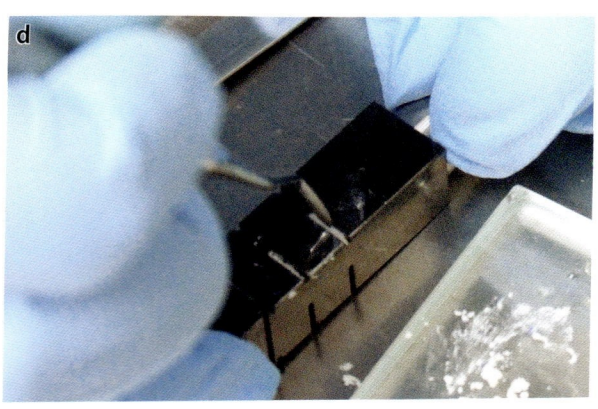

図 6-1-7d　KiS MTA キャリアーを用いてフォーマーから取り出し、患歯へ運ぶ。

STEP 8　縫合

　マイクロスコープを用いた外科処置では 5 - 0 以下の細い糸の使用が可能である。抜糸は術後 3 〜 5 日以内に行うことが望ましい。

STEP 9　術後投薬

　術後性疼痛のマネージメントとして、NSAIDs の処方が第一選択である。全身疾患を有する患者の感染防止として、術前・術後の抗菌薬の処方も必要に応じて行う。
　また術部位は、約 1 週間はブラッシングなどの機械的刺激は避けるべきであり、含嗽剤などを用いて創部を清潔に保つよう患者に指導を行う。

Chapter 6 2 意図的再植術

伊藤 創平（ITO DENTAL OFFICE）

1　意図的再植術とは

　　意図的再植術は外科的歯内療法の1つである。根管治療が成功しない場合で、①歯根端切除術が適応にならない場合、または②歯根端切除術も成功しなかった場合に用いられる術式である（**図6-2-1**）。そのため歯内療法分野では、「最終手段（last resort）」とも表現される。

　　抜歯が成功すれば、根尖をあらゆる方向から観察できるので、歯根端切除術に比べ術式がシンプルで容易である。その反面、抜歯を伴う術式であるがゆえに術中の歯根破折や術後の歯根吸収など特有のリスクがある（**図6-2-2**）。

　　成功率について、いくつかの研究結果を**表6-2-1**に示す。これらの数字から、近年では約90%の成功率と考えられる。

●**図6-2-1　意図的再植術の臨床ステップイメージ**

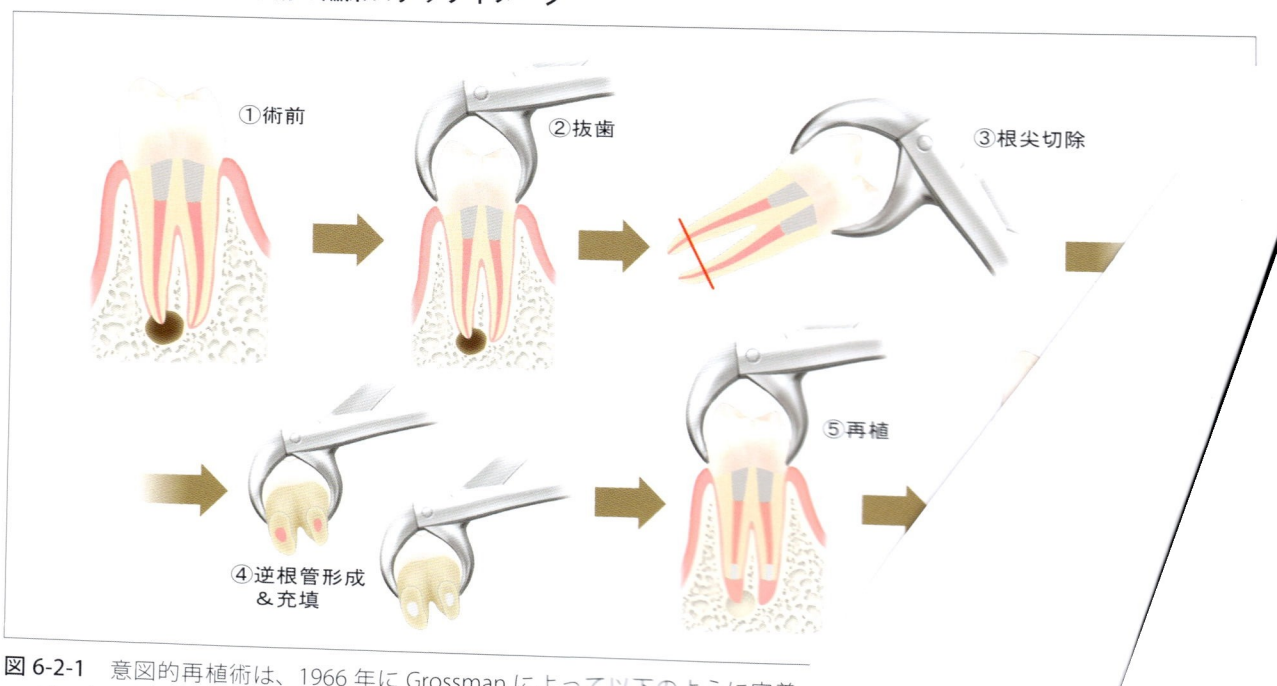

①術前　②抜歯　③根尖切除　④逆根管形成＆充填　⑤再植

図6-2-1　意図的再植術は、1966年にGrossmanによって以下のように定義
and its almost immediate replacement, with the object of obturating the car
意図的に抜歯し、口腔外で歯根端切除と逆根管充填を行い、直ちに再植を

● 図 6-2-2　意図的再植術特有の術中・術後のリスク

図 6-2-2　抜歯時の歯根破折を防ぐため、あらかじめ支台築造をしておくことが望ましい。また、抜歯前に矯正的挺出や矯正用のエラスティックゴムを隣接歯との間に一定期間入れ、歯根膜を弛緩させてから抜歯することは、歯根吸収予防の観点から有効といわれている。

術中のトラブル
- 抜歯時の歯根破折

術後のトラブル
- 歯根吸収（おもに置換性吸収）
- 付着の喪失

● 表 6-2-1　意図的再植術の成功率（参考文献２より引用改変）

	対象歯数	追跡期間	生存率（%）	成功率（%）
Grossman, 1966	45	2～11 年	80	80
Kingsbury & Wiesenbaugh, 1971	151	3 年	95	92
Grossman, 1980	94	2～19 年	77	―
Karl H, 1988	177	6～54 か月	82	―
Bender & Rossman, 1993	31	1 日～22 年	―	81
Kratchman, 2001	86	4 年	―	98
Asgary, 2014	20	平均 15.5M	―	90
Sin-Yeon, 2016	159	0.5 ～ 12 年	93	―

＊ 2000 年以降は 90%以上の結果が出ている。

● 表 6-2-2　意図的再植術の適応症

適応症
通法の歯根端切除術ではアクセス困難な部位
解剖学的な制限がある部位
外科的にアクセス不可能な部位の穿孔
失敗した歯根端切除術症例
術者のスキル不足や診療環境

意図的再植術の適応症

意図的再植術の適応症として、**表 6-2-2** に示すものがあげられる。

1　通法の歯根端切除術ではアクセス困難な部位

上下顎第二大臼歯は、視野の確保、治療器具のアクセスの面から歯根端切除術が困難である。特に下顎第二大臼歯は外斜線により頬側の骨が厚く、また歯自体が舌側傾斜していることが多いことから、逆根管形成は困難となる（**図 6-2-3 参照**）。

●図6-2-3　適応症①　歯根端切除術ではアクセス困難な部位

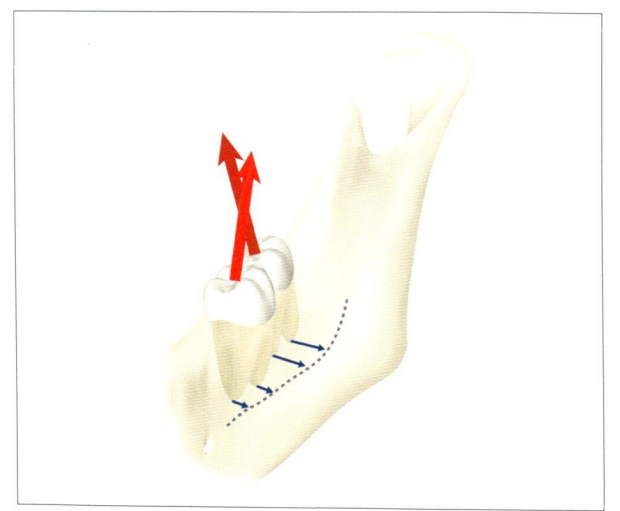

図6-2-3　上下の第二大臼歯は、後方という位置的な問題と、下顎では外斜線の骨の厚みで、歯根端切除術を行うには器具の到達が困難である。

●図6-2-4　適応症②　解剖学的制限のある部位

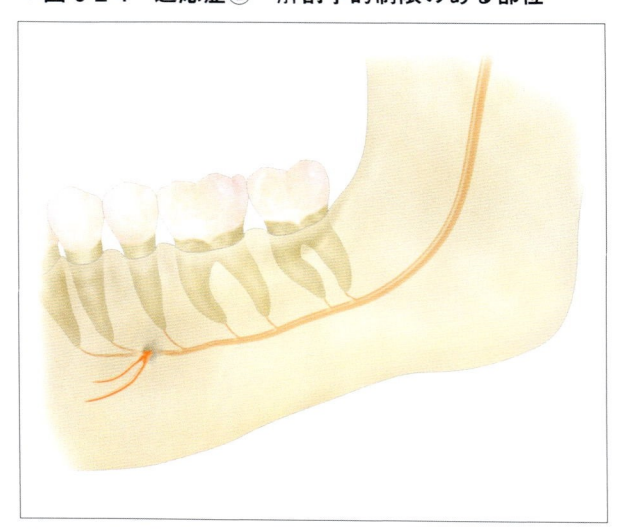

図6-2-4　下顎臼歯部の根尖は下顎管やオトガイ孔が近接していることがある。それにより歯根端切除術が危険を伴う場合は意図的再植術が適応となる。

●図6-2-5　適応症③　外科的にアクセス不可能な部位の穿孔

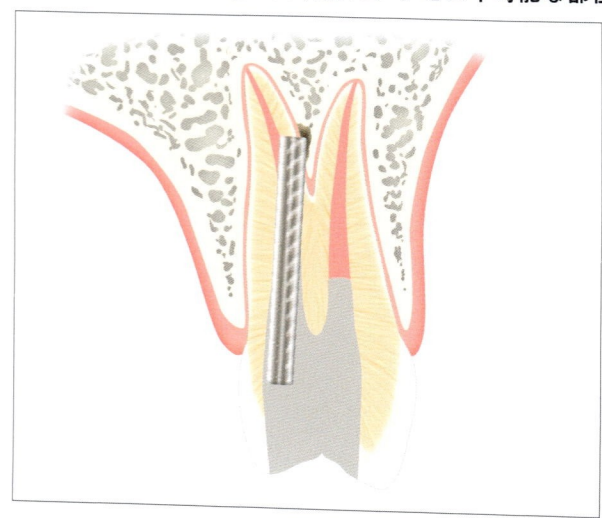

図6-2-5　特に複根歯に生じた穿孔は歯根端切除術スが困難で、また歯根や骨への侵襲が大きい場合ため口腔外で処置できる意図的再植術が適応る。

2 解剖学的な制限がある部位

　具体的には、下顎管、オトガイ孔、上顎洞の3つとすれば歯根端切除が行える症例も少なくない（図6

3 外科的にアクセス不可能な部位の穿孔

　たとえば上顎小臼歯の口蓋根の穿孔をローチでは頬側骨と頬側根の健全な

　そのためこのようなケースでは、で確実である（図6-2-5）。

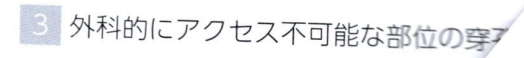

● **図 6-1-7　逆根管充填における MTA セメントの操作**

a

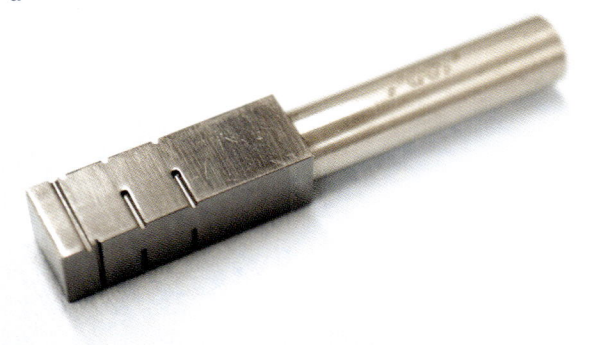

図 6-1-7a　NEX MTA フォーマー（ジーシー）。

b

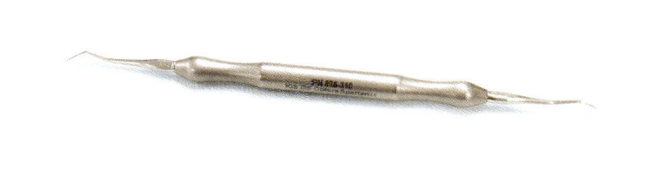

図 6-1-7b　KiS MTA キャリアー（オブチュラスパルタン）。

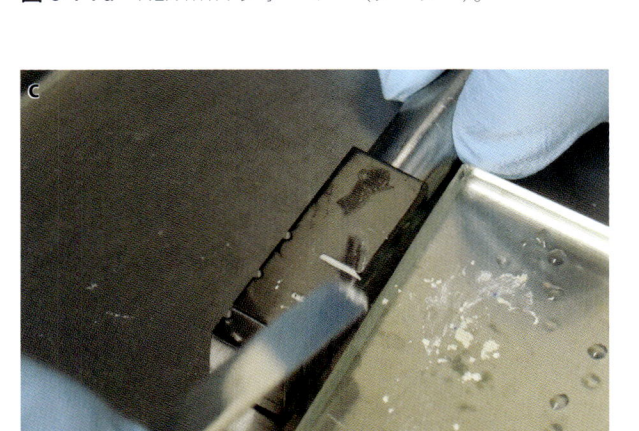

図 6-1-7c　NEX MTA フォーマーに練和した MTA セメントを入れる。

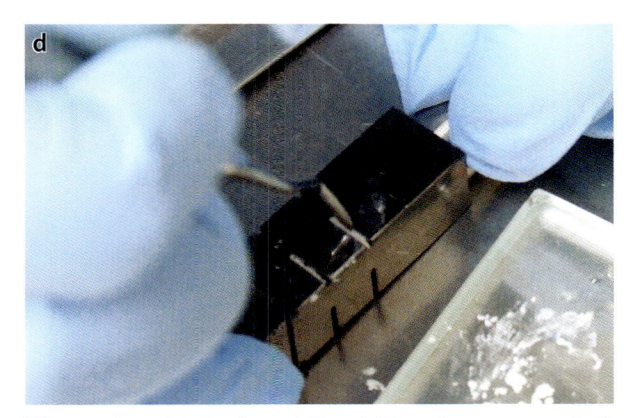

図 6-1-7d　KiS MTA キャリアーを用いてフォーマーから取り出し、患歯へ運ぶ。

STEP 8　縫合

　マイクロスコープを用いた外科処置では 5 - 0 以下の細い糸の使用が可能である。抜糸は術後 3 〜 5 日以内に行うことが望ましい。

STEP 9　術後投薬

　術後性疼痛のマネージメントとして、NSAIDs の処方が第一選択である。全身疾患を有する患者の感染防止として、術前・術後の抗菌薬の処方も必要に応じて行う。

　また術部位は、約 1 週間はブラッシングなどの機械的刺激は避けるべきであり、含嗽剤などを用いて創部を清潔に保つよう患者に指導を行う。

Chapter 6 / 2

意図的再植術

伊藤 創平（ITO DENTAL OFFICE）

1　意図的再植術とは

　意図的再植術は外科的歯内療法の1つである。根管治療が成功しない場合で、①歯根端切除術が適応にならない場合、または②歯根端切除術も成功しなかった場合に用いられる術式である（**図 6-2-1**）。そのため歯内療法分野では、「最終手段（last resort）」とも表現される。

　抜歯が成功すれば、根尖をあらゆる方向から観察できるので、歯根端切除術に比べ術式がシンプルで容易である。その反面、抜歯を伴う術式であるがゆえに術中の歯根破折や術後の歯根吸収など特有のリスクがある（**図 6-2-2**）。

　成功率について、いくつかの研究結果を**表 6-2-1**に示す。これらの数字から、近年では約 90%の成功率と考えられる。

● **図 6-2-1　意図的再植術の臨床ステップイメージ**

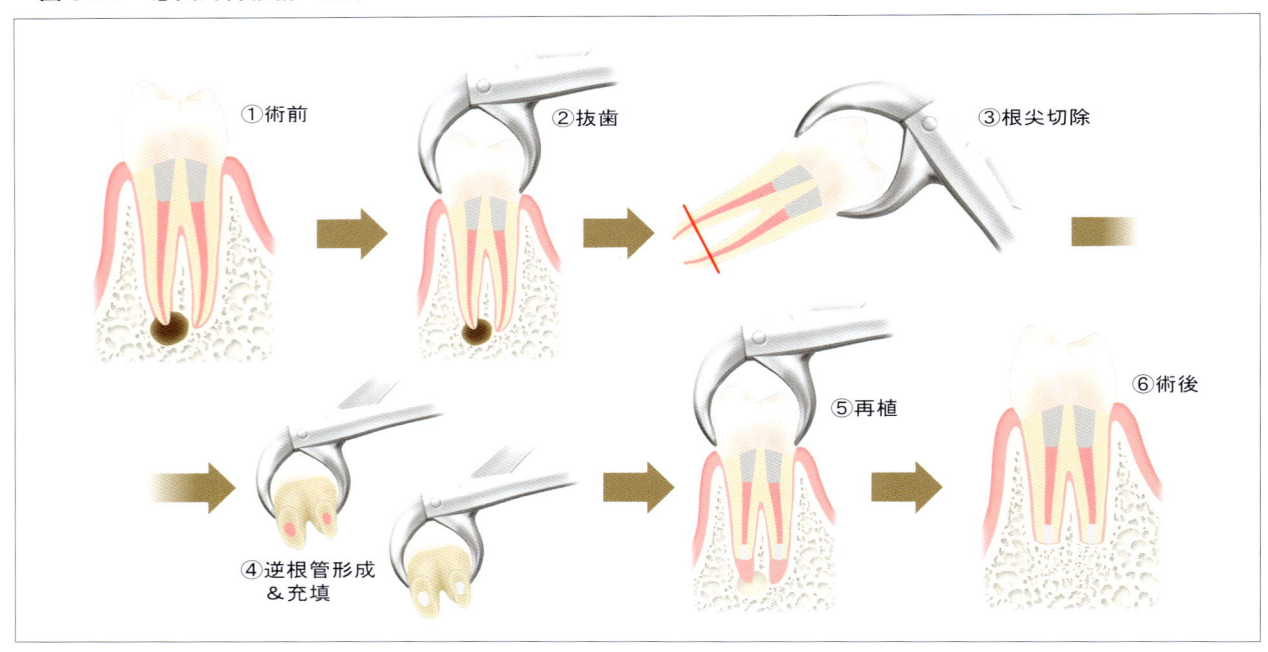

①術前　②抜歯　③根尖切除　④逆根管形成＆充填　⑤再植　⑥術後

図 6-2-1　意図的再植術は、1966 年に Grossman によって以下のように定義された。"the purposeful removal of a tooth and its almost immediate replacement, with the object of obturating the canals apically while the tooth is out of the socket." 意図的に抜歯し、口腔外で歯根端切除と逆根管充填を行い、直ちに再植をする術式[1]。

● 図 6-2-2　意図的再植術特有の術中・術後のリスク

図 6-2-2　抜歯時の歯根破折を防ぐため、あらかじめ支台築造をしておくことが望ましい。また、抜歯前に矯正的挺出や矯正用のエラスティックゴムを隣接歯との間に一定期間入れ、歯根膜を弛緩させてから抜歯することは、歯根吸収予防の観点から有効といわれている。

術中のトラブル
- 抜歯時の歯根破折

術後のトラブル
- 歯根吸収（おもに置換性吸収）
- 付着の喪失

● 表 6-2-1　意図的再植術の成功率（参考文献２より引用改変）

	対象歯数	追跡期間	生存率（%）	成功率（%）
Grossman, 1966	45	2～11 年	80	80
Kingsbury & Wiesenbaugh, 1971	151	3 年	95	92
Grossman, 1980	94	2～19 年	77	―
Karl H, 1988	177	6～54 か月	82	―
Bender & Rossman, 1993	31	1 日～22 年	―	81
Kratchman, 2001	86	4 年	―	98
Asgary, 2014	20	平均 15.5M	―	90
Sin-Yeon, 2016	159	0.5 ～ 12 年	93	―

＊ 2000 年以降は 90%以上の結果が出ている。

● 表 6-2-2　意図的再植術の適応症

適応症
通法の歯根端切除術ではアクセス困難な部位
解剖学的な制限がある部位
外科的にアクセス不可能な部位の穿孔
失敗した歯根端切除術症例
術者のスキル不足や診療環境

2　意図的再植術の適応症

意図的再植術の適応症として、**表 6-2-2** に示すものがあげられる。

1　通法の歯根端切除術ではアクセス困難な部位

上下顎第二大臼歯は、視野の確保、治療器具のアクセスの面から歯根端切除術が困難である。特に下顎第二大臼歯は外斜線により頬側の骨が厚く、また歯自体が舌側傾斜していることが多いことから、逆根管形成は困難となる（**図 6-2-3 参照**）。

● 図 6-2-3　適応症① 歯根端切除術ではアクセス困難な部位

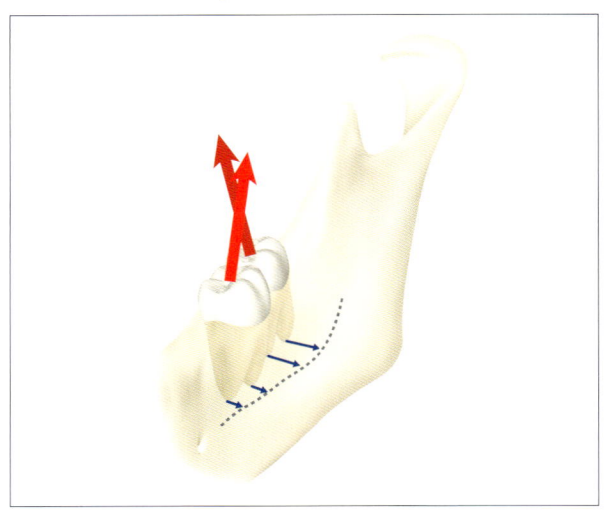

図 6-2-3　上下の第二大臼歯は、後方という位置的な問題と、下顎では外斜線の骨の厚みで、歯根端切除術を行うには器具の到達が困難である。

● 図 6-2-4　適応症② 解剖学的制限のある部位

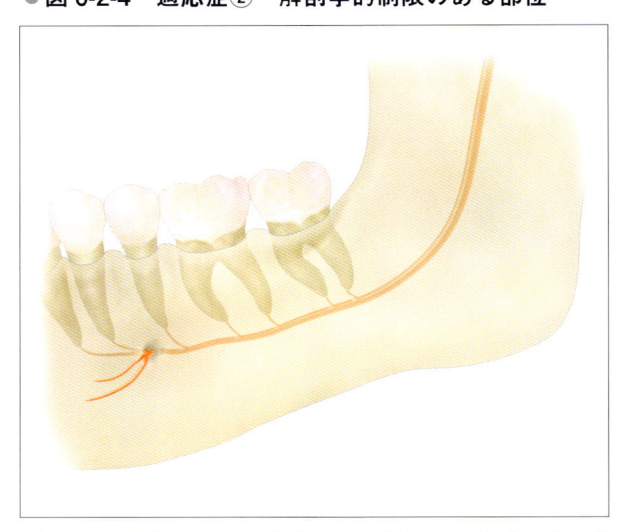

図 6-2-4　下顎臼歯部の根尖は下顎管やオトガイ孔が近接していることがある。それにより歯根端切除術が危険を伴う場合は意図的再植術が適応となる。

● 図 6-2-5　適応症③ 外科的にアクセス不可能な部位の穿孔

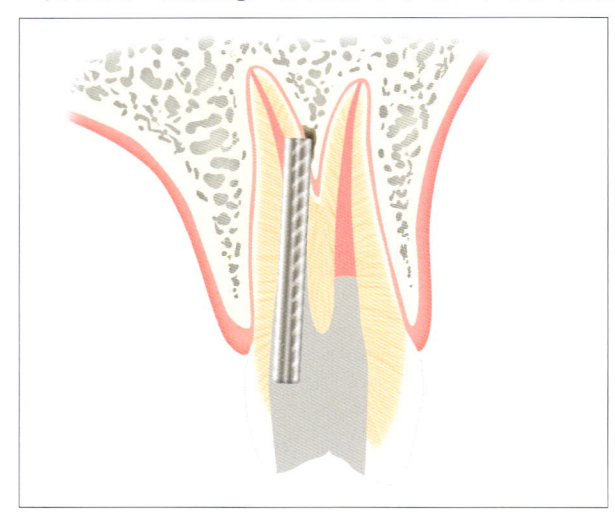

図 6-2-5　特に複根歯に生じた穿孔は歯根端切除術ではアクセスが困難で、また歯根や骨への侵襲が大きい場合がある。そのため口腔外で処置できる意図的再植術が適応となることがある。

2 解剖学的な制限がある部位

　具体的には、下顎管、オトガイ孔、上顎洞の3つといわれている。ただし、十分配慮すれば歯根端切除が行える症例も少なくない（図 6-2-4）。

3 外科的にアクセス不可能な部位の穿孔

　たとえば上顎小臼歯の口蓋根の穿孔を外科的に対応しようとすると、頬側からのアプローチでは頬側骨と頬側根の健全な部分を多く喪失する。
　そのためこのようなケースでは、意図的再植術にて口腔外で処置を行ったほうが容易で確実である（図 6-2-5）。

非適応症
歯根の湾曲や離開の大きな歯
中等度から重度歯周病症例
修復が望めない歯

● 図 6-2-6　歯根の湾曲や離開の大きな歯は非適応症

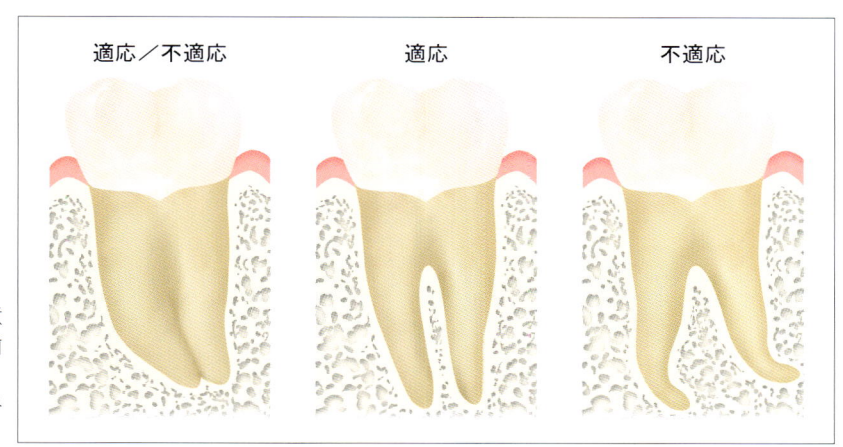

図 6-2-6　抜歯時の破折は処置終了を意味することから、一塊のものとして抜歯できそうな歯根形態が適応となる。なお、根分岐部のある歯は、再植時に深く沈み込みすぎることがないため扱いやすい。

4　失敗した歯根端切除術症例

　歯根端切除術に比べて口腔外で原因の観察および処置が行えるため、意図的再植術は問題解決の最終手段として用いられる。歯根端切除術を一度受けている歯は根尖が切除されているため、比較的抜歯が容易になる。

5　術者のスキル不足や診療環境

　マイクロスコープ下での歯根端切除術を行うスキルや診療環境が不足している場合も、一応適応といえる。抜歯ができればその後は容易な術式のため、前歯などの抜歯が容易な部位で用いられがちであるが、抜歯を伴う処置である以上、抜歯時の歯根破折や術後の歯根吸収のリスクを考えると、基本的には第二大臼歯以外は歯根端切除術が第一選択となる。

3　意図的再植術の非適応症

　意図的再植術の非適応症は、**表 6-2-3** に示すものがあげられる。

1　歯根の湾曲や離開の大きな歯

　抜歯時に歯根破折や過度な歯根膜の損傷が大きくなる可能性のある歯根形態を有する場合は、意図的再植術の適応にならない（**図 6-2-6**）。

2 中等度から重度歯周病症例

健全な歯根膜が長期予後の必要条件となるため、中等度から重度歯周病症例は適さない。また、3 mm の歯根端切除を口腔外で行うため、再植後の歯冠歯根比も術前に考慮に入れる必要がある。

3 修復が望めない歯

修復に必要な健全歯質がない場合は、鉗子による安全な抜歯がしにくく、術中の歯根破折のリスクがある。

4 意図的再植術の術式

1 術前診査（CT 撮影）

特に解剖学的構造（下顎管、オトガイ孔、上顎洞）と根尖との正確な位置関係を知ることができる。また歯根形態、根管数をあらかじめ予想できるのも術中の助けとなる。

2 当日のフロー

1）局所麻酔

浸潤麻酔で行うが、下顎第二大臼歯の場合は下顎孔伝達麻酔を併用する。なお、歯根膜を損傷させないためと歯根膜の血流の遮断を避けるために、歯根膜注射は行わない。

2）歯肉上皮の切開

歯周靭帯を切断する。

3）抜歯

歯根膜保護の観点から、鉗子の先がセメント質に触れることのないように CEJ より上を掴む。また、同様の観点からヘーベルは使用しない。抜歯時の破折を防ぐため注意深く時間をかけて行うことがポイントである。頬舌方向に倒しすぎると歯根膜を圧迫しダメージを加えることになるので、動揺が増してきたら回転させながら抜歯する（**図 6-2-7**）。

4）根尖切除と逆根管形成

新品のカーバイドバー（♯ 330 など）で根尖を 3 mm 切断する。作業中は、歯根膜保護の観点から乾燥させないように留意する（**図 6-2-8**）。染色時のみ切断面を十分に乾燥させ、メチレンブルーを塗布し観察する。マイクロスコープ（最大倍率）にて破折、漏洩、見落としの根管などを観察後、切断で使用したカーバイドバーや超音波チップにて、原則 3 mm の逆根管形成を行う（**図 6-2-9**）。

5）逆根管充填

現在は MTA セメントやバイオセラミック、スーパー EBA セメントを使用することが多い（**図 6-2-10**）。

● 図 6-2-7　抜歯時のポイント

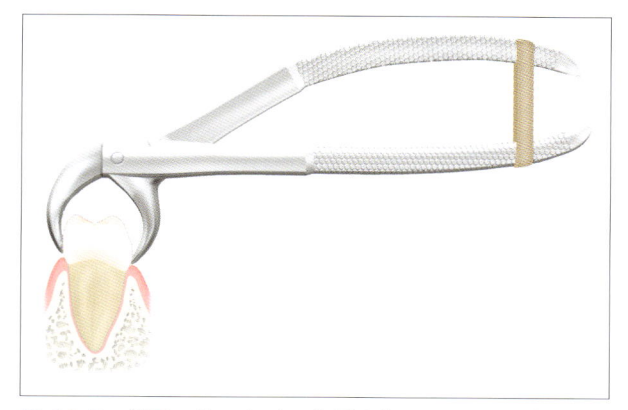

図 6-2-7　鉗子の先でセメント質を傷つけることがないよう、CEJ よりも歯冠側を把持するようにする。そのため把持しやすいように筆者は先端がダイアモンドコーティングされた鉗子を用いている。また鉗子の柄にラバーバンドを巻くことで抜歯時の術者の疲労軽減と、口腔外での作業時の歯の落下防止の助けとなる。

● 図 6-2-8　根尖切除時の乾燥防止策

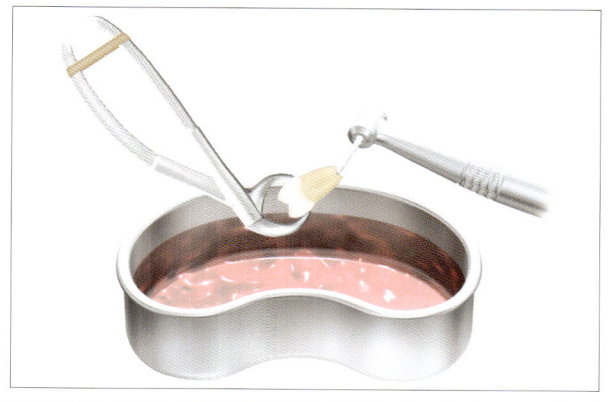

図 6-2-8　口腔外での作業時は膿盆に用意した HBSS 溶液（Hanks' Balanced SaltSolution ／ハンクス平衡塩溶液）に頻繁に浸し、乾燥による歯根膜へのダメージを最小限にするよう心がける。筆者は切断時の注水もシリンジに用意した HBSS 溶液を用いている。

● 図 6-2-9　下顎第二大臼歯に対する逆根管形成

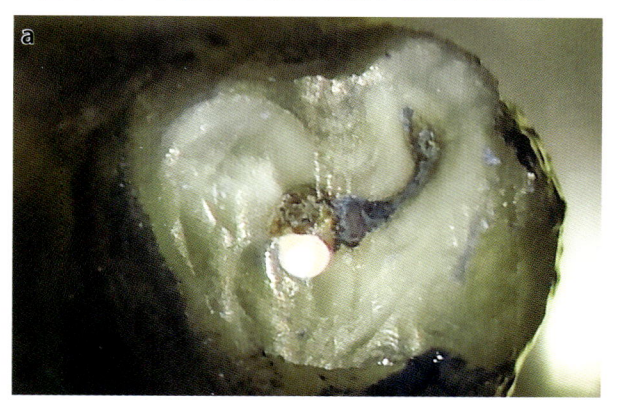
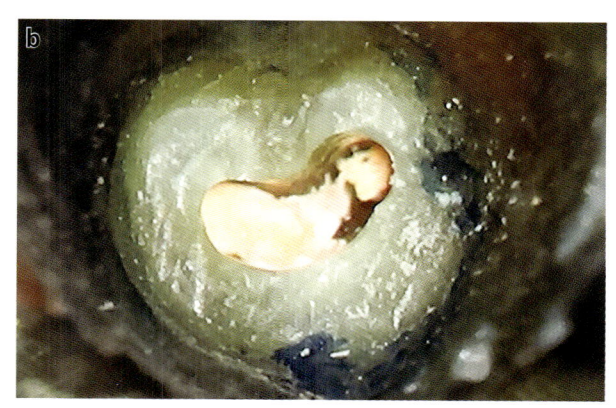

図 6-2-9a、b　下顎第二大臼歯樋状根の症例。切断面を観察すると、根管治療で対応できていない部分が多く染め出された。その後、深さ 3 mm の逆根管形成を行った。

● 図 6-2-10　逆根管充填

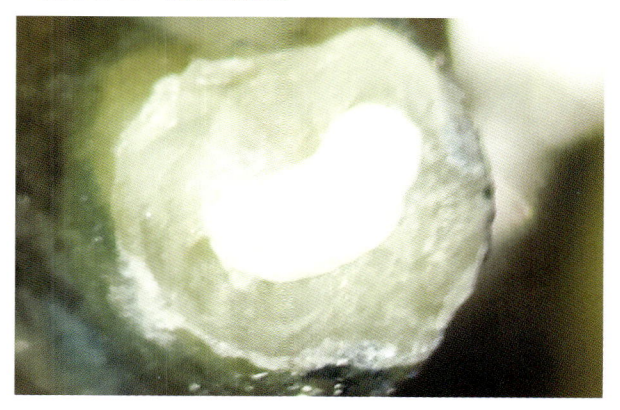

図 6-2-10　MTA セメントによる逆根管充填を終えた状態。

● **図6-2-11 歯の固定**

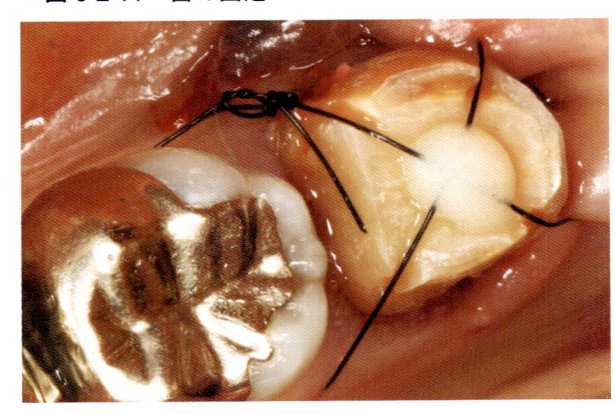

図6-2-11 固定はプラークの集積を防ぐ観点からナイロンモノフィラメントのものを使用する。このケースでは、縫合糸が外れぬように支台歯の四隅にスリットを形成し、中央では即時重合レジンにて固定している。

6) 再植

力をかけずに注意深く戻す。口腔外処置時間は15分以内が望ましい[3]とされている。

7) 固定

強固な固定は置換性吸収を引き起こす[4]という報告があるため、必要な時のみ最小限の固定を行う（**図6-2-11**）。

8) 経過観察

約8週後に歯根膜の治癒が起こる。よって最終補綴が必要な際は、術後8週以降に行う。またこの頃より置換性吸収が起きるといわれているため、打診音（金属音）、動揺度などの臨床所見を注意深く観察する。

ONE POINT

置換性吸収の防止には歯根側の歯根膜保護が鍵となる

①鉗子をセメント質にかけない。
②歯根膜の生活度を保つ：口腔外にある際の歯根膜生存のために乾燥は極力避ける。
③口腔外作業時間の短縮：口腔外の時間が長いほど、また湿潤よりも乾燥のほうが歯根膜の生存率は減少する[5]。再植は15分以内に行うことが望ましい[3]。
④抜歯窩の掻爬の徹底：骨側の歯根膜の保護の観点から行わないとする考えもあるが、筆者は歯根側の歯根膜のみが置換性吸収を防ぐのに重要であること[6]、根尖孔外感染の可能性も考慮して、可能なかぎり掻爬している。

7

歯内療法とその隣接領域

　通常の根管治療や外科的根管治療以外に、歯髄保存療法や根未完成歯の治療、歯内−歯周病変、そしてクラックトゥースや石灰化根管など、歯内療法の分野には多くのトピックがある。臨床医はこれらのトピックに日々遭遇する可能性があり、精通しておかないといけない。しかしその頻度はさまざまであり、得意・不得意で治療に差がついてしまうことも考えられる。本章では、それらのトピックの標準化された治療方針を考えてみたい。

　歯髄保存療法は予後が悪いと決めつけられ、行うことなく抜髄されるケースも少なくはない。しかし、正確な診断が行えればそのようなこともなく、長期間安定した状態に保つことができる。根未完成歯の治療は以前からの考えかたに加え、再生学的な考えかたも登場している。石灰化根管はどのようにマネージメントするかがキーとなる。この点が理解されずに10回も20回も根管治療する臨床医も存在し、これでは反対にコロナルリーケージを作り出し、感染症を重篤にしているといっても過言ではない。クラックトゥースや垂直性歯根破折は近年増加傾向にある。しかし、これらに気がつかず何度も根管治療をくり返していることはないだろうか？ぜひ可能なかぎりこの点に関して診査・診断の重要性を理解していただき、早期の問題解決を提案いただきたい。また歯内−歯周病変は、一部このクラックや垂直性歯根破折と類似しているため誤解を生んでおり、正確な鑑別は必須である。そして本当に歯内−歯周病変であれば、どのタイミングで歯周治療を開始するのかを理解しなければならない。痛みに関しては歯原性疼痛と非歯原性疼痛の鑑別とその場合の対応が重要であるが、一般臨床医が対応できるものは歯原性疼痛であり、侵害受容性疼痛が種となる。この点に関しても注意すべきで、何でも手を出してしまうと迷路に入ってしまい、二度と出られなくなる。

Chapter 7-1

生活歯髄療法

林 佳士登（銀座しらゆり歯科）

　生活歯髄療法は歯髄の生活度を維持するための歯科治療であり、予防的歯内療法（Preventive endodontics）と呼ばれている[1]。歯内療法の目的は根尖性歯周炎の予防と治療であるが、歯髄を良好な状態で保存することができれば、すなわちそれがもっともよい根尖性歯周炎の予防方法である[2]。

1　歯髄を保存する意義

　歯髄組織は象牙質の形成および栄養供給、歯の痛覚刺激伝達などの重要な働きを担っている[3]。

　象牙質と歯髄は機能的に結びついているというエビデンスが豊富に存在し、「象牙質・歯髄複合体（Pulpo-dentin complex）」と呼ばれている[4]。

　象牙質は水分を比較的多く持つ組織であり、象牙細管内液の移動がなくとも、細管内の水分を通じて細菌の産生物などの有害な物質が歯髄のほうへ拡散しうるため、この点では外部からの刺激へのバリアとしての象牙質の機能は弱いように見える。しかし、歯髄はそれらの刺激に対して神経・血管・免疫的な活性を高め、象牙細管内に結晶を堆積させて象牙質の浸透性を減少させたり、第3象牙質を形成させることにより、象牙質のバリアとしての機能を向上させて歯髄自体を保護するように働いている[4,5]。つまり、生活歯髄はバクテリアが歯や根尖部へ侵入するのを防ぐバリアとして機能しているのである[6]。

　また、失活歯と生活歯（反対側の同じ歯種）にカンチレバーで力をかける実験において、痛みや痛みに似た感覚を誘起するのに失活歯では生活歯の1.6〜2.72倍の力が記録されたと報告されており[7]、歯髄は過剰な咬合力から歯を保護するのにも役立っていると示唆されている。

2　生活歯髄療法の原理

　Bergenholtzは、サルの歯に形成された5級窩洞の窩底部に、ヒトの歯肉縁上プラークから培養した細菌群を用いて抽出した細胞内・外成分を入れ、テフロンディスクを介して酸化亜鉛ユージノールセメントで仮封し（**図7-1-1**）、歯髄の反応を組織学的に評価したところ、象牙質を介して刺激が伝わった部分に32時間以内に局所的な中〜強度の炎症性細胞浸潤が起こることを病理組織学的に示した[8]。

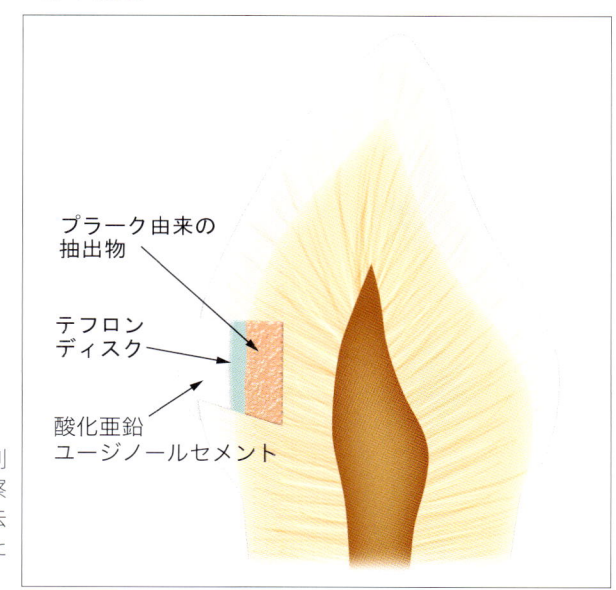

プラーク由来の
抽出物

テフロン
ディスク

酸化亜鉛
ユージノールセメント

図 7-1-1　Bergenholtz は、サルの歯を用いてプラーク由来の刺激が象牙質を介して歯髄に伝わることによる歯髄の反応を観察し、刺激により歯髄に局所的な炎症が起こること、刺激が除去されれば歯髄は炎症から回復すること、そして刺激が継続した場合にも歯髄は炎症から回復することを見出した。

　次に、Bergenholtz は同じ実験デザインにて窩底部に同じく細胞内・外成分を入れ、32 時間後にそれらを除去し酸化亜鉛ユージノールセメントで窩洞を充填したものと、除去せずにおいたものを用いて、4 日・10 日・30 日で病理組織学的に歯髄を評価したところ、象牙質を介した刺激が除去されれば歯髄は炎症から回復したこと、そして興味深いことに刺激が継続した場合にも歯髄は局所的な炎症から回復したことを示した[9]。彼は後者における歯髄の炎症からの回復について、象牙質の浸透性の減少によると考察した。

　「歯髄の炎症は刺激が除去されれば回復する」というのは生活歯髄療法における根底的な原理であり、なおかつ生活歯髄は自己防御の機能も持っているのである。

3　　う蝕の除去

1　う蝕病巣の構造と、う蝕の選択的な除去

　Sarnat と Massler は、象牙質う蝕の上層は細菌の存在する感染象牙質（Infected dentin）、下層は細菌の存在しないう蝕影響象牙質（Affected dentin）に区別されるとした[10]。

　Ogawa らはう蝕病巣中心部〜健全象牙質の硬さについて、う蝕象牙質内層（感染のない象牙質）の透明層は健全象牙質のヌープ硬さの半分の硬さのこともあると報告している[11]。生活歯（可逆性歯髄炎までに留まるもの）においては、う蝕病巣中心部を歯髄側に硬さを頼りにう蝕除去する場合、健全象牙質の硬さになるまで切削してしまうのは過剰な切削であり、深在性う蝕では無用な露髄も起こり得る（**次ページ図 7-1-2 参照**）。

　う蝕の周縁部であるが、Kidd らはエナメル - 象牙境において、う蝕象牙質の性状・色と菌数の相関を調査し、軟らかい・湿潤した象牙質に菌数が多いこと、硬いう蝕象牙

● 図 7-1-2　咬合面う蝕におけるう蝕病巣の構造と細菌の侵入度合い、象牙質の硬さ（参考文献 14 より引用改変）

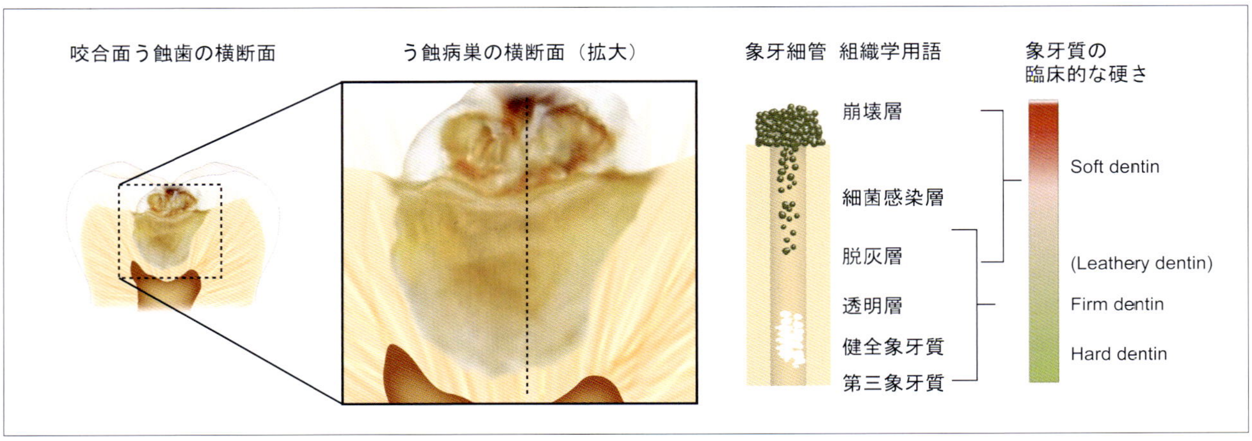

図 7-1-2　象牙質はう蝕直下の健全象牙質がもっとも硬く、う蝕表層に向かって軟らかくなっていく。Soft dentin：器具を押し当てれば変形し、力なしで掻き取れる。Leathery dentin：器具を押し当てても変形しないが、それほどの力でなくても掻き取れる。Firm dentin との違いはわずか。Firm dentin：掻き取る動作に物理的に抵抗性があり、掻き取るにはさらに幾分かの圧が必要。Hard dentin：バーや鋭利な器具でのみ掻き取れる硬さ。探針でこすると音がする。

質では着色のあるほうが菌数が多いものの、菌数自体が少なく臨床的には重要な差とはならないことを報告し、エナメル－象牙境では軟らかいう蝕象牙質はすべて除去すべきだが、着色した部分まですべて除去する必要はないとするシンプルな臨床的基準を提唱した [12]。ただし、エナメル－象牙境の着色部が審美的に問題となる場合は除去して構わない [13]。

　近年の生活歯（可逆性歯髄炎までに留まるもの）のう蝕除去に関するコンセンサスについての報告によれば、う蝕に対してう蝕除去による治療を選択する場合に、う蝕中心部については健全象牙質の硬さとなるまで除去せず、術前のう蝕の深さの評価に応じての選択的な除去を行う一方で、う蝕周縁部については窩洞の封鎖の質と耐久性を得るためにも健全象牙質の硬さとなるまで除去することが述べられている [14, 15]。そして、「う窩の面すべて（中心部・周縁部）に硬い象牙質が出てくるまで切削する」という単一的な基準でのう蝕除去は「過剰な治療」として推奨されない、としている [15]。

2　硬さ以外の客観的な指標：染色

　感染象牙質とう蝕影響象牙質を客観的に区別する方法の 1 つとして染色がある [16]。カリエスディテクターでは濃く染色されるう蝕を除去していくが、染色が淡いピンク色にとどまる部位に到達すれば、そこはう蝕影響象牙質と考えられ、細菌は存在しないか極めて少ないとされるので残してもよい。カリエスチェックでは染色性がカリエスディテクターより弱く、不染になるまでう蝕を除去することでう蝕影響象牙質を保存できる。

4　生活歯髄療法の分類

　生活歯髄療法は、大きく分けて「歯髄に直接触れない方法」、「直接触れる方法」に分類される。前者は間接覆髄法・暫間的間接覆髄法で、後者は直接覆髄法・部分的断髄法・断髄法である。

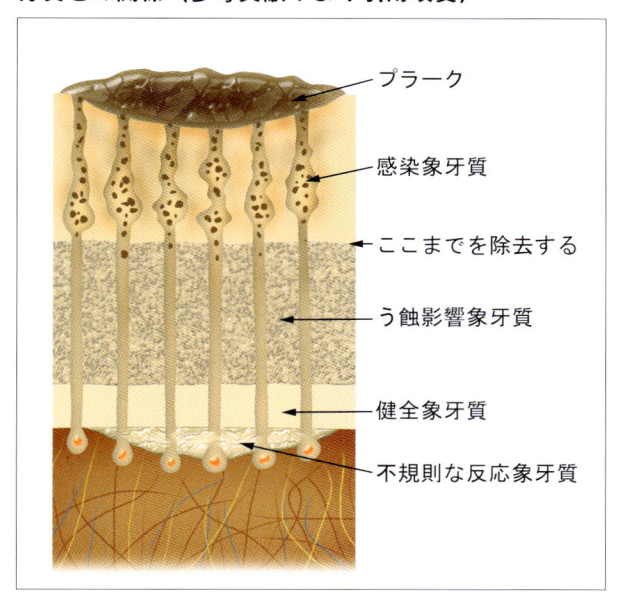

プラーク

感染象牙質

ここまでを除去する

う蝕影響象牙質

健全象牙質

不規則な反応象牙質

図 7-1-3　う蝕除去の際は、感染象牙質を除去し、う蝕影響象牙質を残すことにより歯髄の防御反応による象牙質の部分的な再石灰化と反応象牙質の形成を期待する。

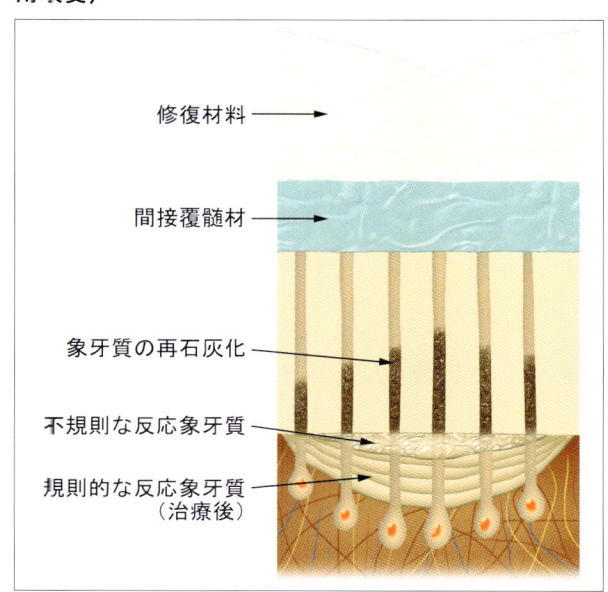

修復材料

間接覆髄材

象牙質の再石灰化

不規則な反応象牙質

規則的な反応象牙質（治療後）

図 7-1-4　間接覆髄後、う蝕影響象牙質には歯髄の反応により再石灰化が起こり、歯髄側には反応象牙質が形成される。

---

1 歯髄に直接触れない方法　間接覆髄法と暫間的間接覆髄法

1）間接覆髄法　Indirect pulp capping

① 目的と原理・原則

　目的は、深いう蝕歯における歯髄の生活度を維持すること、象牙質脱灰に対する歯髄反応を維持することである。

　Massler は感染象牙質（Infected dentin）とう蝕影響象牙質（Affected dentin）を区別し、感染象牙質は細菌が多いため取らなくてはならないが、う蝕影響象牙質は脱灰はしているものの細菌は存在しないとした。彼は感染象牙質を取り、う蝕影象牙質を残すのは非常に注意を要する処置だとしている[1]。

　間接覆髄法は、感染象牙質は除去し、う蝕影響象牙質は残して覆髄材を置いて修復することで、歯髄の防御反応による象牙質の部分的な再石灰化と反応象牙質（第3象牙質）の形成を期待するものである[1]。

② 適応症

　歯髄に近接したう蝕を持つ歯で、歯髄は正常反応か、可逆性歯髄炎に留まるもの。

③ 術式

　ラバーダム防湿ならびに患歯と術野の消毒後、染色液や硬さを指標にう蝕除去を行うが、う蝕影響象牙質は残すようにする（**図 7-1-3**）。

　歯髄に近接した部位に間接覆髄材を置き、封鎖性のよいセメント（アイオノマーセメント、レジン強化型アイオノマーセメント、強化型ユージノールセメントなど）で窩洞を封鎖する（**図 7-1-4、症例 7-1-1**）。リエントリーは必要としないが、4〜6週後に覆髄材を除去して窩洞の裏装を行ってもよい[1]。

　術後は各ケースに応じた最終修復（直接修復・間接修復）を行う。

● **症例 7-1-1　歯髄に近接したう蝕を伴う可逆性歯髄炎に対して間接覆髄法を行った症例**

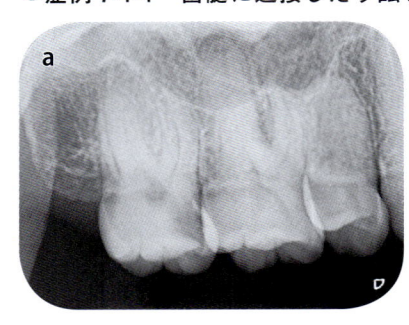

症例 7-1-1a　術前のエックス線写真。7 に歯髄に近接したう蝕を認める。自発痛・冷水痛はないが、食事の際にときどき痛み、デンタルフロスや歯間ブラシが根面に触れると他の歯よりも過敏に痛みを感じるとのこと。

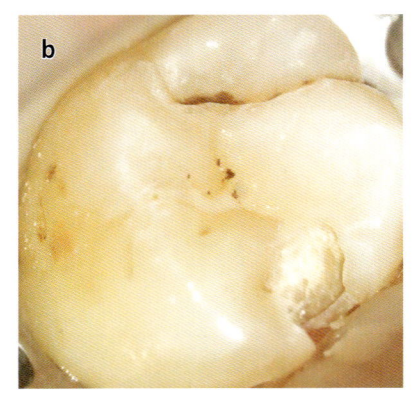
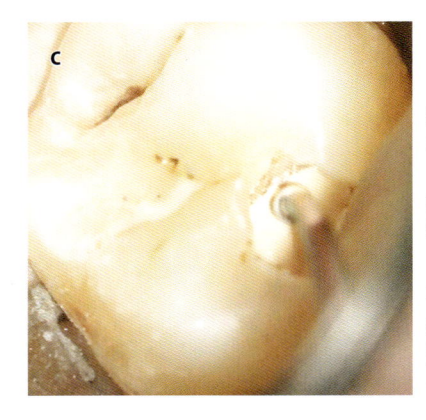

症例 7-1-1b　エナメル－象牙境については、硬さを目安として硬い象牙質になるまでう蝕除去を行った。う窩中心部の感染象牙質除去においては、直下のう蝕影響象牙質に健全象牙質ほどの硬さはないことを念頭に、選択的に感染象牙質の除去を行った。

症例 7-1-1c　歯髄に近接した部分に硬化型の水酸化カルシウム製剤（ダイカル）を置いて間接覆髄を行った。

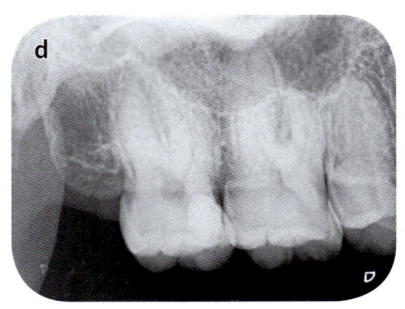

症例 7-1-1d　術後のエックス線写真。間接覆髄後の窩洞の封鎖と修復処置はコンポジットレジンで行った。術後 4 日目〜 2 週間にかけて冷水痛と甘味痛が出現したが、3 週間目で症状の軽減が見られ始め、術後 4 〜 5 週間で術前の症状も含めて消失した。

④ **根尖部透過像を持つ生活歯への間接覆髄の予後**

　　Jordan によれば、歯槽硬線の消失を含む根尖部透過像を持ち、生活反応があり、自発痛や持続痛の既往がない歯を持つ 11 〜 24 歳の患者に対して間接覆髄法を行い、24 歯中 11 歯（46％）で歯槽硬線の回復を含む成功を報告しており、根尖部の歯槽硬線の消失を含む根尖部透過像は常に不可逆性歯髄炎の存在を示すわけではないとしている [17]。

　　この「生活歯髄を持つ歯の根尖部に透過像が生じる現象」は、外的刺激に対して歯髄から神経ペプチドが放出されて起こったもの、という説明が可能である [18]。

2）暫間的間接覆髄法　Stepwise excavation

① **目的と原理・原則**

　　う蝕の進行を止め、象牙質・歯髄複合体の生理学的反応（第 3 象牙質の形成など）を促進させて、深在性う蝕歯での露髄を避けることである [13]。

う蝕除去により露髄が懸念される歯で、歯髄は正常反応か、可逆性歯髄炎に留まるもの。

③術式 [13、19]

ラバーダム防湿ならびに患歯と術野の消毒後、う窩中心部についてはう蝕原性細菌塊と脱灰象牙質表面を鋭利なエキスカベーターや低速のバーで除去するが、露髄させない程度に歯髄との距離をよく検討しながら行う。う窩周縁部については、エナメル質う蝕と軟化象牙質をバーを用いて確実に除去する。

窩洞は水酸化カルシウム製剤などで裏装し、暫間修復を行い、定期的に経過観察を行う。エックス線写真にて第3象牙質の形成を確認後、暫間修復を除去し、最終的なう蝕の除去を行って覆髄材（前項を参照）を置き、最終修復を行う。

④リエントリーまでの期間

文献により25日～2年とかなり幅があるようである [13]。1例をあげると、Bjørndalは21の歯科医院（24人の歯科医師）の協力を得て暫間的間接覆髄法の臨床研究を行ったが、プロトコールでは初回のう蝕除去後の経過観察期間を4～8か月としており、必要であれば追加で経過観察を行うというものであった。結果、リエントリーまでの期間は2～19か月となり、6か月がもっとも多かったと報告している [19]。

⑤反応象牙質の形成量

Stanleyらは、第3象牙質（反応象牙質）の形成量は術後27～132日の1日平均で1.49μmで、歯髄までの象牙質の厚みには影響を受けなかったとしている。また、術後おおむね22日までがもっとも形成量が多く、1日平均約3.5μmで、そこから時間とともに形成量が減少していくことを示した [20]。

Reevesらは、細菌が歯髄より1.1mm以内に存在する場合に顕著な歯髄炎が認められたと報告している [21]。参考までに、これらのデータをそのまま当てはめた場合、1.1mmの第3象牙質ができるのには1,100μm/1.49umで738日≒約2年となる。

⑥う蝕象牙質の変化・細菌の量と質の変化・露髄の有無

Bjørndalらによると、先述の暫間的間接覆髄法についての臨床研究において、残していたう蝕はリエントリー時には経時的に硬く・暗くなり、94歯中87歯（92.5％）で露髄が起こらなかったと報告している [19]。

また、Bjørndalらは初回のう蝕除去と最終的なう蝕除去の前後でう蝕病巣の細菌の量と質を評価し、初回のう蝕除去前後で細菌数（CFＵのカウントによる）が97％減少し、そこから経過観察期間と最終う蝕除去においても細菌数の減少を認め、深在性う蝕に典型的に見られる細菌叢が変化することも示し、う蝕の進行が抑制されることを説明するものだとしている [22]。

また、1回での完全なう蝕除去を対照群、Stepwise excavationを実験群とするランダム化比較試験を報告した4文献において、露髄を起こした割合は1回で完全にう蝕を除去した場合で22～53％なのに対し、暫間的間接覆髄法では初回の除去で0～2.8％、リエントリー時に8.2～15％と報告されている [13]。

3）間接覆髄法・暫間的間接覆髄法に用いられる覆髄材について

①水酸化カルシウム製剤

水酸化カルシウム製剤は、硬化反応後に残る水酸化物イオンに由来する抗菌性（高pHによる）・象牙質の石灰化の促進・Bis-GMAの重合を阻害せず覆髄後のコンポジットレジン（CR）修復に適している [23] など、治療上の効果としては最善の選択となりうる [3]。

　　　ダイカルは水分の存在により効果が促進される。一方、VLC ダイカル（光硬化型）は CR とも接着するので、製剤の直上に CR を用いると、重合により製剤が窩洞から引き剝がされる力がかかることに留意する[23]。

②酸化亜鉛ユージノールセメント

　　　酸化亜鉛ユージノールセメントは、ユージノールの性質に特徴づけられる。ユージノールは適用された象牙質にて抗菌効果を発揮し、生体組織に対しては濃度依存性に作用が変化する[24]。

　　　間接覆髄材として象牙質を通じて歯髄に作用させる場合、歯髄に対しては低濃度での適用となり、抗炎症作用を発揮する[24]。抗炎症作用は、神経の活性を抑えることによる麻酔効果と、神経ペプチドの放出抑制、プロスタグランジンの生成抑制、白血球の走化性を抑制するなどの作用によるものである[24]。一方、ユージノールを歯髄に直接触れさせる場合は高濃度の適応となり、細胞障害を起こすので注意が必要である[24]。

　　　接着修復への影響については、ユージノールが作用した象牙質は接着に影響を与えなかったとする報告があるものの[25]、ユージノール自体はレジンの重合を阻害する因子となることに留意しなければならない。

　　　ユージノールの放出はセメントの練和直後がもっとも高く、時間とともに減少していく。間接覆髄においては、歯髄腔へ到達するユージノールは適用後約 24 時間後がピークとなり、2 〜 3 週間で緩徐に減少していく[26]。

③グラスアイオノマーセメント・レジン強化型グラスアイオノマーセメント

　　　グラスアイオノマーセメントはフッ素徐放性・歯質接着性・生体親和性を持つ。レジン強化型グラスアイオノマーセメントは、硬化後に未反応のモノマー（HEMA など）が細胞毒性を持つことが報告されている[3]。

④タンニン・フッ化物合剤配合カルボキシレートセメント

　　　深在性う蝕に適用した場合の、う蝕象牙質への抗菌性と脱灰象牙質の再石灰化が示されている[27]。

⑤コンポジットレジン

　　　コンポジットレジンは乳臼歯での間接覆髄において水酸化カルシウムと同等の治療結果を報告する論文もあるが[28]、構成成分の Bis-GMA、UDMA は歯髄刺激が報告されているモノマーであり、適用部位が歯髄に近接している状況では未反応の残留モノマーが歯髄の炎症を引き起こすことが報告されている[3]。また、歯髄に近い象牙質は象牙細管が占める割合が多く、接着に重要な管間象牙質が少なくなるため、接着も弱くなる[6]。したがって、コンポジットレジンは歯髄に近接している場合の間接覆髄材としては封鎖性・生体親和性の点から推奨されるとはいい難い。

　　　しかし、Stanley は健全象牙質が 1 mm あれば歯科材料の毒性が歯髄に与える影響は 1/10 になり、2 mm あれば影響はなくなると報告しており[6]、一概にう蝕除去後の窩底にコンポジットレジンを使ってはならないというわけではなく、歯髄に近接している場合は使用法に注意すべきだといえる。

4）間接覆髄法や暫間的間接覆髄法が必要ないケース

　Stanley は、残存している象牙質の厚さが歯髄の炎症を防ぐのに唯一の重要な要素だとしている[6]。また、う蝕の完全除去をした後にある程度の健全象牙質が残る場合、覆髄やう蝕の段階的除去を行う必要がないことも示唆されている[29]。その場合でも、う蝕除去後の窩洞には封鎖性や抗菌性へ配慮した材料を使うことが重要である。

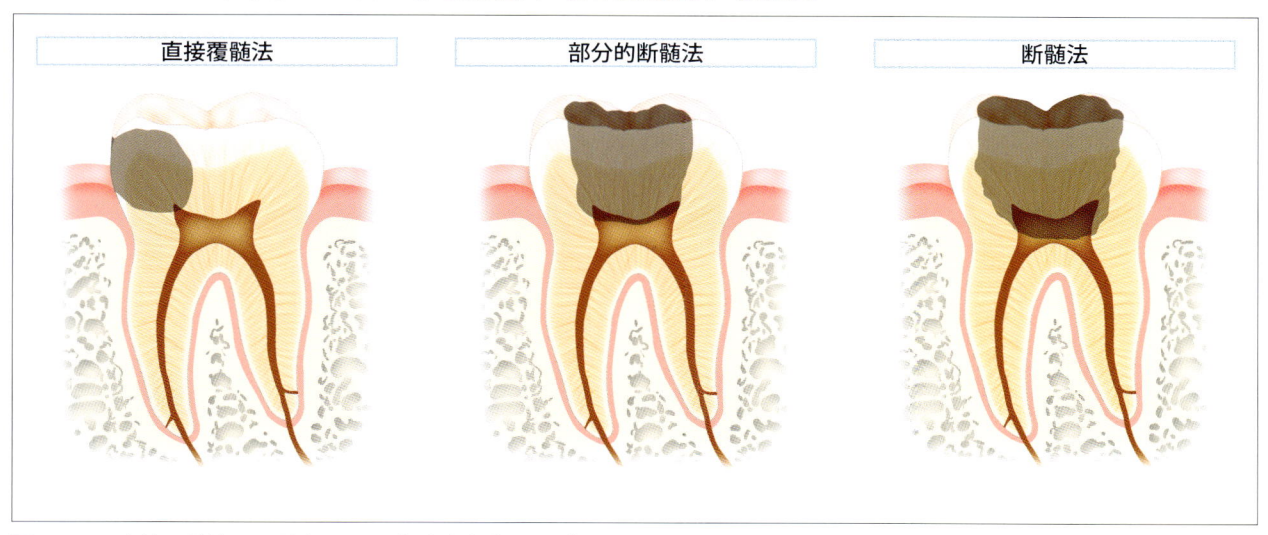

図 7-1-5　直接覆髄法は露髄部からの歯髄除去は行わず、断髄法は根管口部（単根歯では CEJ）までの歯髄除去を行う。部分的断髄法は両者の間を取った方法である。

2 歯髄に直接触れる方法　直接覆髄法・部分的断髄法・断髄法

これらは同様の術式・生物学的反応を持ち、歯髄除去の深さによる違いがある（**図 7-1-5**）。

目的は生活歯髄を保存するために、歯髄創傷の治癒を得ることである[6]。

露髄部・断髄部の歯髄の生活度が保たれる上でもっとも重要な要素は、感染の有無である[30]。そのため、術中のラバーダム防湿と術野の消毒などの無菌的処置は必須である。また、露髄部・断髄部は細菌による感染と将来的な細菌の侵入の両方を防がなければならず、露髄部・断髄部は瘢痕組織による治癒よりも硬組織形成（デンチンブリッジまたは修復象牙質）による治癒のほうが望ましい[6]。また、窩洞の封鎖により術後の感染を防ぐことも重要である[31]。

1）直接覆髄法 (Direct pulp capping)

露髄部を保護材によって被覆する術式である。

①適応症

露髄部の感染の有無が術後の予後に直接関わってくるため、う蝕による露髄、および深在性う蝕の除去による露髄にはあまり適していない。適した症例は、バイオフィルムが形成されていないと考えられる窩洞形成中の点状露髄[6]や、外傷による 24 時間以内の露髄[32]などの比較的新鮮な露髄である。

Stanley は意図的に露髄させた歯にダイカルを用いて直接覆髄し、1 ～ 330 日（平均 63.8 日）で抜歯して病理組織学的に評価したところ、35 歯中の 19 歯（77%）にデンチンブリッジの形成が見られたと報告している[33]。

②術式

ラバーダム防湿など無菌的処置を前提とする。露髄部の止血を行い、直接覆髄には水酸化カルシウムか MTA セメントを適用する。

水酸化カルシウムを用いる場合は、ダイカルなど硬化型の製剤で露髄部とその周辺を覆うように適用するか、または水酸化カルシウム粉末単体で露髄部を覆髄した上に、水酸化カルシウムを含むベースライナーを露髄部周辺の象牙質まで覆うように適用す

● **図 7-1-6　直接覆髄法の図解**

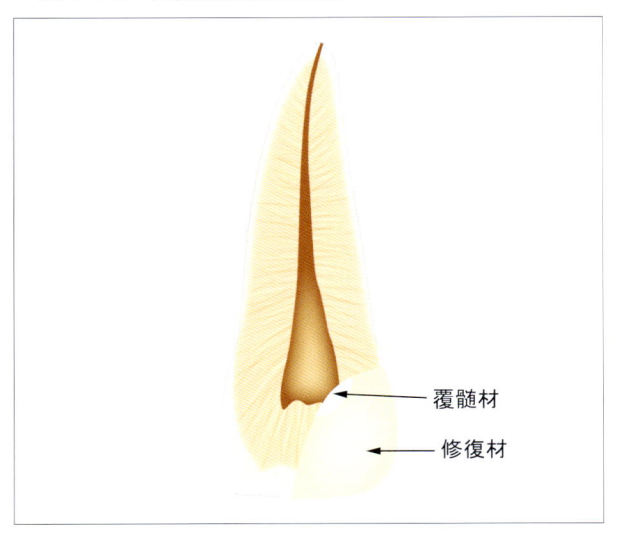

図 7-1-6　前歯の複雑性歯冠破折により点状露髄を起こしている場合での直接覆髄法の適用例。

● **図 7-1-7　部分的断髄法の図解**

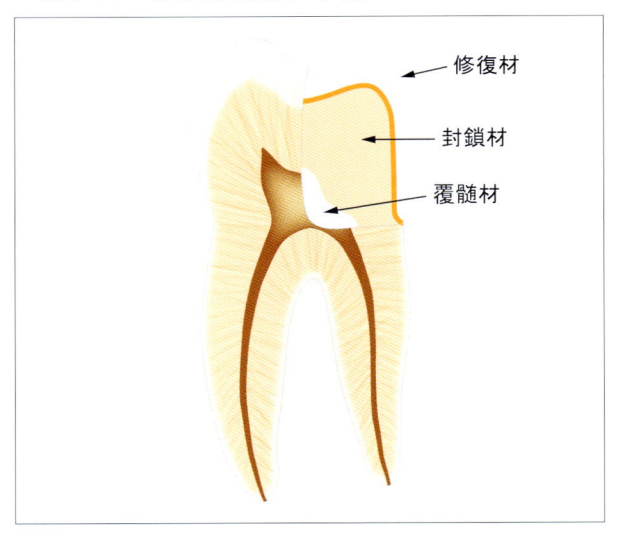

図 7-1-7　大臼歯において、う蝕により露髄した場合での部分的断髄法の適用例。

る [34]。その後、窩洞を封鎖性のある硬化型セメント（グラスアイオノマー、レジン強化型グラスアイオノマー、強化型ユージノールセメントなど）で封鎖し、修復処置へ移行する（**図 7-1-6**）。

　MTA セメントを用いる場合は、水酸化カルシウムと同様に露髄部とその周辺を覆うが、MTA セメント自体には歯質接着性がないため、維持のためにある程度の厚み（1.5 〜 3.0mm）を与えておく。また MTA セメントは硬化に水分を必要とするため、湿綿球を MTA セメントの上に置き、封鎖性のある硬化型セメントで一旦封鎖を行ったのち、1 〜 10 日後にリエントリーして [35] MTA セメントの硬化を確認したのち、修復処置へ移行する。

　なお、止血ができない場合は部分的断髄へ移行する。

③直接覆髄法における止血

　直接覆髄法における止血の方法は、滅菌綿球をそのままか、種々の溶液に浸して露髄部に圧接したり [32, 36]、シリンジ洗浄を行う [37] などの方法がある。この場合に使われる溶液には、滅菌生理食塩水や過酸化水素水、次亜塩素酸ナトリウム（0.12 〜 5.25% [36]、2.5 〜 6 % [32]）、2 %クロルヘキシジン [32, 36] などがある。

　生理食塩水は歯髄へ与える影響がもっとも軽くすむ一方で、次亜塩素酸ナトリウムは生食よりも歯髄の炎症反応を誘起しうるものの、抗菌性と止血を促す作用もある [36]。硫酸第二鉄（Ferric sulfate）は術後疼痛や凝固物の生成が起こるため、止血への使用は推奨されない [32, 36]。

2）部分的断髄法

　部分断髄法は、Partial pulpotomy または Cvek pulpotomy とも呼ばれている。露髄部から健全と考えられる部位まで歯髄を除去する方法である。

①適応症

　もっとも適した症例は外傷による露髄を伴う歯冠破折であり、Cvek は約 3 年予後で 96%の成功率を報告している [38]。その他、う蝕による露髄症例にも応用され、Cvek らによると術前に症状のない歯で成功率 93.5%とよい結果が出ている [39]。

● 症例 7-1-2　う蝕除去により露髄した小臼歯に対して部分的断髄法を行った症例

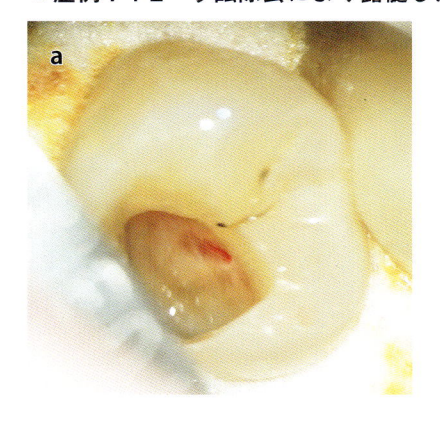
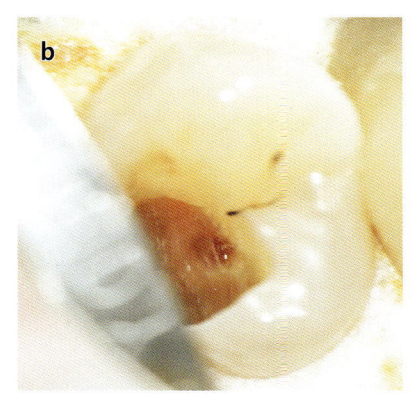
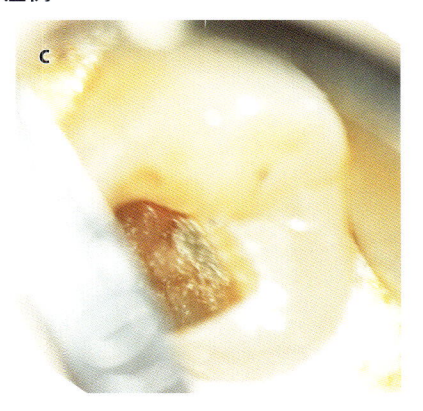

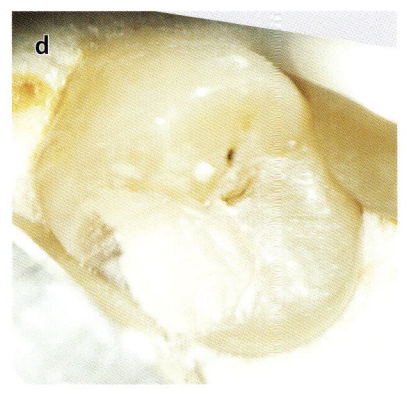
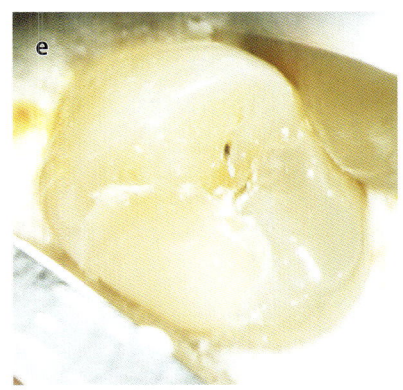

症例 7-1-2a　う蝕除去により露髄した。

症例 7-1-2b　2 mm 断髄し止血を行った。

症例 7-1-2c　MTA セメントにて覆髄する。

症例 7-1-2d　引き続き強化型ユージノールにて裏装する。

症例 7-1-2e　グラスアイオノマーにて窩洞を封鎖した。

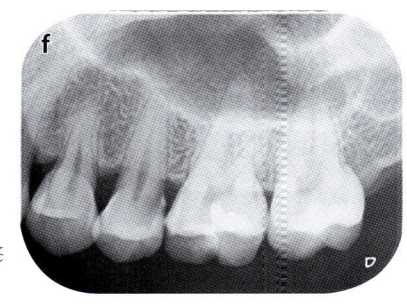
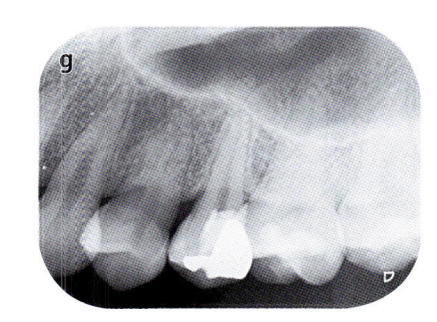

症例 7-1-2f　術前のエックス線写真。

症例 7-1-2g　術後のエックス線写真。修復処置も完了している。

②術式

　　無菌的処置を前提とする。露髄部の歯髄をダイヤモンドバー（シリンダー型・テーパーコーン型など適した形のもの）にて注水下で約 2 mm の深さまで除去する（Cvek は注水に滅菌生理食塩水を用いている[38]）。

　　断髄部の止血を行い、断髄部に水酸化カルシウムか MTA セメントを適用する。

　　以降の手順は直接覆髄と同様である（**図 7-1-7**）が、MTA セメントを使用する場合は、

- 湿綿球を置いて硬化型セメントで封鎖し、リエントリーして MTA セメントの硬化を確認する方法[35]
- MTA セメントの上を硬化型セメントで覆うように封鎖し、リエントリーせずに修復処置へ移行する方法[37]（**症例 7-1-2**）

のどちらも可能である。

③歯髄の除去深度について

　Cvek はサルの切歯を用いて意図的に露髄（タービンによるもの、あるいは歯冠破折）させる実験を行い、3 時間〜7 日までは露髄面に生じる炎症は深さ 2 mm 程度に留まることを示した[40]（ただし、食片圧入が起こった群では 2 mm 以上に炎症が波及した）。2 mm の歯髄除去で止血できなければ、炎症がより深い部位まで波及していると考えられるため、さらに深い部位まで歯髄除去を進めていくか、または断髄法へ移行する。

④部分的断髄法での止血

　直接覆髄法と同様に、滅菌生理食塩水、次亜塩素酸ナトリウム、クロルヘキシジンが用いられる[32]。シリンジ洗浄を行う場合は、歯髄に圧がかからないよう注意深く行う[37]。滅菌綿球による圧接の場合も、歯髄に圧がかかり過ぎないように注意する。

3）断髄法 Pulpotomy

　根管口部（単根歯では CEJ）まで歯冠部歯髄を除去する方法である。原理・術式・材料は部分的断髄法に準ずる。止血ができないようであれば、さらに低位での断髄を行うか、抜髄法へ移行する。

　部分的断髄法と同様に、症例選択が適正に行われた場合の予後は良好である。Çaliṣkan らは、10 〜 24 歳の患者の術前にう蝕により露髄している大臼歯のうち、動揺（−）、打診痛（−）、EPT（＋）、根尖部透過像（＋）、既往を含む自発痛・誘発痛・持続痛（−）であるケースにおいて、水酸化カルシウムを用いた断髄法を行い、24 歯／26 歯（92％）の成功（臨床症状（−）、硬組織の形成、EPT（＋）、根尖部透過像（−））と、根管閉塞などの合併症が起こらなかったことを報告している[41]。

4）直接覆髄法・部分的断髄法・断髄法における止血の重要性

　露髄部・断髄部には止血が必要であるが、これは 2 つの理由による。まず、①止血ができない場合は歯髄の炎症がより重度であることを示唆しているため、治癒が起こりにくいと考えられること、そして②血液が露髄部周辺に付着してしまうことで窩洞の封鎖が悪くなり、ひいては術後の細菌の侵入につながるからである[36]。

　また、Schröder は断髄法で歯髄と水酸化カルシウムの間に血餅がある場合では、デンチンブリッジの形成が著しく損なわれたと報告しており[42]、歯髄と覆髄材料が直接接触することが重要であると示唆されている。

5）直接覆髄法・部分的断髄法・断髄法における覆髄材料について

①水酸化カルシウム

　特性としては

- アルカリ性（pH11 〜 13 ／ 9 〜 10、アルカリフォスファターゼの活動に適した pH は 10.2 である[23]）
- 抗菌作用
- 壊死組織の溶解作用
- 硬組織形成による修復を誘導
- 炎症性歯根吸収の際に象牙質の吸収を抑止

がある[23]。水酸化カルシウムにより形成される修復象牙質中のカルシウム成分は、血中由来のものであることが確認されている[43]。

▶水酸化カルシウム ＋ 水または生理食塩水の組み合わせ

　強アルカリ（pH11 〜 13）が発揮されるが、アルカリ性の効果は一時的であり、

歯髄細胞の増殖を妨げることはなく、pH は適用後 24 時間で細胞の成長に適した状態となる [44、45]。

歯髄に適用した場合、1 時間以内に、

- 機械的圧力と中間層の浮腫の圧力を受ける最表層部
- 浮腫と液化壊死を起こす中間層
- 水酸化カルシウムの弱い作用による凝固壊死層

の 3 層からなる壊死層を形成し、約 7 日目に凝固壊死層の最深部から異栄養性石灰化が始まり、約 1 か月でデンチンブリッジが形成され、約 3 か月で象牙前質と新しく分化した象牙芽細胞が確認されるという治癒形態となる [44、45]。

▶ダイカル

強アルカリの硬化型製剤であり、ダイカルによる壊死層は貪食により肉芽組織へ置きかわり、後にデンチンブリッジへと成熟していき、やがてはダイカルの直下にデンチンブリッジが形成される治癒となる [44]。

▶ライフ、VLC ダイカル

弱アルカリ（pH 9 〜 10）の硬化型製剤であり、適用した歯髄に壊死層は形成されない。よって肉芽組織も作ることなく、直下にデンチンブリッジが形成される治癒となる [44]。

② MTA セメント

特性としては、

- 硬化までの強アルカリ性（混和後 pH10.2 で 3 時間後に pH12.5 に上昇する）
- 硬化後のカルシウムの放出による水酸化カルシウム形成によりアルカリ性が持続すること
- 硬化時間は 165 分± 5 分で硬化膨張を起こし、圧縮強さが混和後 3 時間で 40.0MPa から 21 日後で 67.3MPa に増加すること
- 抗菌性も持つこと

などである [46、47]。

他の歯科材料と比較して特筆すべき点は、封鎖性と生体親和性がきわめてよく、親水性があるために湿潤環境でも硬化に影響を与えないことであり [48〜51]、露髄・断髄面に対して適用するにあたって、非常に適した特性を持っている。

MTA セメントは歯内療法領域においては歯髄への適用のほか、逆根管充填、開放根尖歯、パーフォレーションリペアなどにも応用されており、よい治療成績を上げている [52〜54]。MTA セメントの露髄面への応用においては、デンチンブリッジの形成・歯髄の炎症の有無・細菌の存在において水酸化カルシウムよりもよい成績が報告されており [55]、MTA セメントは露髄・断髄面に対しては第一選択の材料となりうる。

MTA セメントは現在のところ、日本においては覆髄用途にのみ認可されている。

　MTA セメントは以上のようにメリットが多い材料であるが、欠点もある。それは操作性がよいとはいえないこと、MTA セメントに含まれる造影剤の酸化ビスマスが象牙質基質中のコラーゲンと反応して歯の変色が起きうること[56]である。

6）直接覆髄法・部分的断髄法・断髄法の選択

　術式的には基本的に同じ原理が用いられており、炎症の広がりによって選択する。

　う蝕により露髄した永久歯の生活歯髄療法のシステマティックレビューにおいては、直接覆髄法の成功率は 72.9％なのに対して、部分的断髄法は 99.3％、断髄法は 99.4％と高い成功率が示されている[57]。

　断髄法は高い成功率であるが、幼若永久歯においては歯冠部と歯頸部の象牙質の添加が止まってしまうという問題があり、その点ではより高い部位での歯髄切断が望ましい[6]。一方、直接覆髄法は成功率の観点でいえば断髄法より低く、年数の経過とともに成功率が落ちていくという報告もある[58, 59]。

　部分的断髄法は両者の間をとった方法で、直接覆髄法と比較して歯髄創傷部の炎症・感染のコントロールと覆髄材の維持の点で有利であり、幼若永久歯においては断髄法と比較して歯頸部付近の象牙質の添加の継続が期待できるため[36]、将来的な歯の保存の観点でも理にかなった方法であるといえる。

5　生活歯髄療法における考慮事項

1　生活歯髄療法を行う際の意思決定

1）歯髄の正確な診断

　歯髄を保存する上での意思決定において、最重要となる項目は歯髄の適切な診査と正確な診断である。しかし、EPT で反応（＋）であっても実際は歯髄壊死の場合もあるなど、歯髄の病理学的な状態は必ずしも歯髄診査の結果と一致しない[60,61]。歯髄診査のエラーを補正するためには、複数の歯髄診査を行うことにより、診断の材料を増やすことが必要である。

　また、痛みに関する情報も重要である。既往を含む自発痛の有無、打診痛の有無、歯髄刺激による持続痛の有無は、歯髄が破壊的なダメージを受けているかどうかを示すサインとなる[60、61]。

2）患者の協力度

　リコールに応じられるかどうかなど、患者側の要因も生活歯髄療法を行う上では考慮しなければならない。

3）外傷に伴う露髄における、受傷から治療までの時間・露髄のサイズ・歯根完成度

　Cvek は受傷から治療までの時間（ 1 ～ 2,160 時間）、露髄のサイズ (0.5 ～ 4.0mm)、歯根の完成・未完成のいずれの要素も部分的断髄法の予後に影響せず、96％と高い成功率となったことを報告している[38]。

4）年齢

　従来、歯根未完成歯が生活歯髄療法の適応と考えられてきたが、根完成歯においても歯髄を保存する意義は大きい。若年者のほうが高齢者よりも根尖口が大きく開いており、歯髄への血流も豊富だと考えられるため、生活歯髄療法の予後はよいと考えられる。

　Horsted は直接覆髄法での 5 年経過時において、50 〜 79 歳の群では 10 〜 29 歳の群と比べて成功率が有意に低い（それでも 6 割は下回っていない）と報告しており、それを踏まえると、直接覆髄法の予後を予測する上で年齢は考慮しなければならないが、加齢により直接覆髄法ができなくなるということではないと結論づけている [58]。

2 生活歯髄療法を成功させるためには

　創傷部のインフェクションコントロールが鍵である。歯髄の炎症を起こしうる細菌による刺激を除去しなければならない。これには感染象牙質の除去や、感染歯髄の除去、そして術中・術後の感染予防も必要である。

1）術中の感染予防

　ラバーダムや術野の消毒などの無菌的処置は必須である。たとえば、部分的断髄法を行う場合には、
- バーは新品で滅菌済みのものを用いる
- 窩洞の削片を前もって次亜塩素酸ナトリウムでよく洗浄しておく

などの配慮も重要である [37]。

2）術後の感染予防

　最終修復の質は細菌の漏洩に関わってくるため、生活歯髄療法の予後に影響してくる。修復物のマージンの漏洩による感染のほうが、覆髄に使用する材料の毒性よりも歯髄の炎症に対しては関わりが強いという報告もなされており [31]、質のよい修復により感染を防止することが、生活歯髄療法の成功において非常に重要であることが示唆されている。

3 生活歯髄療法における合併症

　根管の閉塞などの合併症は、根管治療を困難にさせうる。しかし、たとえ根管閉塞が起こったとしても、ほとんどの場合は歯髄自体には炎症性の変化はないため [62]、経過観察をすればよい。

　根尖部に透過像が現れてきたなど感染が起こったと考えられる場合であっても、専門的なトレーニングを積んだ歯科医師であれば、ほとんどのケースで根管治療や外科的歯内療法によるマネージメントが可能である [63]。

4 経過観察

　エックス線写真や歯髄診などにより、歯髄の生活度や根尖部透過像の有無などを長期的に経過観察していくことが重要である。

Chapter 7/2　根未完成歯のマネージメント

檜山 雄彦（ひやま歯科クリニック）

1　根未完成歯への根管治療のコンセプト

根未完成歯の根管治療においても、技術的目標は根管の可及的無菌化と封鎖である。

一方、根未完成歯ではなくても根尖が解放している症例がある。それは、一度根尖が完成したにも関わらず、後天的に根尖が破壊または吸収された場合である。この場合、根尖部を封鎖する方法は、大別すると

- アピカルストップ（カスタマイズドガッタパーチャ、ショートフィリング、根尖歯周外科）
- アピカルクロージャー（アペキソゲネーシス、アペキシフィケーション、リバスキュラリゼーション：Revascularization）
- アピカルバリヤー（リゾーバブルセラミックス、硫酸カルシウム＋ MTA セメント）
- アピカルプラグ（MTA セメント）

などがある。

いずれも根尖部根管が広くなっている状況に応用されるが、その場合の作業長測定は困難である。エックス線写真診査、電気的根管長測定器の使用、ペーパーポイントを用いた触覚法を組み合わせて行えばよりよい結果を期待できるが、現状では確実な測定方法はない[1]。

2　根未完成歯に対する治療戦略

根未完成歯における根管治療では、特に以下の2点に留意して治療を行う必要がある。

①歯根をどのように封鎖していくのか

②根管象牙質が薄いため、歯の破折に対する配慮

歯根の形成が終了する前に歯内療法が必要となった場合、歯根の封鎖には、

①根尖封鎖に際しては、歯根の発達を促すようなより生物学的なアプローチを選択する

②根尖もしくは根尖歯周組織に硬組織を誘導し封鎖することを選択する

③歯根未完成歯では、歯根象牙質の厚みが十分に発達していない場合が多く、経年的に破折を起こす可能性が高いことを注意しておく

の3点を考慮して、歯根未完成歯に最適な治療法の選択肢を考察する。歴史的変遷を踏まえて考えられる治療法は、アペキソゲネーシス、アペキシフィケーション、リバスキュラリゼーションの3つである。

現在のところ、一般的には根管内に生活歯髄が残存しており、一部歯髄壊死が存在する場合には、生活歯髄切断法であるアペキソゲネーシスを選択し、歯髄全体が壊死している症例ではアペキシフィケーションを選択する。しかし、歯根未完成歯においては根尖部エックス線透過像の存在が全部性歯髄壊死を表していないことも多く、どこで2つの治療法の境界線を引くかは難しい。ヘルトヴィッヒ上皮鞘が残存していれば歯根の形成は期待できるが、全部性歯髄壊死では上皮鞘が喪失しているといわれ[2]、歯根の形成は期待できない。とはいえ、このヘルトヴィッヒ上皮鞘の存在の有無の判断は臨床的には難しい。

1 アペキソゲネーシス

　水酸化カルシウム製剤もしくは MTA セメントを用いて行う、歯根部歯髄を保存するための生活歯髄療法であり、生理的な歯根形成で歯根閉鎖を目標とする。アペキソゲネーシスが成功し、歯根が完成した後の根管治療の必要性については、議論の分かれるところである。詳しくは **Chapter 7-1** を参照していただきたい。

2 アペキシフィケーション

　歯根未完成歯において、根尖もしくは根尖歯周組織に硬組織を誘導し、根尖部を封鎖する方法である。歯髄組織の全部的な壊死に続いて根尖性歯周炎を発症し、ヘルトヴィッヒ上皮鞘が機能しなくなると、歯根の形成は期待できない。このような状況下でも、根管の可及的無菌化を計ることで、創傷治癒の結果として硬組織誘導による根尖部の封鎖が可能となる。

　根尖部の解放形態が漏斗状になっていることも多いため、機械的デブライドメントが困難な場合も多い。また、根尖が解放しているため電気的根管長測定器での作業長決定は難しいことから、ファイルを試適したエックス線写真による長さの確認や、ペーパーポイントを用いた作業長測定も併用したほうがよい[1,3]。

1）水酸化カルシウム製剤を用いたアペキシフィケーション

　根管内に水酸化カルシウム製剤を長期に貼薬して、根尖部に硬組織を誘導、封鎖する方法である。術式は、根管のデブライドメントの完了後、水分量を多くした水酸化カルシウム製剤を根尖部から根管口付近までレンツロで貼薬する。この貼薬の意図は、水分量を多くすることにより貼薬開始後すぐに強アルカリ環境を作り、根管内と根尖歯周組織の殺菌作用を高めると同時に組織溶解をも行うことである。

　1回目の貼薬は水分量を多くしているので作用時間が短いと予想され、1か月程度で交換したほうがよい。2回目以降の貼薬は、根管内の殺菌消毒の意味合いというよりは根尖部の封鎖に重点を置く。水分量は少なめに、比較的乾燥した状態でプラガーなどを用いて根管内に圧接し、体液からの水分摂取により長期間、徐放的に効果を持続させる。そのため、2回目以降の貼薬は3か月ごとに行う。

　この方法での根尖部の封鎖は、文献的には6〜24か月程度といわれている。封鎖の確認はエックス線写真、手指の感覚、マイクロスコープなどによって行う。

　この方法の短所は、治療期間が長い、予測が困難、再感染のリスクがある、患者の強いコンプライアンスが必要、来院回数が多い、水酸化カルシウム製剤の長期作用による象牙質強度の低下などがあげられ、これらのことも臨床上考慮しなければならない。

2）MTA セメントを用いたアペキシフィケーション

　水酸化カルシウム製剤を長期間使用するアペキシフィケーションの代替治療で、根管内のデブライドメント後すぐに生体親和性の高い材料で根尖部のバリアを人工的に作る方法である。TCP（リン酸三カルシウム）や CPC（リン酸カルシウムセメント）などが用いられていたが、水酸化カルシウム製剤の長期使用による象牙質の脆弱化の問題や、患者コンプライアンスの維持困難から、現在は MTA セメントを用いた術式が採用されることが多い[4]。

　術式は、根管内のデブライドメントの完了後、Ni-Ti 製のプラガーをキャリアーとして用い、根尖部に少なくとも 3 mm 程度の MTA セメントを充填する。場合によっては根管口まで MTA セメントにて充填することも少なくないが、前歯部においては MTA セメントの成分が後に歯冠部の変色を起こす可能性が高いため、根管上部はガッタパーチャまたはコンポジットレジンによる充填が望ましい。アペキシフィケーション後の根管壁は薄い場合が多く、破折のリスクを伴っているので、早期に破折抵抗を上げるためにコンポジットレジン修復を施す必要がある[5,6]。

3）アペキシフィケーションの効果

　歯根未完成歯の壊死根管に対して従来より行われてきたアペキシフィケーションは、根管内貼薬として用いる水酸化カルシウム製剤の特性から、以下の欠点が指摘されている。

　　①硬組織を誘導するまでに一定の時間を要するため、最低でも 1 〜 2 年の治療期間を余儀なくされる[5]

　　②水酸化カルシウム製剤は、象牙質の構造を脆弱化させ、歯頸部における破折を引き起こす[7]

　これらの欠点を克服するべく、MTA セメントを用いた One step apexification が試みられたが、治療期間を短くすることと硬組織による根尖部封鎖には成功したものの、歯根を成長させ、歯根の厚みを増すまでには至らなかった[8]。

3　リバスキュラリゼーション

　根未完成歯の失活歯根管治療法としては、今まで水酸化カルシウム製剤や MTA セメントを用いた硬組織による根尖部閉鎖を目的としたアペキシフィケーションが一般的であったが、近年リバスキュラリゼーションとして新たな治療法が提案されている。この方法は再生歯内療法（Regenerative endodontics therapy）として、多くの研究報告や症例提示が行われている（詳細は次項を参照）。

3　根未完成歯に対する新しい治療法・リバスキュラリゼーション

1　リバスキュラリゼーションの歴史的経緯

　近年、根未完成歯の失活歯における治療法として、リバスキュラリゼーションが注目されている[9,10]。

　1970 年代に Nygaard-Ostby と Hjortdal[11] によってリバスキュラリゼーションが報告されたが成功には至らず、その後 Iwaya ら[12] が下顎第二小臼歯の中心結節の破折に伴う失活歯に関してアペキシフィケーションとは異なった経過症例を報告した。その後、

Trope ら [13, 14] やその他の多くの研究者たちによって、動物実験も含めてその治療法が再検証されるようになった。

除菌を行う上で Hoshino ら [15] が開発した 3 種類の抗菌剤を配合した 3Mix または 3Mix-MP 法が推奨されていたが、最近の研究では水酸化カルシウム製剤でも同じような結果が得られるとの報告もある [16]。

Heithersay [17] は、このような根未完成歯における失活歯治療後の治癒形態についてアペキシフィケーションを含むさまざまなタイプを報告しており、その中には現在示されているようなリバスキュラリゼーションに類似した症例も存在していた。最近ではリバスキュラリゼーションを再生歯内療法（Regenerative endodontics therapy）やリバイタリゼーション（Revitalization）として用いるようになった。

2 リバスキュラリゼーションの治癒

リバスキュラリゼーションで重要な点は、幹細胞（Stem cell）と成長因子（Growth factor）、そして足場（Scaffold）である。臨床では、成長因子と足場を確保するために、根尖部を H ファイルなどで刺激して意図的に出血を引き起こす。出血することにより血小板は成長因子や凝血に関与し、フィブリンは足場として関与する。

リバスキュラリゼーションの目的は、根尖部硬組織閉鎖と歯根の成長である。硬組織閉鎖は今までのアペキシフィケーションでも達成されているが、歯根の成長はない。そして歯根の成長にも長さ・厚みが求められる。

根尖方向に象牙質形成が伴っているとするならば象牙芽細胞の存在が考えられる。つまり、歯乳頭由来の未分化間葉細胞である幹細胞がヘルトビッヒ上皮鞘により象牙芽細胞に分化し象牙質が形成される。しかし、完全に歯髄壊死を起こした根管内には象牙芽細胞は存在しないので、象牙質が形成されるとは考えにくい。一方、根未完成歯の歯髄が歯冠側から徐々に壊死を起こしても、根尖部付近に生き残った歯髄が存在し、その先に歯乳頭が生存することがある。この時には、侵入した細菌の低分子細菌産物やマクロファージが産生したサイトカインにより骨吸収が起こり、膿瘍を形成することがある [18]。この場合には象牙質が形成されると思われ、理論的にはアペキソゲネーシスと同じであると考えられる。

基本的に、根未完成歯の歯髄が完全壊死しているのかを診断することは不可能である。よって、歯髄の一部が生存している症例ではアペキソゲネーシス様の治癒形態をとり、歯根成長と象牙質が形成され厚みも増し、その後に歯髄狭窄も起こす。完全に壊死をしていた症例では、不定形のアペキシフィケーションが起こっていると考えられている。実際の臨床では、この歯髄の生死が正確に判断できないために、経過良好の場合、どちらかの治癒形態をとるのではないかと考えられる。

3 リバスキュラリゼーションのコンセプト

AAE（American Association of Endodontist）では、リバスキュラリゼーションを「傷害を受けた象牙質や象牙質・歯髄複合体の細胞を含む歯根構造が生物学的に置換される治療法」 [19] と定義している。

リバスキュラリゼーションを行う上で考慮すべき点は、以前は根未完成歯の失活歯の場合はアペキシフィケーションを第一選択としてきたが、今後はこのリバスキュラリゼーションを行い、それでもよい結果に導けなければアペキシフィケーションに移行することである。

　もちろん、すべての症例に該当するわけではないため、症例選択とインフォームドコンセントは必要である。AAE のガイドライン [20] では、以下のように症例選択に関して記載されている。

- 根未完成歯の歯髄壊死症例
- ポスト＆コアや最終修復物を必要としない症例でもある
- 患者および両親の承諾が得られている
- 抗菌薬や薬剤に対してアレルギーがない

また、インフォームドコンセントについて、以下を説明すると明記されている。

- 治療回数は 2 回またはそれ以上必要な場合があること
- 抗菌薬の使用があること
- 術後の有害反応として歯の着色があり、治療にうまく反応しない場合は疼痛と感染があること
- 代替治療として、MTA セメントによるアペキシフィケーション、治療をしない、抜歯があること
- AAE のデータベースへの情報提供

4　リバスキュラリゼーションの治療方法

　以前までは 3Mix-MP 法による手技が多く報告されていたが、現在では水酸化カルシウム製剤を用いた方法も報告されている。AAE でもこの 2 つの方法を、現在（2016 年 8 月現在）でもプロトコールとして発表している。

　以下はリバスキュラリゼーションの治療ステップである。このように治療のガイドラインなどが整備されているが、不明な点も多く、組織学的な様相も含めて今後解明されることが期待されている。

1）1 回目の治療

① 浸潤麻酔を行いラバーダムを装着する。

② 1.5% NaOCl を約 5 分間、20ml を用いて根管洗浄を行う。できるかぎり根尖部周囲組織への洗浄剤の溢出を防ぐために、サイドベンチタイプの close ended のニードルを使用する。その後、根尖部から約 1 mm のところまで生理食塩水 20ml にて約 5 分間洗浄し、Stem cell への毒性を最小限にする。

③ ペーパーポイントで根管内を乾燥させる。

④ 水酸化カルシウム製剤もしくは低濃度の TAP（Triple antibiotic paste）をシリンジにて貼薬する。TAP の場合は、CEJ の直下までとする。

⑤ Cavit（水硬性セメント）または IRM（レジンフィラーを含んだ強化型酸化亜鉛ユージノールセメント）もしくはグラスアイオノマーセメントを、3 〜 4 mm の厚みを確保して仮封し、次回来院は 1 〜 4 週間後とする。

2）2 回目の治療

① 1 回目の治療後に症状や何らかの徴候、または持続性の感染が疑われれば、抗菌療法や他の抗菌薬の処方を考慮する。

② 症状がなければ、血管収縮剤を含まない 3 ％メピバカイン（日本ではスキャンドネストに相当する）で浸潤麻酔を行い、ラバーダムを装着する。

③ 17% EDTA 約 20ml にて慎重に洗浄する。

④ ペーパーポイントで根管内を乾燥させる。

⑤ファイルまたはエンド探針で根尖部を刺激して CEJ まで出血を促す。側方部への過度の器具操作は行わない。

⑥止血後は、MTA セメントまたは水酸化カルシウム製剤をキャッピング剤としてその上に充填する。必要であれば、コラーテープやコラーコート、コラープラグのような吸収性マトリックスを置く。

　※ MTA セメント充填後に変色が起こるため、審美領域では MTA セメントの代わりとなる充填材を考慮すべきである。

⑦キャッピング剤の上に 3 〜 4 mm の厚みで光重合型グラスアイオノマーセメントを充填する。

Chapter 7 / 3

Crack tooth syndrome と
垂直性歯根破折

檜山 雄彦（ひやま歯科クリニック）

歯の破折（Tooth fracture）は、臨床上、

- おもに外傷に伴い生じる（前歯）水平性歯牙破折（Horizontal tooth fracture）
- おもにそれ以外の原因によって起こる垂直性歯牙破折（Longitudinal tooth fracture）

の2つに大別することができる。

本項では、垂直性歯牙破折に関して解説する。

なお、便宜上、象牙質に達する垂直性歯牙破折をクラック、破折そのものを破折線とする。

1　垂直性歯牙破折の分類

垂直性歯牙破折は、破折線の部位、範囲によって5つに分類される。

　①クレーズライン（Craze line）

　②咬頭破折（Fractured cusp）

　③クラックトゥース（Cracked tooth）

　④スプリットトゥース（Split tooth）

　⑤垂直性歯根破折（Vertical root fracture）

これにより、歯冠修復、根管治療、抜歯など、どの程度の介入が必要になるのかが決まる。しかし、その破折線の部位と範囲の診断が臨床上もっとも困難である。

臨床家が知っておくべきことは、クラックのもっとも大きな問題は破折線自体が歯髄の炎症や歯周組織の破壊を起こし、細菌の侵入経路になりうるということである[1]。米国歯内療法学会（AAE）のガイドライン[2]によれば、保存可能なクラック症例も多いが、その診断のために知っておくべきキーポイントとして、

　①クラックの分類とその理解

　②特徴的なサインや症状への理解

　③可能なかぎり早期にクラックを発見することの重要性とその発見法を知ること

が示されている。

2　クラックに対する治療戦略

1　クラックの典型的な徴候と診断における困難性

クラックのある歯の典型的な徴候としては、咬合圧が加わった時、もしくは咬合圧が解放された時に、一貫性のない痛みを伴うことがあげられる。

問診において、患者は「長い間、痛みをがまんしている」と訴えたり、自身の症状についてうまく説明できない場合が多く、歯科医にとって聞き慣れない表現を耳にすることもある。その他、温度変化に対して疼痛を訴えることもある。打診やエックス線写真診査で当該歯が明確になることは少ない。これらの典型的な徴候や症状も、破折線の位置や方向、範囲によって、患者がたった1つの症状を訴える場合もあれば、多くの症状を訴える場合もある。症状の再現性のなさや訴えの多様性が、クラックの診断やそれに続く治療を困難にしており、多くの場合、症状が相当に明確になるか、修復物を除去するまでクラックと診断することは難しい。

しかし、この診断の困難性とは裏腹にクラックは時間の経過とともにその範囲が拡大する傾向があることや、疼痛感覚の長期化により慢性疼痛へと症状が悪化するおそれもあることから、早期の診断と処置がきわめて重要である。

2　クラックの診査

クラックの診査としては、以下に示す14項目を行う。診査を進める際には、クラックの診査・診断と同時に、歯髄の診査・診断も行う必要がある。

　　①歯科的既往歴
　　②問診
　　③視診
　　④触診
　　⑤根尖歯周組織の診査
　　⑥咬合圧診査
　　⑦歯髄診査
　　⑧歯周ポケット診査
　　⑨エックス線写真診査
　　⑩修復物の除去
　　⑪染色
　　⑫透過光診査
　　⑬楔力診査
　　⑭診断的外科処置

3　クラックの診断と治療計画

1）クレーズライン（Craze line）

いわゆるエナメル質に確認できるひび割れ（亀裂）である。クラックの診査をする際、ほとんどの成人の歯にはクレーズラインが存在することを忘れてはならない。

臼歯ではたいてい辺縁隆線に始まり、前歯では歯の長軸に見られる。これらはエナメル質に限局しており、痛みを生じることはない。審美障害以外の問題はなく、治療も不

要で予後良好である。

　クレーズラインはその他のクラックと混同されがちであるが、透過光診査によって鑑別できる。クラックであれば光はブロックされて部分的な歯質片のみがライトアップされるが、クレーズラインであれば歯全体がライトアップされる。

２）咬頭破折（Fractured cusp）

　歯冠から始まる完全または不完全な歯肉縁下に延びる破折である。多くの場合で破折は近遠心と頬舌方向に延びる。破折線は少なくとも咬頭の２面、辺縁隆線から始まり、頬側溝または舌側溝を含み、歯頸部 1 / 3 に波及後、横断し収束する。咬頭破折の多くは、辺縁隆線の脆弱化により咬頭の支持が失われた結果として発生する。

　象牙質に及ぶクラックのなかでも咬頭破折は発見しやすく、治療も簡単にすむ場合が多い。治療の予後もよく、破折線が歯肉縁下に及ばない場合は特によい。

①診断

　２級の修復物が辺縁隆線を失わせることが多い。当該咬頭を咬合させることにより痛みを再現できることが多く、特に咬合力から解放された瞬間に痛みを感じる。

　打診も破折部位を特定するのに有効である。多くの場合、歯髄は正常であり、エックス線写真では情報を得られにくい。

②治療計画

　破折している咬頭を除去後、残存歯質量によって、接着による修復か、全部被覆冠あるいは部分被覆冠による咬頭の補強を伴う歯冠修復処置が必要になる[3、4]。

　咬頭破折が露髄を伴う場合は、生活歯髄療法もしくは根管治療を行う。

３）クラックトゥース（Cracked tooth）

　クラックトゥースは歯冠から始まり、歯肉縁下に及ぶこともある。おもに近遠心方向に波及する不完全破折である。破折線は、片方もしくは両方の辺縁隆線から隣接面に延びていく。歯冠部のみに限局する場合もあれば、隣接面歯根に深く広がる場合もある。

　発生頻度の高い歯種は下顎の大臼歯で、次いで上顎の小臼歯である。

①診断

　所見や症状は破折線の進行度によって多種多様である。初期のステージでは、肉眼で見ることも染色液で染め出すこともできない場合が多い。咀嚼時の疼痛や冷刺激に対する瞬間的な鋭い痛みなどが唯一の手がかりになる。歯髄や歯周組織に影響を及ぼさないかぎり、咬頭破折と区別するのは非常に難しい。

　修復処置の既往は咬頭破折の診断では参考になるが、クラックトゥースでは修復物の下に破折線が隠れているケースも多いのであまり参考にならない。実際に修復物を除去してはじめて破折線が発見されることも多い。しかしながら、う蝕や修復の既往がない歯においてもクラックが起こる可能性はある。

　破折線が発見されたら、鑑別のために楔力診査を行う。診査で歯質片の動きがないようであれば、クラックトゥースがもっとも疑われる。破折線の位置も、咬頭破折との鑑別に参考となる。より咬合面中央から発生することがクラックトゥースでは多い。

　破折線が歯髄に達している場合は、不可逆性歯髄炎、歯髄壊死、根尖性歯周炎を伴うこともある。これによって起こる一連の症状を、クラックトゥースシンドローム（Cracked tooth syndrome）という。このクラックトゥースシンドロームは、1964 年に Cameron [5、6] によって最初に報告されている。シンドロームとは、通常原因不明ながら共通の病態（自覚症状、検査所見、画像所見など）とさまざまな症状を示す疾患につけられる名称である。クラックトゥースの原因はわかっているが、クラックの

●**図7-3-1　クラック処理時の注意点**

【窩洞底部】
- 破折線の削合は、クラックが歯髄に達していて歯内療法処置が必要になった場合に形成する理想的なアクセス窩洞内の領域で行う。

【隣接面】
- エナメル–象牙境より下部に及ぶ隣接面外側の破折線の削合は、多くの場合で禁忌である（クラックの範囲、深度の情報は得られるが、その代償として修復不可能な状態になる可能性がある）。
- しかし、クラックを残したままでは細菌の侵入経路となる。

検知が難しく、さまざまな症状を呈するためにこのような用語が使われていると考えられる。

②**治療計画**

クラックトゥースの治療は、破折線の位置や範囲によって選択すべき処置が異なる。しかしながら、破折線の位置や範囲を正確に知ることは非常に難しい。不可逆性歯髄炎、歯髄壊死、根尖性歯周炎と診断された場合にのみ、根管治療を行う。

クラックの位置を特定できたとしても、その範囲を知ることは非常に困難である。破折線が深く進展している場合は、咬頭を被覆し補強する必要がある。治療は以下の要因を考慮してから開始する。

▶**歯周組織のプロービング**

組織欠損がない場合でもクラックがないとは限らない。深くて狭い限局した歯周ポケットは予後不良となる。

▶**エックス線写真診査**

エックス線写真所見でクラックの情報は得られにくい。ただし、垂直性骨欠損や根分岐部の骨欠損はクラックを疑う材料となる。

▶**バンディング**

もし咬合時の痛みだけが症状であれば、きつめの矯正用バンドをセメント合着することが有効である[7]。バンドが破折線の開閉を防止して咀嚼時の疼痛を除去できたならば、全部被覆冠が問題を解決できる可能性が高い。しかし、バンド装着後もなお温度刺激による症状があれば、クラックは歯髄の近くまで達していると予想され根管治療の適用となり、全部被覆冠が必要となる。

なお、根管充填中の楔力はクラックを増大させてしまう可能性があるので注意が必要である。側方加圧充填時の過度な側方圧には注意を要する。支台築造は、ポストを設置すると破折を進行させるリスクとなるため、接着を用いて破折拡大防止を考える。

▶**窩洞底部もしくは隣接面のクラック処理**

窩洞底部や隣接面に明らかなクラックが存在する場合は、**図7-3-1**に示す事項に注意する。

▶**アクセス窩洞**

バーで破折線を追う際に、アクセス窩洞を一気に形成するのは避けたほうがよい。なぜなら破折線はその実際の終末位置よりかなり前に見失うことが多く、健全歯質

● 図7-3-2　予後が悪くなると予想されるクラックの存在位置

①歯冠に限局した片側の辺縁隆線に存在する
②歯冠に限局した両側の辺縁隆線に存在する
③辺縁隆線と隣接面窩洞内壁のみに存在する
④辺縁隆線と窩洞底部に存在する（修復物除去時に確認）
⑤片側の辺縁隆線から歯根にかけて存在する（視認困難）
⑥両側の辺縁隆線から歯根にかけて存在する（視認困難）
⑦辺縁隆線から根管口部にかけて存在する
⑧辺縁隆線から髄床底にかけて存在する
⑨根分岐部病変周辺を含む（外科的もしくは抜歯時に確認）

※数字が大きくなるに連れて抜歯が適応となる可能性が高い。

の不必要な削除をしてしまうおそれがあるからである。

アクセス窩洞を染色することで、クラックを見やすくできる。また拡大と照明は、髄床底の破折線を確認するのに役立つ。クラックが部分的な横断であれば、最終的に全部被覆冠を装着するまでの間、矯正用バンドや暫間冠などでクラックが進展するのを防止する。もし破折線が髄床底を完全に横断しているようであれば、予後はかなり不良である。

③予後

クラックトゥース症例は、いかなる状態であっても予後がQuestionableであることを、患者に十分説明しておかなければならない。クラックトゥースの予後を示すエビデンスはほとんどないものの、クラックが経時的に拡大成長していくことから、治療が失敗に終わり最終的に抜歯になる可能性があることを十分に説明しておく必要がある。

また、咬頭被覆型の修復処置は成功を保証するものではないものの[8]、多くのケースで有益性を示している。しかし、もっとも重要なことは、発見されたクラックの所見、その予知などをしっかり患者に説明しておくことである。

クラックの存在位置により、一般的には**図7-3-2**に示す順に予後が悪くなると予想される。**図7-3-2**の後半部（⑤〜）に属するクラックには抜歯が適応となる可能性が高いが、歯周組織の付着喪失を伴わない歯の抜歯の判断は慎重に行うべきである。

4）スプリットトゥース（Split tooth）

スプリットトゥースは、歯冠から始まり、歯肉縁下に及ぶ完全破折である。多くの場合で、近遠心両側の辺縁隆線がつながり、歯根隣接面に及ぶ。咬合面の破折線が中央寄りであるほど、根尖方向に深く波及していることが多い。

スプリットトゥースは、クラックトゥースが長期経過した結果として起こる。

①診断

来院時にすでに明白になっていることも多く、場合によっては探針などの器具で咬合面の中心部周辺に楔力をかけることによって比較的簡単に判明する。

②治療計画

破折線の根尖方向への伸展範囲によって、予後と治療法が決定される。動揺のある歯質片が歯頸部周辺で破折している（咬頭破折に近い状態）ようであれば、残存して

いる歯質片は救える可能性がある。

いくつかの治療選択肢を以下に示す。

▶選択肢①　破折片の除去と治療、修復の選択

出血のコントロールが可能であれば、マトリックスバンドの応用後、接着材料で修復を行う。

▶選択肢②　暫間的な破折片の保存

破折した歯質片を残したままラバーダムを装着し、根管治療を終了させる。その後に接着性のレジンコアにて支台築造を行い、後に破折片を除去し歯冠修復を行う。当然、マージンの位置は深くなる。

▶選択肢③　破折片の除去と歯冠長延長術または矯正的挺出

根管治療後に歯冠長延長術や矯正的挺出を行い、将来的に修復物のマージンになる位置を歯肉縁上に露出させた後に歯冠修復を行う。

▶選択肢④　破折片の除去のみ

この選択肢は、すでに根管治療と修復処置が終了している症例が対象となる。すべての歯髄腔が修復材料で満たされ、根管口が露出していないことが必須である。欠損部位は肉芽組織で覆われることになる。

5）垂直性歯根破折（Vertical root fracture）

垂直性歯根破折（Vertical root fracture：以下 VRF）は、歯根のあらゆる位置から始まる完全もしくは不完全破折である。破折は、片側性のものや両側性のもの、歯根の全長に及ぶものや限局的なものと多種多様である。初期の VRF の所見や症状は非常に軽微であるため、一般的には根尖病変が生じるまで気づかれることは少ない。

VRF と同様の症状を示す他の疾患（歯周病、穿孔、根管治療の失敗など）もあるので、診断には十分な注意が必要である。なぜなら、VRF の治療の選択肢は抜歯もしくは抜根しかなく、診断を間違えると抜かなくてもよい歯の歯根を抜去してしまうおそれがあるからである。

VRF の確定診断はあくまでも視認である。

①病因

病因はさまざまであるが、もっとも関係の深いものはポスト設置時の歯質削除と根管治療時の応力の蓄積といわれている[9~11]。近遠心的圧平度の強い歯根の頬舌方向が VRF の好発部位になる。

②診断

患者は中程度の症状を訴え、重度の症状を訴えることはほとんどない。歯は動揺している場合もあれば、していない場合もある。ほとんどすべての VRF 症例で、根管治療の既往がある[12]。

プロービング診査はとても有効である。VRF 症例では、幅が狭く深い限局した歯周ポケットが形成される[13]。打診や根尖部圧痛はあまり有効ではない。

エックス線写真診査では、歯根が割れ分離度が非常に大きなケース以外、ほぼ発見不可能である。しかし、VRF を疑わせる典型的なエックス線写真像（J-shape、Halo like など）[14~16] をよく知ることと、その他の診査結果を合わせることで、診断精度を上げることができる。

診断的外科処置は、もっとも信頼のおける診査法である。歯肉弁を剥離し、歯根表面の診査を直接行う。多くのケースで、肉芽組織を除去すると長方形の骨欠損が破折線に沿って認められる。場合によっては、歯根切断面を拡大することで破折線が発見される場合もある。

● **図 7-3-3　VRF を予防する上で重要な項目**

【根管内歯質の過剰削除をしない】
- 根管治療時の根管歯質の削除過多や、修復処置時、おもにポスト設置のための歯質の削除過多は主要な原因である[11,19]。

【根管内にかかる楔力を最小限にする】
- 根管充填時の側方加圧や修復処置のポスト設置により、象牙質にかかるストレスもＶＲＦの原因に関与している可能性が高いといわれている[20,21]。

③ 治療計画

　予知性のある治療の選択肢は、抜歯または破折の存在する根の抜根である[17,18]。切断部位の根管は術中の処置が困難であることが多いので、前もって封鎖性のよい修復材料にて充填しておくことが推奨される。

　また、歯根中央部に生じた VRF では、形成と充填が行える場合もある。

④ 予防

　VRF が起こると抜歯または抜根となる可能性が高いため、予防が非常に重要である。**図 7-3-3** は、なかでも重要なものの 2 つである。

　臨床では、根管治療後にポストの設置がなされることを考慮すれば、ポスト形成に伴う歯質の削除が VRF のもっとも大きな要因であるといっても過言ではないと考えられる。そのため理想的な支台築造は、① VRF に対する予防的配慮がなされ、②歯冠側からの細菌漏洩を考慮した方法となる。一方、修復処置を担当する歯科医師は、支台築造において脱離抵抗性を優先することも少なくない。すなわち、「垂直性歯根破折のリスク VS. 歯冠修復物脱離のリスク」ということになる。はたしてどちらを優先するのであろうか？　問題が起きた時の重症度を考えれば、答えは抜歯や抜根のリスクをなくすことであろう。

　なお、VRF が疑われる場合は**図 7-3-4** のチャートを用い、診査・診断、またその後のカウンセリングを行うと系統立てできて便利である。

ONE POINT

VRF 症例への接着を応用した再植術をどう考えるか？

　日本では、他国ならほぼ抜歯や抜根と診断されるであろう VRF 症例に対し、歯科用接着材を使用した再植術が行われることがある。しかし、現時点では十分なエビデンスのある方法とはいいがたい。

● 図 7-3-4　VRF 診断フローチャート

ステップ1 破折線は どこにあるか？	頬側か舌側エナ メル質に限局（辺 縁隆線にも多い）	近遠心と頬舌側 咬頭を含む歯冠エナメル質と象牙質、 歯根象牙質も含まれる		近遠心の歯冠のみ、もしくは歯冠と 歯根エナメル質と象牙質 （場合によっては頬舌側）	頬舌側の歯根	
ステップ2 除去可能な 歯質片はあるか？	なし 不完全破折	なし 不完全破折	あり 完全破折	なし 不完全破折	あり 完全破折	なし 不完全破折 歯根の1面	あり 完全破折 歯根の2面
ステップ3 クラックの分類は？	クレーズライン	不完全 咬頭破折	完全咬頭破折	クラックトゥース	スプリット トゥース	不完全 VRF	完全 VRF
ステップ4 治療法は？	• 必要なし • 審美的治療の 　み	• 咬頭の維持も 　しくは除去 • 露髄した場合 　は歯内療法 • 咬頭被覆型の 　修復処置	• 咬頭の除去 • 露髄した場合 　は歯内療法 • 咬頭被覆型の 　修復処置	• 必要な場合は 　歯内療法 • 咬頭被覆型の 　修復処置 • 破折の範囲に 　よっては抜歯	• 抜歯が第一選 　択 • 破折線の位置 　によってはそ 　の他の選択肢	• 抜歯もしくは 　抜根が第一選 　択 • 根尖部、中央 　部、歯頸部に 　限局している 　場合は、その 　部位の除去	• 抜歯もしくは 　抜根

Chapter

7

4

石灰化症例のマネージメント

林 佳士登（銀座しらゆり歯科）

歯髄の石灰化は外傷後の合併症のほか、加齢による第2象牙質の添加によっても起こりうるため、実際には臨床でよく遭遇するのではないだろうか。よって歯髄の石灰化に関する総論とともに、臨床的なマネージメント法を知っておくことが重要である。

1　歯髄の石灰化の定義

米国歯内療法学会の Glossary of Endodontic Terms 第9版には、歯髄の石灰化に関する用語として、異栄養性石灰化（Dystrophic calcification）と、石灰変性（Calcific metamorphosis）が収載されている[1]。

異栄養性石灰化は、加齢した歯髄にしばしば見られるびまん性の石灰沈着である（異栄養性石灰化は通例、血管・神経周囲の石灰化を表す）。

石灰変性は根管内の急速な硬組織の添加を特徴とする外傷に対する歯髄反応である。

2　石灰化時期による分類

1　原生象牙質（Primary dentin）

歯の発育中に形成される象牙質。1日に4〜8μmほど形成される[2]。

2　生理的第2象牙質（Physiologic secondary dentin）

歯の発育終了後に、生涯を通じて堆積する象牙質。原生象牙質形成よりも堆積の速さが遅い。

原生象牙質形成に引き続いて同じ象牙芽細胞が形成するため、第2象牙質の象牙細管の多くは原生象牙質と継続している。生理的第2象牙質は全周に渡って堆積していくが、堆積は均一でなく、天蓋部と髄床底でより多く堆積していく。

生理的第2象牙質の堆積はやがて加齢による歯髄腔の狭窄を起こし、根管治療が困難なものになることがある[3]。

3　第3象牙質（Tertiary dentin）

外傷や咬耗、修復処置などの外的刺激に反応して形成される象牙質。第3象牙質は反応象牙質（Reactionary dentin）と修復象牙質（Reparative dentin）に分けられる。

反応象牙質は、軽度の刺激に対してもともと存在する象牙芽細胞が速さを上げて形成する象牙質である。修復象牙質は通常は強い刺激に対する反応であり、もともと存在した象牙芽細胞が死んだ後に、新しく分化した象牙芽細胞様の細胞により形成されるもので、より複雑な生物学的過程を経る[3]。

3　石灰化部位による分類と特徴

1　歯髄結石（Pulp stone）

髄腔内に見られる石灰化物で、小さなものから髄腔の大部分を埋めるような大きなものまであり、数も1〜12以上と幅がある[4]。

Ranjitkarらはオーストラリア人の17〜35歳の217名（男性123名、女性94名）の歯をエックス線写真で調査したところ、歯髄結石の発現率がグループ中46.1%（217名中100名）、歯の総数からは10.1%の歯（3,296本中の333本）で、大臼歯に有意に多かった（第一大臼歯＞第二大臼歯、上顎第一大臼歯＞下顎第一大臼歯）と報告している[5]。

2　根管閉塞

根管閉塞は一般的には歯の外傷後に見られ、早くて3か月後には確認される。エックス線写真所見での特徴は、部分的または完全な根管スペースの閉塞であり、根尖部歯根膜腔の肥厚や根尖部透過像が自覚症状なしに現れる[6]。

また、根管と髄腔の閉塞に伴い象牙質が肥厚して光の透過性が減少し、歯冠の変色を起こしうる[7]。

4　歯髄の石灰変性のメカニズム

石灰変性における歯髄の石灰化の機構は明確ではないが、いくつかの仮説が提唱されている。

Torneckは、石灰変性を象牙芽細胞の刺激または正常な機構の喪失の結果としている。一方でAndreasenらは、歯髄への血液供給の障害後の治癒反応が象牙質の添加を加速し、それは歯髄への血液供給の喪失と再確立に緊密に関連するとしている[6]。

5　石灰化の素因・病因

1　年齢

加齢により、生理的第2象牙質がゆっくりではあるが堆積していく[7]。

2　う蝕・医原性

Ranjitkar らは、前述のエックス線写真を用いた研究で、修復処置済みまたはう蝕に罹患した上顎右側第一大臼歯と下顎左側第二大臼歯で歯髄結石が有意に高い頻度で認められることを報告している[5]。

Sundell らは5級窩洞形成・修復後の歯を術後0〜189日で抜歯し、組織学切片を作製して評価したところ、術後の日数が長くなるにつれて歯髄結石と石灰化物が増えていくこと、年齢や性別には関連がなかったことを報告している[9]。

3　咬耗

咬耗により第3象牙質(反応象牙質)の形成が起こりうる[10]。

4　外傷

脱臼などの歯の外傷に関連して根管閉塞が起こることはあるが、これは歯髄への血流回復の過程と関連している。根管閉塞のスピードは、受傷時の歯の位置不正の程度と関係があるようである[11]。

5　矯正治療

圧下などの矯正的な力は、歯髄の循環障害を引き起こすようである。そして、歯髄の循環障害は歯髄の細胞組成や生理学的挙動に影響を与える。象牙芽細胞は歯髄の循環障害の影響をもっとも受けやすい[10]。

Delivanis らは、矯正治療後の患者46名（男性22名、女性24名、治療前の不正咬合 Angle Class I 19名、Class II 23名、Class III 4名。対照群は年齢・性別を合わせた矯正治療を行っていないグループ）の後ろ向き研究を行い、2名の3歯に根管閉塞が発現し、ともに動的治療中のエックス線写真で根管閉塞徴候が確認できたと報告している。根管閉塞の発現には統計学的に有意差がなかったものの、何らかの因果関係がある可能性が高い[12]。

6　全身疾患

冠状動脈硬化および心血管疾患の既往があると、歯髄結石の発現率が高くなると報告されている[13, 14]。エーラーダンロス症候群（EDS）の患者31名の調査で、Classical type EDS の患者の78%に歯髄結石が見られたとの報告がある[15]。また、象牙質形成不全症においては根管閉塞が症状の1つとしてあげられる[16]。

● 表 7-4-1　石灰変性の経過観察において歯髄壊死を示した割合

論文	経過観察期間（年）	被験者 / 歯 数	石灰変性を示した歯	石灰変性で、歯髄壊死に至ったもの
Holcomb & Gregory, 1967	4	88 人	41 歯	3 （7%）
Andreasen, 1970	1~12 （3.4）	189 の脱臼歯	42 歯	3 （7%）
Stålhane & Hedegård, 1975	13~21	76 の石灰変性歯	76 歯	12 （16%）
Jacobsen & Kerekes, 1977	10~23 （16.0）	122 の外傷歯	122 歯	16 （13%）
Andreasen ら，1987	1~10 （3.6）	637 歯	96 歯	1 （1%）
Robertson ら，1996	7~22 （16）	82 の外傷歯	82 歯	7 （8.5%）

6　臨床におけるマネージメント

1　歯髄結石

　Moss-Salentijn は歯髄結石に関する文献をレビューし、歯髄結石は臨床症状なしに存在することが多いため、歯髄結石から痛みが生じたとする報告に否定的な見解を示している。また、歯髄結石はあくまで所見の１つであり、歯髄結石は歯髄における変化の原因というよりも、むしろ歯髄の変化の徴候であるとしている[17]。

　根管治療の必要性が示唆されるような症状がないのであれば、歯髄結石の存在だけをもってして根管治療の必要があるとみなすべきではない[18]。

2　根管閉塞

　歯の外傷に引き続いて起こる歯髄反応としての根管閉塞は、歯の変色や根管治療が困難になるなどの問題を引き起こす[9]。また加齢による第２象牙質の添加によっても根管閉塞が起こりうる[3]。

　石灰変性による根管閉塞は外傷後の歯に 3.8 ～ 24％で生じ、そのうち歯髄壊死に至るものは１～ 16％であると報告されている（**表 7-4-1**）[6]。また最近の報告では、根管閉塞を起こしている歯の 20 年経過での歯髄の生存率は 84％であり、う蝕・新たな外傷・矯正治療・クラウン補綴によって起こる歯髄壊死の頻度も、根管閉塞を起こしていない歯と比べて差は見られなかった[20]。

　根管閉塞では根管が消失しているかのように見えるが、実際には非常に細くなりながらも根管自体は存在している[6]。Lundberg らは、亜脱臼および脱臼後に根管閉塞の徴候を示した前歯の根管治療を行い、摘出した歯髄の組織学切片を 20 例調べているが、コラーゲンの増加と細胞数の減少を認めるものの、根管治療の必要性が示唆されるような炎症所見は１例を除き認められなかったと報告している[21]。また、Cvek は根尖病巣

● **症例 7-4-1　石灰変性による歯冠変色症例への対応例**

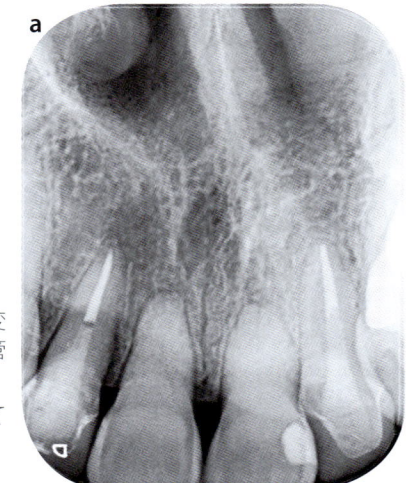

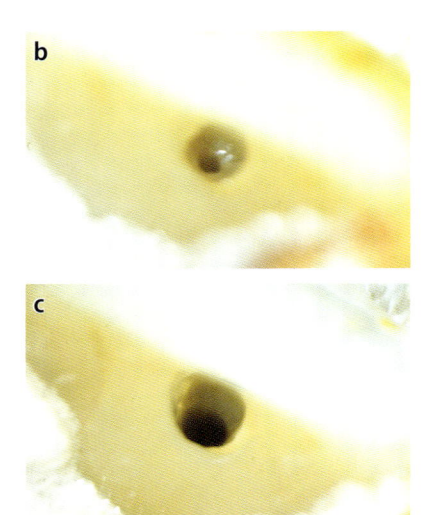

症例 7-4-1a　1⎸に石灰変性による歯冠変色を認める。漂白のための便宜的な根管治療を計画した。

症例 7-4-1b　アクセス形成時。狭窄してはいるが根管が確認できる。

症例 7-4-1c　根管形成終了時。

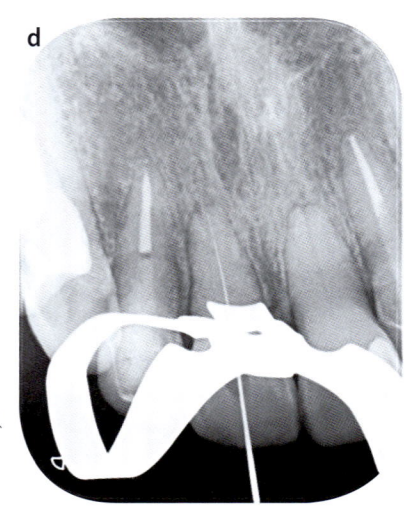

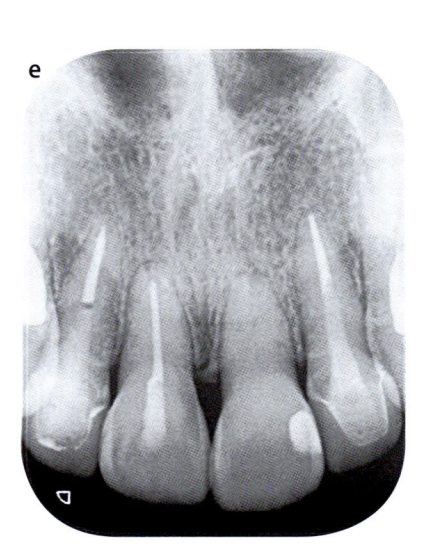

症例 7-4-1d　ファイル試適時のエックス線写真。

症例 7-4-1e　治療後のエックス線写真。

のある石灰変性を持つ前歯 54 歯の根管治療において、1 例を除き根管が見つかったこと、治療後 4 年で 80%が治癒したことを報告している[22]。

　根管閉塞を引き起こすかもしれない歯に対して予防的に根管治療を行うという考えかたがあるが、以上に示す知見は予防的な根管治療を支持していない。根管閉塞を示している歯については、基本的には定期的に経過観察する保存的アプローチを行うべきである。治療介入の時期は、歯髄壊死や根尖性歯周炎が観察された時である。しかし、外傷により歯冠破折を起こしていて、将来の補綴治療でポストスペースの必要性が予測される場合においては、根管閉塞に対する予防的な根管治療が検討されうる[19]。

　象牙質の肥厚により光の透過性が減少することによる変色に対しては、審美的に問題にならない程度であれば経過観察でよい。審美的に問題となる場合はホワイトニングや根管治療後の漂白も選択肢に入るが（**症例 7-4-1**）、満足な結果が出ない可能性もあるため、患者の希望にもよるが審美修復も選択肢に入るであろう[23]。

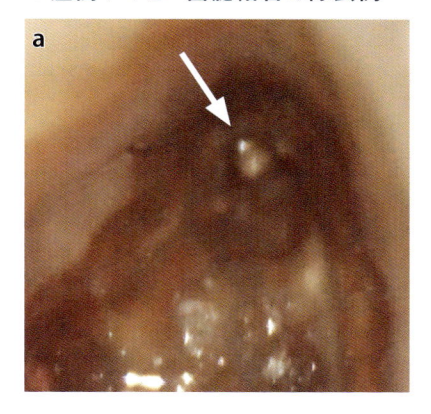 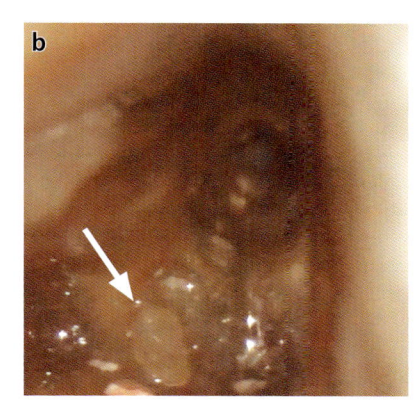

症例 7-4-2a　再治療時の状態。根管口部に歯髄結石が確認できる。
症例 7-4-2b　超音波チップにて歯髄結石を除去した。

7　臨床上の注意点

1　術前の評価と意思決定

　石灰化根管を持つ歯においては、根尖部透過像の有無・臨床症状の有無・審美的問題の有無など患歯の評価を行い、治療介入が必要かどうか判定し、次に術者自身のスキルや治療環境などにおいてエンド的なマネージメントが可能かどうか検討し、自身で行うか・専門医へ紹介するか、最終的には患者利益となるように意思決定をすべきである。
　治療介入を行う場合には、術前のエックス線写真を読影し、歯髄結石や根管の石灰化の有無を確認しておく。必要と思われる場合には CT の撮影を行う[24]。

2　アクセス時の注意点

1）歯髄結石がある場合

　アクセス形成時に、マイクロスコープ下で超音波チップなどを用いて除去していく。髄腔を埋めるほど大きな歯髄結石は、ある程度超音波チップなどで小さくしないと除去できないことがある。また、小さな歯髄結石は根管内へ入らないように注意が必要である（症例 7-4-2）。

2）髄腔が石灰化している場合

　上顎前歯のアクセスにおいては、唇側への医原性穿孔を起こさないように、石灰化していても根管は歯根の中央に位置していることを念頭に入れてアクセス形成時のバーの深さ・向きに注意する[6]。
　下顎前歯は舌側にも根管が存在することがあるので、石灰化していない場合に準じてアクセス時には舌側への配慮が必要となる[6]。
　大臼歯部においては、石灰化により髄腔が極度に狭窄していることがある。アクセスができなければ当然根管治療も不可能であり、無分別なアクセスは髄床底への穿孔を起こすリスクもあるので、注意が必要である。アクセスに先立ち、まずはエックス線写真にて髄腔までのバーの深さを計測しておくこと、解剖的な天蓋の位置（≒ CEJ の高さ[25]）を念頭に入れておくことが必要であるが、エックス線写真で読影が難しい場合

● **症例 7-4-3　高度な石灰化により天蓋が確認できなかった例**

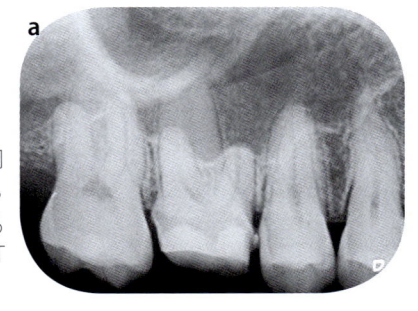

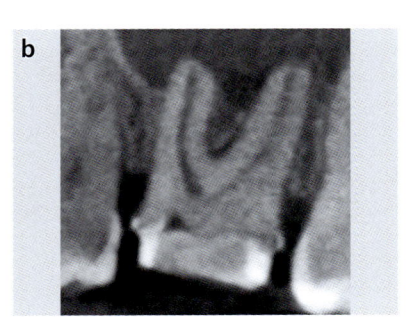

症例 7-4-3a　6̲|に歯髄壊死と根尖性歯周炎があり、髄腔に高度な石灰化を認める。

症例 7-4-3b　CEJ までアクセス形成するも、天蓋に達しないため一旦仮封し、CT 撮影を行った。

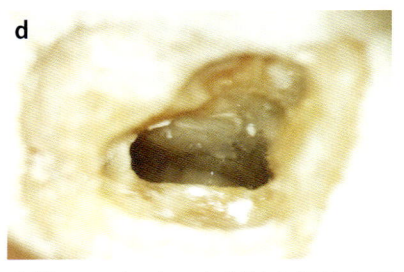

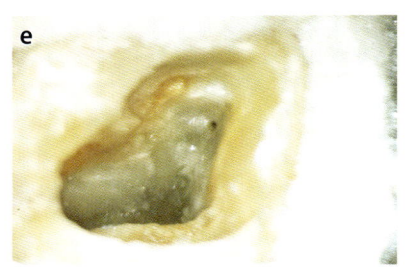

症例 7-4-3c　まず口蓋根管を明示する。

症例 7-4-3d　次に頬側遠心根管を明示する。

症例 7-4-3e　最後に近心頬側根管を明示する。狭窄してはいるが、確認はできる。

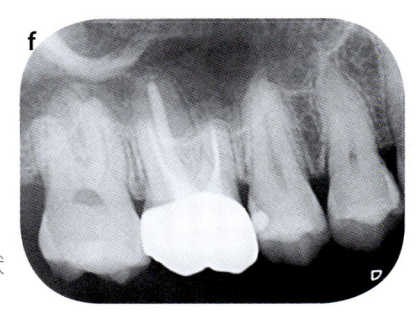

症例 7-4-3f　治療後の状態。経過は良好である。

は CT 撮影を検討する[24]。

　石灰化していると、必ずしも CEJ の高さに天蓋がないケースもある（**症例 7-4-3**）。まずはバーで基本となるアクセスの外形を作りながら術前に測定した深さまで形成し、次いでマイクロスコープと超音波チップを併用しつつ、窩底の色調の変化（髄床底の色調は暗くなる[26]）を適宜観察しながら天蓋を除去していくと、安全かつ必要十分なアクセスが可能となる。

　歯軸に傾斜がある場合は、ラバーダムにより歯軸がマスキングされてアクセス方向のミスを誘発しうるが、石灰化した髄腔へのアクセスではさらに難易度が上がるため、ラバーダムをかける前に念入りに確認しておく必要がある。Vertucci は根管の形態学についてのレビューの中で、歯髄腔の石灰化がある歯でのアクセス形成を行う時には、最初はラバーダムをかけずに行うと歯根の長軸方向が評価しやすいためやりやすくなるが、一旦髄腔へ達したら、それ以上処置をする前にラバーダムをかけなければならないと述べている[27]。ここで誤解を避けるため強調しておくが、けっしてラバーダムをかけないことを推奨しているわけではない。歯の長軸方向をしっかり認識した上でアクセス形成を行うことが大事である、ということである。

●症例 7-4-4　歯髄壊死と根尖性歯周炎を伴う根管閉塞症例への対応例

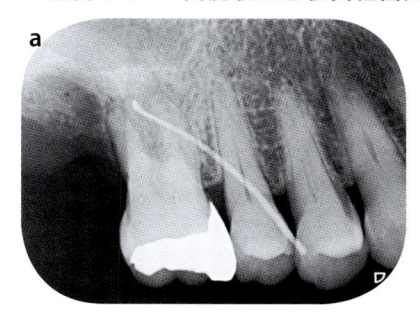
症例 7-4-4a 　6|に歯髄壊死と排膿路の形成を伴う根尖性歯周炎がある。髄腔・根管ともに高度な石灰化を認める。

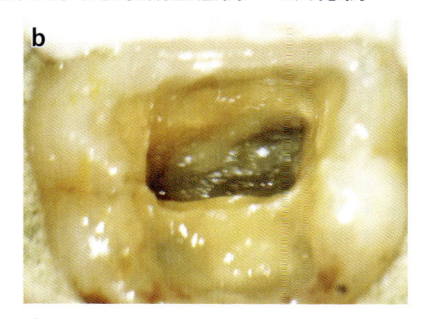
症例 7-4-4b 　術前によく深さを計測した上でアクセスする。髄床底の色は暗いことが確認できる。

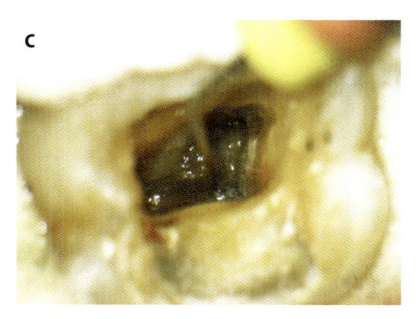
症例 7-4-4c 　#6C+ ファイルにて根管口を探索する。ファイルが食い込む・突き立つ場所が根管である。

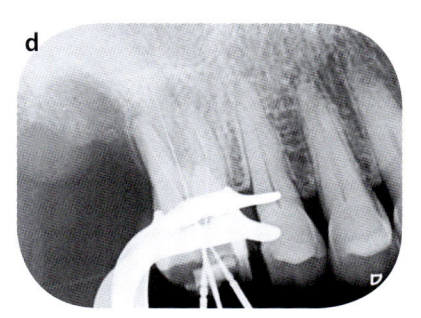
症例 7-4-4d 　ファイルトライにて、根管の穿通を確認した。

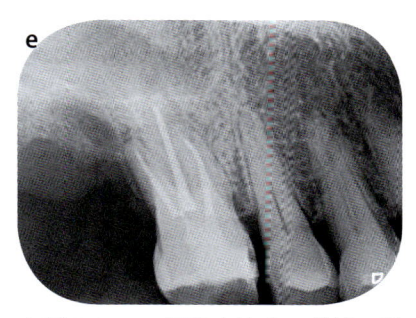
症例 7-4-4e 　根管充填後の状態。排膿路は消失している。

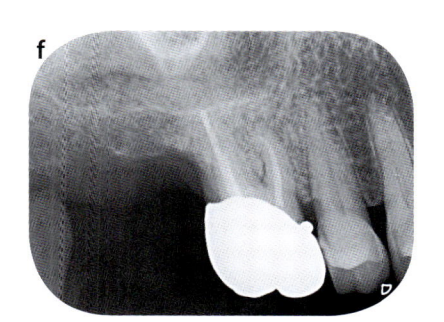
症例 7-4-4f 　術後の状態。経過は良好である。

3 根管口探索時の注意点

　根管口は石灰化により極度に狭窄しているか、石灰化物により完全に塞がれていることもあるため、一見して根管口が見当たらないことがある。術前のエックス線写真やCTによる情報とともに、石灰化が起こっていない場合には、どのあたりに根管が存在するかという正常解剖の知識や、根管口の位置の法則をもとに、マイクロスコープ下にて超音波チップで石灰化物を除去しつつ、エンド用探針やハンドル付きファイル、角度をつけた細い号数のファイルなどを突き立てるようにして探索を行う（**症例 7-4-4**）。根管のないところでは象牙質に器具が跳ね返されるが、根管があるところでは器具が食い込む、または突き立つような感覚がある。根管口の探索には染色剤を用いる方法もある。

　根管口が完全に塞がれているケースではマイクロスコープにて石灰化物と象牙質の色調の違いを確認しながら、超音波チップで根管があったと思われる部位を根尖側へ1〜2mm程度除去していくが、切削の向きや程度など歯質の過剰削除にならぬよう注意する。根管が現れると色調が変化し、ファイルが突き立つことが確認できる。一連の操作は、術前の診査情報と解剖的な知識を持った上でマイクロスコープを必ず用いることを強調しておきたい。

　初回のアクセス・根管探索時に根管が見つからず、術前にCTを撮影していない場合は、仮封後、次回のアポイントまでの間にCTを撮影してもよい[24]。

4 ストレートラインアクセス時の注意点

大臼歯の近心頬側根管などは、根管口部の狭窄に加えて、入口からの湾曲がきつい場合もあるため、レッジを作らないよう根管の向きをよく確認しつつストレートラインアクセスを行う。また、削片を詰まらせないように洗浄を頻繁に行う。

5 ネゴシエーション時の注意点

ストレートラインアクセスが不十分なままファイルを根尖側へ進めていくと、レッジを作り穿通困難となったり、根管のトランスポーテーションや医原性穿孔などの問題を引き起こしうる。穿通を試みる前には必ずストレートラインアクセスの確認と修正を行っておく。

石灰化の程度によりKファイルでは腰が弱くて進まないことがあるが、その場合はC+ ファイルやC Pilot ファイル、C ファイルのように、#10・#8・#6 でも腰の強さが得られるファイルを使うとよい。

穿通操作はウォッチワインディングモーションを用いて、スティッキー感を頼りに根尖側へ進めていく。

- ファイルに過度な負荷をかけすぎない
- 時折引き抜いてファイルについた削片を清掃し、同時にファイルの伸びなどの変形が起こっていないかチェックする
- 変形が起こったファイルは再び根管内に入れないようにする

などに注意する。

また、ファイルには潤滑剤をつけて使用し、根管内に削片を詰まらせないよう頻繁に根管内を洗浄する。

根管内でファイルにスティッキー感がなく、硬い感触がある場合は、プレカーブを入れて 360°探索を行い、ファイルが食い込むところがないかを調べる。

穿通が困難な場合は、そこまでを作業長とする。

6 根管拡大時の注意点

石灰化根管の拡大形成にあたっては、グライドパスがほとんどのケースで必要となる。

8　穿通性の有無と予後について

Akerblom らは、ルンド大学歯学部の歯内療法クリニックにて 10 年間に治療された成人の患者 2,742 名（経過観察期間 2 〜 10 年）を調べ、1/3 以上穿通されていない、根管形成された部位から根尖部までエックス線写真的に根管が見えない歯を根管閉塞と定義して 70 名を選び、さまざまな理由でリコールに来なかった 19 名（理由不明の抜歯 2 名を含む）を除外して 51 名の 64 根管を対象として調査した結果、術前に根尖部透過像のない歯では 97.8％、根尖部透過像のある歯では外科的な介入なしでも 62.5％が成功（臨床症状なし、かつエックス線写真的に正常な歯根膜腔）だったと報告している[28]。

この研究は後ろ向き研究であり、サンプル数が十分でないこと、一般歯科医にて治療

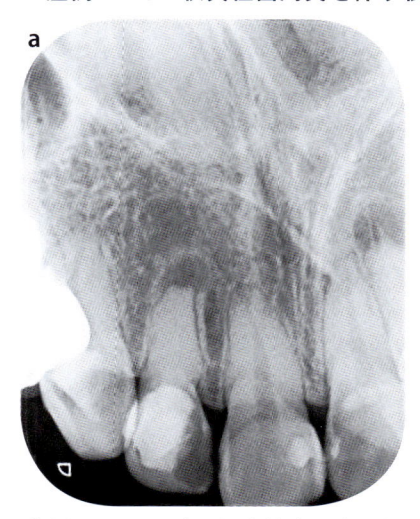

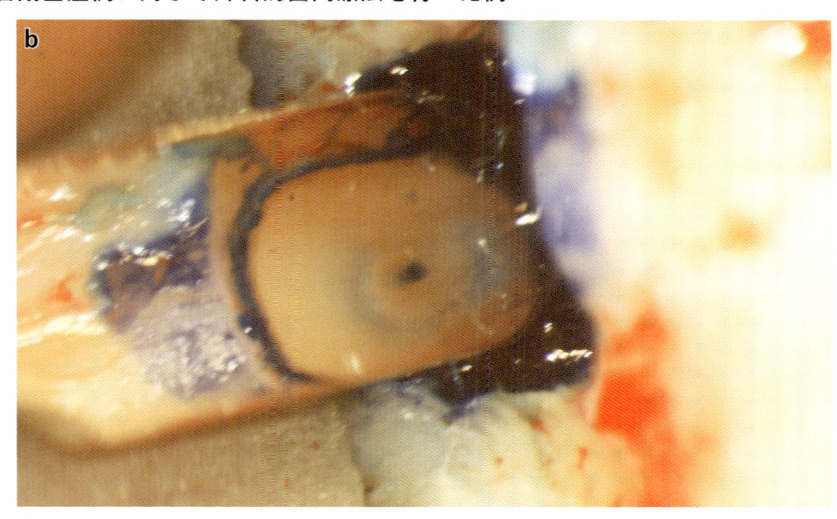

症例 7-4-5a　2｜に根尖性歯周炎と根管閉塞を認める。根管治療を試みるも根管は確認できず、外科的歯内療法を計画した。

症例 7-4-5b　根尖切除後、切断面の診査時の状態。メチレンブルーにて根管が確認できる。

開始後に困難を生じて紹介された患者のうち不適切な器具操作が原因で根管が穿通困難となったものは根管閉塞とせずに除々していることに留意しなければならないが、根管治療において穿通ができなかった場合でも約 2/3 のケースが治癒したことは、外科的介入の意思決定を根管治療後の経過観察中に行うことを正当化するものと思われる[28]。

9　外科的歯内療法による介入

根管治療による問題解決が図れなかったケースでは外科的歯内療法を検討する。根尖切除後のメチレンブルー染色では、非常に小さいながらも根管が染色されるはずである（症例 7-4-5）。

Chapter 7-5

歯内療法専門医院における痛みのマネージメント

田中 浩祐（石井歯科医院）

歯内療法専門医院においては、患者が根尖周囲組織の病変を有していることが多いため、主訴は痛みに関するものが少なくない。本項では、歯内療法専門医が根管治療に関わる痛みをどのようにマネージメントしているかを解説する。

根管治療における痛みは、大きく術前疼痛、術中疼痛、術後疼痛に分けられる。

1　術前疼痛

通常歯に感じる痛みは、歯髄組織が外的刺激にさらされている時に生じる。過去における強い痛みの既往は歯髄の不可逆的な変化との関連が示唆されているため（☞ **Chapter 2-8　意思決定を参照**）、問診の際には必ず聞くべき項目である。

また、術前疼痛を有する患者では術後疼痛の発生頻度が高かったという報告[1]もあり、術後疼痛のマネージメントの上でも役に立つ指標となる。

2　術中疼痛

根管治療を行っている間に患者が感じる痛みのことである。

歯内療法専門医が根管治療を行う際は、抜髄処置でなくても浸潤麻酔を行うことがほとんどである。その理由としては

①クランプ装着時の不快感を取り除くため

②作業長の決定時にファイルが根尖から一時的に出ることがあるため

③根管拡大および洗浄時におこる根尖付近における圧の変化が痛みを生じる可能性があるため

④根管充填時に使用する機器による熱や圧力によって生じる不快感を軽減するため

などがあげられる。

そのため患者が術中に痛みを訴えることはないが、唯一あげるとすれば洗浄時に使用する次亜塩素酸ナトリウムが根尖孔外へ押し出された時であろう。この時患者はすぐに強い痛みを訴える。この場合は、ただちに多量の生理食塩水または滅菌精製水などを使用して中和を図ることが必要である。

また、不用意な洗浄液の押し出しを防ぐ意味で、洗浄針を根尖部でロックさせないこと、常に長さをチェックすることなどが大切である。

3　術後疼痛とそのマネージメント

　根管治療の術後疼痛は、さらに、
　　①一般的に起こりうる正常な反応としての術後疼痛
　　②根管治療で取り除くことができなかった起炎因子による疼痛
　　③非歯原性疼痛
に分けられる。

1　正常な範囲内の術後疼痛

　Nixdorfらの報告によると、根管治療後の疼痛は、軽度のものまで含めると約半数の患者が経験するといわれている[2]。これらの疼痛の原因としては、①機械的要因、②化学的要因、③微生物学的要因、などだあげられる。これらはどれか1つが単体で原因になることもあるが、複合的に起こることが多いであろう。

　正常な範囲内の術後疼痛は、前述の作業長測定時、あるいは術中のファイリング操作時にファイルの先端が意図せずに根尖孔外へ出た時の根尖周囲組織への刺激が原因になると考えられている。予防策としては、
　　・ファイリングは作業長を決定してから行うこと
　　・拡大中は常に根管内を洗浄液で満たし、洗浄によって削片を押し出さないように気をつけること
があげられる。ガッタパーチャやシーラーが根尖から出た際にも根尖周囲組織へ刺激を与えるため、不用意に押し出すことは避けるべきである。

　痛みのピークは術後2〜3日に迎えることが多く、そのほとんどは1週間以内に治まることが多い[2]。したがって追加処置は切開排膿などの処置が必要なケースを除けばほとんどないが、痛みが強い場合は鎮痛薬の服用が有効である。

1）非ステロイド性抗炎症薬（NSA Ds）

　抗炎症作用を併せ持つ解熱鎮痛薬であるNSAIDsは、炎症に起因した痛みの多い歯科治療においての疼痛管理として第一選択となる。

　アスピリン、ジクロフェナク、イブプロフェンなど多くの種類のNSAIDsがあるが、その作用機序は共通しており、シクロオキシゲナーゼ（COX-1、COX-2）の合成を阻害することにより、アラキドン酸からプロスタグランジンの生成を抑制し、解熱・鎮痛作用、抗炎症作用を示す。

　胃腸障害や腎障害などの副作用があり、アスピリン喘息患者への投与は禁忌とされている。

2）アセトアミノフェン

　中枢におけるCOX-3を阻害することにより鎮痛効果が得られると考えられているが、その詳細はまだ解明されていない[3]。

　一般的にはNSAIDsの鎮痛作用よりも弱いとされているが、アスピリン喘息患者や、NSAIDs服用ができない患者への第2選択になる。しかし、多量の服用により肝機能障害を起こす危険性も報告されており、米国食品安全局（FDA）では1日服用量を4,000mg以下に留めるよう勧告している。

3）抗菌薬

　根管治療後の疼痛に抗菌薬の投与が有効であったという報告はないとされている[4]。したがって鎮痛効果を目的とした抗菌薬の処方は、耐性菌の出現、副作用などの観点からすべきではないが、感染による腫脹が広範囲にわたる場合、またそのおそれがある場合、全身疾患などで予防投与が必要な場合は処方されるべきである。

2 根管治療で取り除くことができなかった起炎因子による疼痛

　一般的な術後疼痛が続く期間として多くの報告がある１週間を明らかに超えて疼痛が続く場合、歯内療法専門医の次の選択肢は、以下の場合を除き外科的歯内療法となる。
- その根管治療を歯内療法専門医以外が行っており、再根管治療により根管治療の質が向上できると判断された場合
- 全身疾患などにより外科処置が行えない場合
- 疼痛の原因と歯との因果関係が明らかでない場合（**次項参照**）

外科的歯内療法の具体的な内容に関しては、**Chapter 6**を参照されたい。

3 非歯原性疼痛

痛みの原因が歯ではない痛みの総称である。
- 根管治療を行ったにも関わらず痛みが消失しない
- 根管治療後に出現した痛みが消失しない

　これらはいずれも患者がつらいのはもちろんのこと、患者のためを思い通法に沿って行った治療であればあるほど、歯科医師の悩みも大きくなる。

　根管治療後の消失しない痛みの３％が非歯原性疼痛であったという報告もある[2]ことから、歯科医師は歯に発生した痛みが歯科治療のみで解決できないことが一定の割合で存在することを認識しておく必要がある。

　一般的に非歯原性疼痛の診断は複雑であり、歯科医師であってもトレーニングを積んでいないと診断を誤る可能性があることから、口腔顔面疼痛専門医との連携も重要である。診断の複雑さゆえ、歯内療法専門医は非歯原性歯痛の可能性を排除できる診断力・臨床力が重要になってくる。特にこの臨床力は、高いレベルでの根尖性歯周炎の除去という意味と、根管治療あるいはその後の外科処置後に痛みが続く場合に、根尖性歯周炎の関与の可能性を否定できるという意味において重要である。

　患者が歯の痛みを訴えている場合、歯科医師として知っておくべき非歯原性歯痛は以下の４つである。これらの痛みに対する治療法の詳細はその領域の成書に委ねるが、薬物療法や医科的なアプローチが必要になるため、けっして安易に判断せずに口腔顔面疼痛専門医などへ紹介するなどの対応が必要である。また、高いレベルでの根尖性歯周炎の排除ができない場合には、歯内療法専門医への対診も有効な選択肢となり得る。

1）筋・筋膜性歯痛

　歯痛を思わせる痛みのなかでは比較的多い。痛みの特徴として持続性の鈍痛であり、疲労した咬筋や側頭筋などにおけるトリガーポイントからの関連痛が原因と考えられている。

2）神経障害性歯痛

　末梢・中枢神経の損傷によるものである。突発的な痛みを特徴とする三叉神経痛は、

三叉神経根への血管や腫瘍などによる圧迫が原因であると考えられている。

　抜髄や抜歯後に持続した違和感、鈍痛などを主症状とする求心路遮断性歯痛は、古くは幻歯痛とも呼ばれていた。

3）上顎洞性歯痛

　上顎洞炎に起因する痛みである。上顎洞内圧の亢進や関連痛が原因であると考えられている。

　歯の生活診断で鑑別可能であるが、歯性上顎洞炎であれば根尖性歯周炎を併発している場合が多く、その鑑別は容易ではない。この場合、診断にはコーンビーム CT が有効であるが、正確な診断および治療には医科的アプローチが必要なこともある。

4）心臓性歯痛

　虚血性心疾患に起因する迷走神経の関連痛が多く、下顎骨や歯に圧迫痛、灼熱痛などの痛みを生じる。

渡邉 征男　（マイクロエンド歯科）

Chapter 7-6

歯内－歯周病変
Endodontic-periodontal lesion

歯内・歯周それぞれの領域の疾患が互いの領域に波及した状況を歯内－歯周病変と呼ぶ。すべての歯内－歯周病変は辺縁性歯周炎の異常所見である付着の喪失を認めるが、その成因はさまざまである。病態は単純なものから複雑化するものまで存在し、診断とその対応が状況により異なる。日常臨床おいて遭遇する頻度も高いため、明確に整理しておく必要がある。

辺縁性歯周炎の影響が少ないと判断され、根尖性歯周炎が根本的な原因だと予測できれば予知性は高く、根管治療を優先すべきである。ただし、進行している状況になると根本的な原因を判断するのは困難になる。その場合は、治療の順序は変わらないが、診療自体が診断的治療になり、予知性が曖昧になってくる。

普段より徹底的な診査・診断を行い、科学的根拠に基づいた適切な治療計画および意思決定を行うことで、歯内－歯周病変の予後を確実なものにしていくことができると思われる。

1　歯内－歯周病変の分類

歯内－歯周病変は、どのような経過で病変が生じたのか、感染経路から分類して考えるとわかりやすい。本項では、以下のもっとも引用される Simon の分類[1] に準じて解説する。

1　Primary endodontic lesion

根尖病変形成後に歯根膜から歯肉溝まで排膿路（Sinus tract）を形成し、臨床的付着を見かけ上喪失させる状態である（**図 7-6-1 参照**）。臼歯部の場合は、根分岐部に排膿路を形成し根分岐部病変となる。

Primary endodontic lesion は根管内が原因であるため、根管治療のみで治癒し、歯周治療は不要である。適切な治療が成されれば付着は回復し、一般的に予後は良好である。

【臨床所見】
　歯髄反応：なし
　プロービング所見：狭くて深い
　ポイント：口腔内の清掃状態が良好であれば辺縁性歯周炎の症状は出ない可能性があり、歯槽頂部の骨吸収は認めない。

● **図 7-6-1 Primary endodontic lesion**

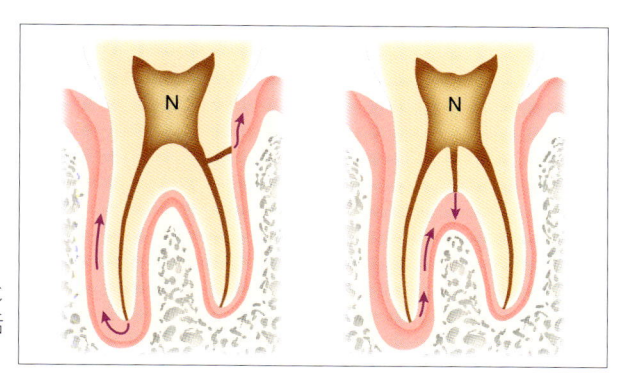

図 7-6-1　典型的なエンド病変であり、根尖孔や副根管を通じてペリオのような排膿路を形成する感染経路を示す（N：失活歯髄）。

● **図 7-6-2 Primary periodontal lesion**

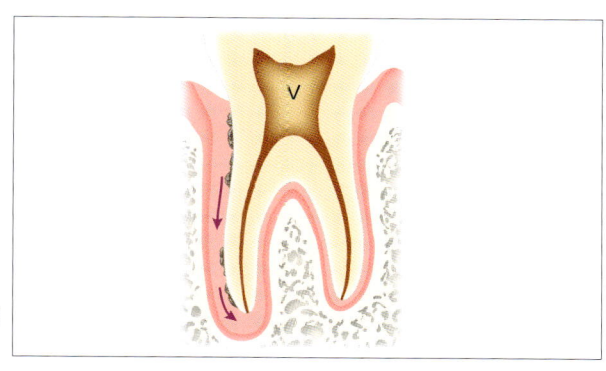

図 7-6-2　典型的なペリオ病変であり、歯周ポケットからの感染経路を示す。歯髄は生活反応を示す（V：生活歯髄）。

2 Primary periodontal lesion

　辺縁性歯周炎が根尖や根尖付近まで進行して、根尖病変様の透過像を呈している状態である（**図 7-6-2**）。予後は歯周治療の結果に依存する。

　歯髄反応が正常であれば原則的に根管治療は必要ないとされているが、実際には便宜的に行うことが多い。

【臨床所見】
　　歯髄反応：あり
　　プロービング所見：広い
　　ポイント：歯周治療として状況によっては歴史ある治療である歯根切除療法
　　　　　　　　（Root resective therapy）[2] が必要になることもあるが、歯髄が生活
　　　　　　　　状態の場合は MTA セメントなどを用いて生活歯髄療法のように生活
　　　　　　　　歯のままで根分割（Vital root resection）ができる可能性がある[3]。

● 図 7-6-3　Primary endodontic lesions with secondary periodontal involvement

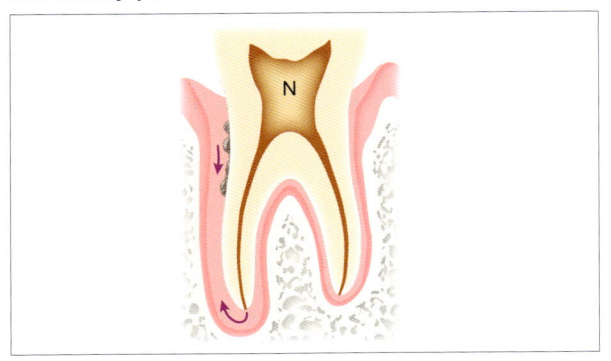

図 7-6-3　歯髄の失活から始まり、二次的に歯周ポケットからの感染が併発した感染経路を示す（N：失活歯髄）。

● 図 7-6-4　Primary periodontal lesions with secondary endodontic involvement

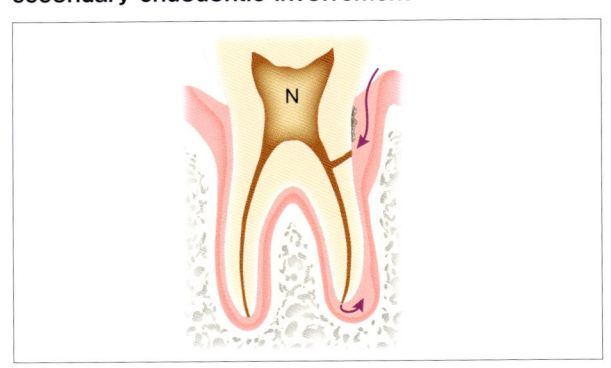

図 7-6-4　歯周ポケットからの感染から始まり、副根管への感染によりエンド病変が発症している感染経路を示す（N：失活歯髄）。

3 Primary endodontic lesions with secondary periodontal involvement

Primary endodontic lesion が治療されずに一定期間放置され、二次的に歯肉溝側から辺縁性歯周炎由来の感染が根尖側に波及した状態である（**図 7-6-3**）。治療は根管治療のみでは十分ではなく、続いて歯周治療も行う必要がある。

【臨床所見】
　歯髄反応：なし
　プロービング所見：深くて狭い
　ポイント：付着の喪失している根面にはプラークや歯石が付着する。歯槽骨頂部の骨吸収を伴うこともある。

4 Primary periodontal lesions with secondary endodontic involvement

辺縁性歯周病変の進行に伴い、二次的に感染が歯根部に存在する歯髄・歯周組織の連絡口（Portal of exit）を介して歯髄の感染・炎症・壊死などを惹起した状態（**図 7-6-4**）。しかし、現実にこのような流れで疾患が起きているか否かはまだ議論の余地がある（**ONE POINT 参照**）。

【臨床所見】
　歯髄反応：なし
　プロービング所見：広い
　ポイント：治療は根管治療と歯周治療の両方が必要となる。一般的には単根歯では予後が悪く、大臼歯の方が予後は良い。状態によっては歯根切除療法（Root resective therapy）が適応となる場合もある。

● **図7-6-5　True combined lesions**

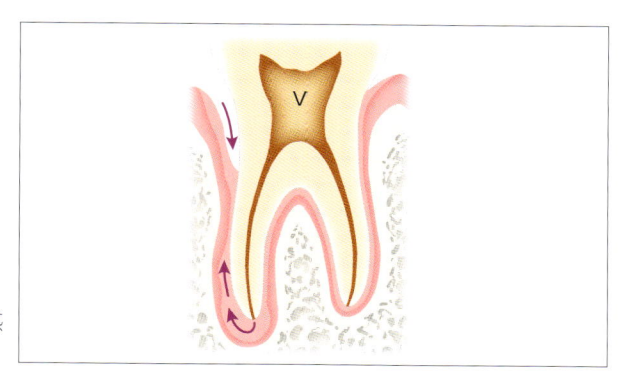

図7-6-5　根尖部、歯周ポケットどちらからも併発している感染経路を示す。

5 True combined lesions

　同一歯において歯髄病変・歯周病変が同時に進行した状態（**図7-6-5**）。ある時期までそれぞれが独立した病変を作り、最終的に混合病変となる。混合した後にはどちらが病変の起源かは診断が困難になる。

【臨床所見】
　歯髄反応：なし
　プロービング所見：広い
　ポイント：付着の喪失と病変は大きく、垂直性歯根破折との鑑別が困難で、治療予後の判断は難しい。

ONE POINT

歯周炎や歯周治療は歯髄に影響を与えるか？

　臨床的に何の治療履歴もなく、クラックなどのトラブルのない天然歯で歯髄が壊死していることは稀であることから、辺縁性歯周炎とその治療（スケーリング、ルートプレーニングなど）は歯髄の炎症や壊死の潜在的な原因と見なすべき[4]ではあるが、多くの研究で「辺縁性歯周炎やその治療は歯髄に対して重篤な影響を与えない」と示唆されている。歯髄も防御機構を備えているため、根尖部付近まで進行しないと影響はないという理由からである[5]。

- Langeland ら（1974）[6]：歯周疾患の歯髄に対する影響は石灰化、線維化、コラーゲンの吸収を引き起こす。歯周疾患は少なくとも病変が根尖孔に及ぶまで歯髄に影響を与えることはない。
- Bergenholtz ら（1978）[7]：歯周疾患は病的な歯髄変性を引き起こしたが、軽度なものであり、歯髄に対しては大きな影響を与えない。歯周疾患、スケーリングが歯髄に対して大きな影響を与える可能性は低い。

一方で、「影響を及ぼす」と示唆する研究も存在する。

- Selzer ら（1963）[8]：歯周疾患は歯髄に対する変性を引き起こす。
- Jansson ら（1993）[9]：根尖病変を有する歯と垂直性骨欠損には明確な相関関係があり、根尖病変は歯周ポケット形成を促進させ歯周治療のリスクファクターとなる。
- Ehnevid（1993）[10]：根尖病変を有する既根管充填歯に歯周治療を行った場合、治癒が阻害された（治癒に時間がかかった）。

2　感染経路

　歯内－歯周病変において、根管内に細菌が感染する原因はさまざまである[11] が、感染する経路は以下のように分類される。

1　解剖学的感染経路

1）根尖孔
　歯周組織と歯髄の主となる交通路であり、血流が豊富である。そのため、この部位を通じて炎症は波及しやすい（**図 7-6-6a の①**）。

2）側枝・副根管
　おもに根尖部と根分岐部に存在しており、根分岐部に存在するものを髄管と呼ぶ（**図 7-6-6a の②**）。

3）象牙細管
　象牙細管は歯髄と歯周組織の連絡通路になっており、細管内にも細菌は入り込む（**図 7-6-6a の③**）。セメント質が除去され、露出した象牙細管から細菌が交通する可能性は指摘されているが、まだ解明されていない。

4）エナメル突起（Enamel projection）
　発生学的異常形態の1つ。セメント－エナメル境から根分岐部へ向かって伸びる突起であり、結合組織性の付着が起きないため、根分岐部病変の原因となる（**図 7-6-6b**）。下顎大臼歯に頬側に好発する[12]。

5）舌面歯頸溝
　発生学的異常形態の1つ。上顎側切歯に多く見られ、中心窩から基底結節を超えて根尖側へ延びる溝である（**図 7-6-6c**）。斜切痕（口蓋面溝、盲溝）とも呼ばれる。

2　非生理的感染経路

1）穿孔
　医原性のもののみならず、病的な内部吸収や外部吸収によっても起こりうる（**図 7-6-7a**）。穿孔により、歯髄と歯周組織とに交通路ができることになる。

2）歯の破折
　起因、部位などさまざまな分類の破折があり、破折した部位により歯髄と歯周組織が交通する場合がある（**図 7-6-7b**）。

象牙細管の露出

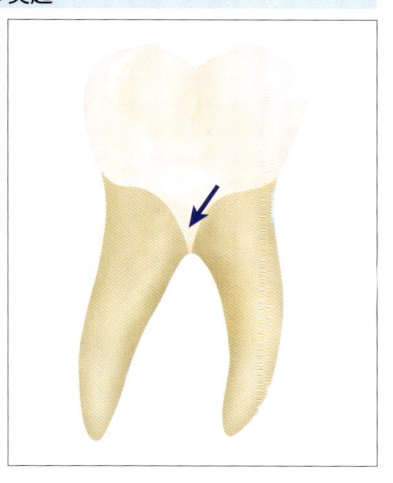

③象牙細管の露出

②′髄管

②側枝（副根管）

②根尖部の副根管

①根尖孔

図 7-6-6a　主根管から多くの分岐がある。口腔内細菌が髄腔内に感染する交通路はさまざまである。

エナメル突起

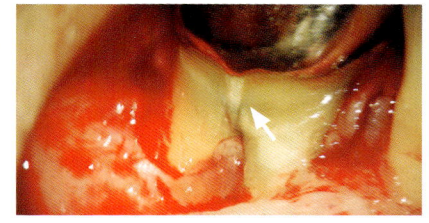

図 7-6-6b　エナメル突起はエナメルプロジェクションとも呼ばれ、その名のとおりエナメル質が根分岐部に突起状に飛び出している。

図 7-6-6c　舌面歯頸溝は辺縁隆線に対して斜めに走行していることから、斜切痕とも呼ばれる特殊形態である。

舌面歯頸溝

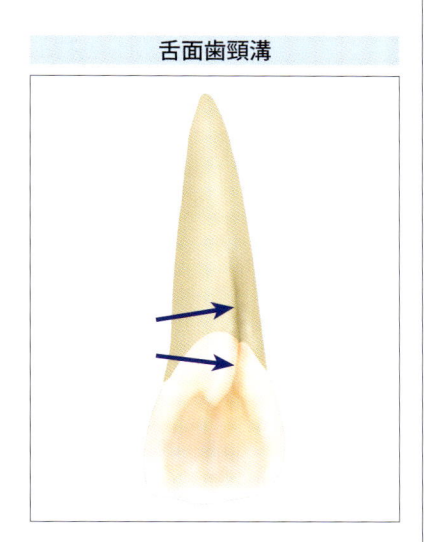

● 図 7-6-7　非生理的感染経路

穿孔

a

歯の破折

b

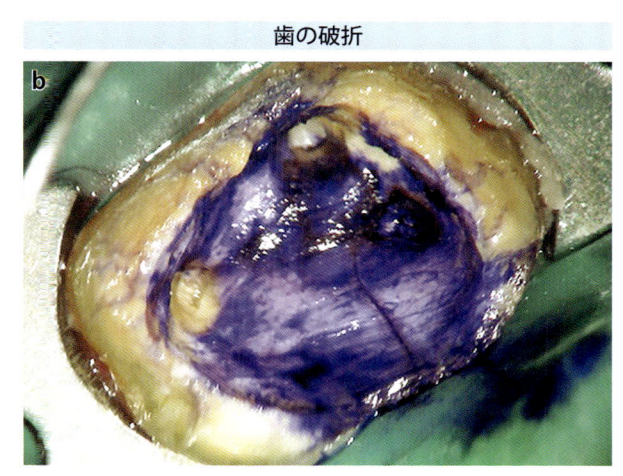

図 7-6-7a　穿孔は、原因に関わらず、根管内と歯周組織との交通路になる。

図 7-6-7b　修復物やう蝕がないにも関わらず歯髄壊死している場合は、破折などが疑われる。

3　歯内－歯周病変の診査・診断

　歯内－歯周病変の診査・診断は、明確な場合と不明確な場合があり、それぞれの病態で診査所見が異なる（**表7-6-1**）。これらの診査所見より的確に病態を判断し、意思決定まで結びつける必要がある（**図7-6-8**）。

1　既往歴

　一般的な問診をきちんと行い、全身から局所へと診査していくことが重要である。特に歯周疾患に関しては、全身的な状況も影響していることも考慮し、全身疾患、臨床症状の有無、種類、経過などを明確にすることは重要である。

2　臨床検査

　診査歯だけでなく、対照歯に対しても各種歯髄診査、付着の有無、動揺、他の歯の歯周疾患の有無など、同様に把握しておく必要がある。

3　エックス線写真検査

　エックス線写真にて、他の部位における辺縁性歯周炎の骨吸収の状況を確認することは、患者の疾患のタイプを知る上で重要だと思われる。また、診査する部位においても、穿孔の有無、透過像の部位や大きさ、広がりかたなどを丁寧に確認することで、ある程度疾患のタイプを把握することが可能である。

ONE POINT

歯内－歯周病変との鑑別診断が必要なもの

　局所的な深い歯周ポケットを形成するもので、特に歯内－歯周病変と鑑別すべきものとして穿孔や歯根破折などがあるので注意が必要である（**症例7-6-1**）。垂直性歯根破折を有する歯には、特徴的なエックス線透過像（Halo-like ＝後光が差した、J-Shaped ＝ J の形をした、"Hugging" of root ＝根を抱え込むような）、限局した歯周ポケット、歯冠側の Sinus tract など、共通する特徴があるといわれている[13]。

● **症例 7-6-1　一見、歯根破折を疑うようなエックス像所見であっても治癒する可能性がある**

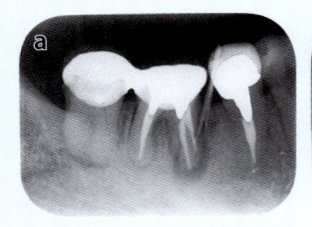 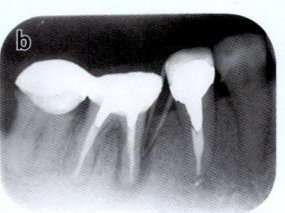 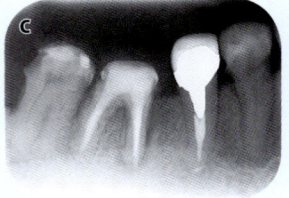 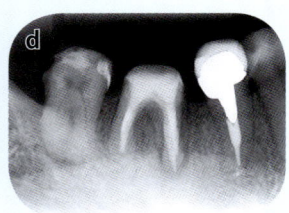

症例 7-6-1a、b　術前の状態。下顎第一大臼歯の近心根は垂直性歯根破折の好発部位であるのに加え、頬舌側共に sinus tract（瘻孔）を認め、歯根破折を疑うようなエックス線透過像を認める。深い歯周ポケットを認め、歯根破折の可能性が高い診断した。

症例 7-6-1c、d　術後の状態。診査・診断結果をもとにネガティブな情報（診断的治療になることなど）もすべて患者に伝えたが、患者は理解した上で治療を希望したため、治療を行った。短期間（約 3 か月）ではあるが、経過観察時には良好な経過を示している（長期的な予知性は不明）。症例は木津康博先生（神奈川県開業・医療法人木津歯科）より提供。

● 表 7-6-1　診査所見と発症病変

所見	発症病変		
	エンド	ペリオ	混合
限局性	＋	－	±
大きなう蝕・修復物	＋	－	±
歯髄生活度	－	＋	±
プロービング所見	狭い	広い	広い
辺縁歯槽骨の喪失	－	＋	＋
打診	±	±	±
根尖部圧痛	±	±	±

● 図 7-6-8　時間の経過で病態は変化する（参考文献 7 より引用改変）

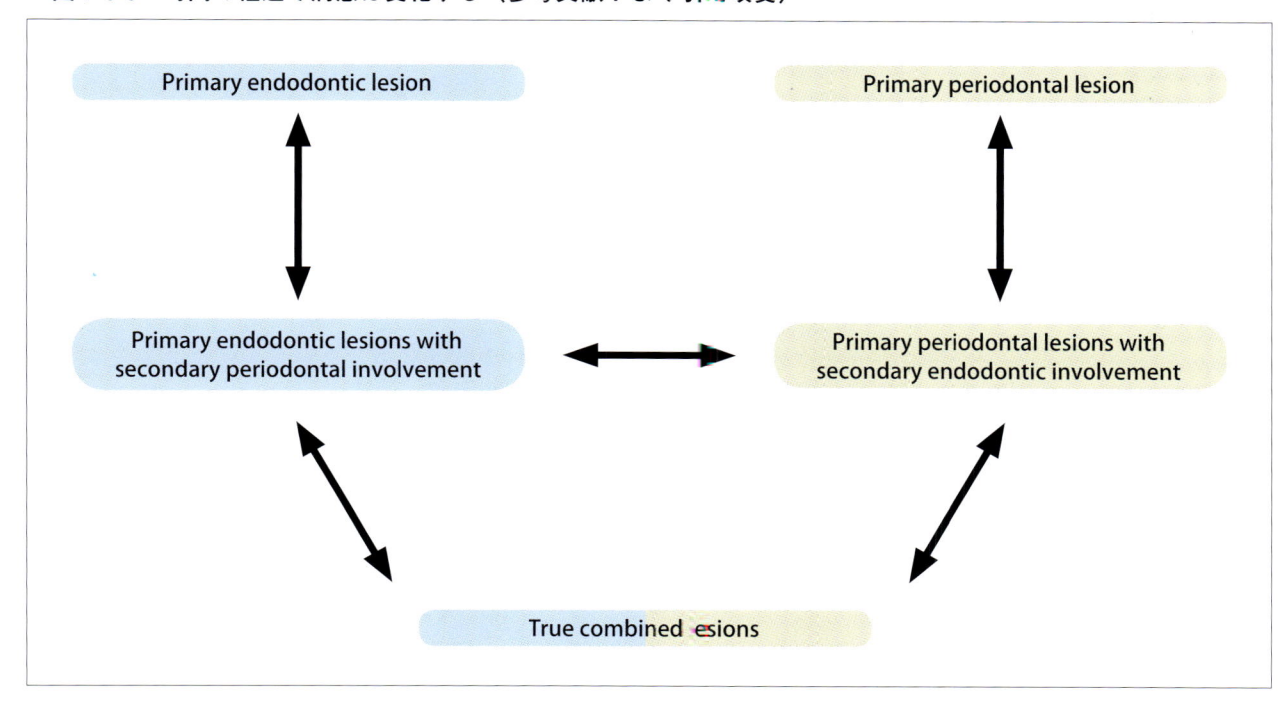

● 症例 7-6-2　外科的歯内治療まで行い治癒傾向を示している歯内－歯周病変症例

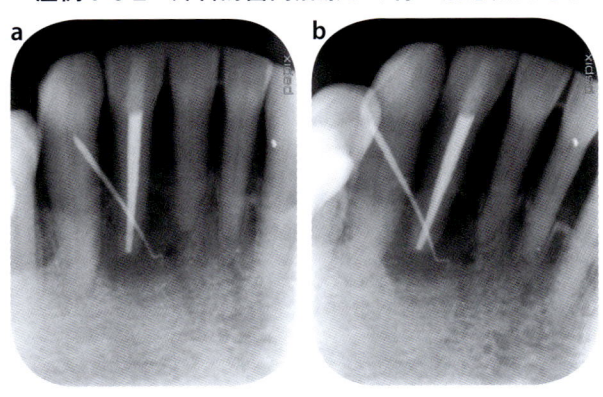
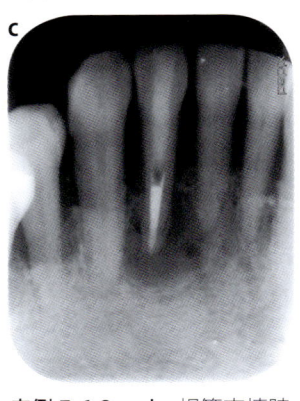
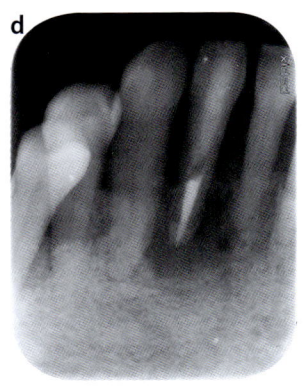

症例 7-6-2a、b　術前（紹介来院時）。かかりつけ歯科医院より「症状が治らない」とのことで紹介され受診。ペースト状の水酸化カルシウム製剤が充填されていた。唇側にSinus tract、深い歯周ポケットを認めた。

症例 7-6-2c、d　根管充填時。通報どおり根管治療を行い、根尖部が開放状態であったため、MTA セメントを用いて根管充填を行った。

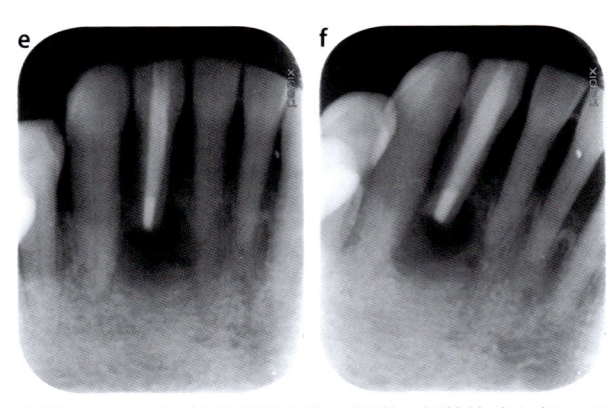
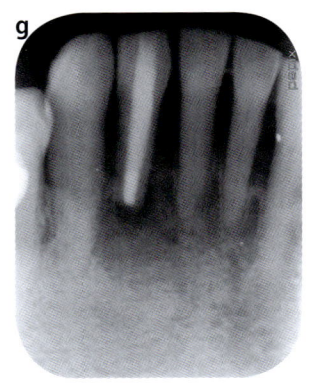
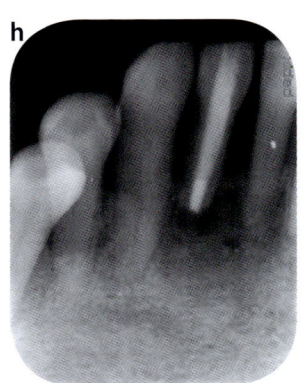

症例 7-6-2e、f　外科処置直後。通常の根管治療を行っても症状（圧痛、発赤、腫脹、深い歯周ポケット）が改善しないため、外科的歯内療法へ移行した。

症例 7-6-2g、h　外科的歯内療法終了後の経過観察時。治癒傾向を示し歯周ポケットも改善した。歯内－歯周病変の場合、最初に歯内療法の病的要因を完全に除去することが診断的な意味合いでも重要である。

4　歯内－歯周病変のマネージメント

前述の Simon の分類における Primary periodontal lesion で、根管治療を行わない場合以外は、基本的には歯内－歯周病変の処置方針は以下の順序で行う [14]。

①根管治療
②経過観察：2〜3か月（診断のため）
③歯周治療
④その他の治療（複根歯の抜根など）

大きな注意点として、根管治療の前に歯周治療を行うと、今後治癒する可能性のある組織を除去してしまう可能性があるため、必ず根管治療→歯周治療の順番を守ることがあげられる（**症例 7-6-2**）。根管治療後は歯周病変の評価がより正確にできるよう、初期の組織治癒に必要な時間を十分に与えることが重要である。

5 歯内－歯周病変の予後

　歯内－歯周病変の予後は、歯周病変の重症度に依存する傾向がある。歯内療法専門医であれば、ほとんどの根尖性歯周炎は歯内療法外科まで含めればマネージメント可能である。つまり、歯内－歯周病変の場合、歯内療法の範囲はコントロールが可能といえる。
　しかし、辺縁性歯周炎の範囲に関しては、その重症度によってはなかなか改善が見込めないレベルのものも存在する。状況によっては診断的治療になる場合があり、予知性、費用対効果などに対する患者の十分な理解と、インフォームドコンセントが重要であると思われる。

6 歯の保存の意思決定

　近年、「患者の歯を残したい」というニーズはかなり強くなってきているのではないだろうか？　日々の臨床で遭遇する歯内－歯周病変に対して適切に対応することで、真の患者利益につながると思われる。
　根管治療処置歯の抜歯理由では、根尖性歯周炎の割合は低い[15]。根尖性歯周炎の治癒と歯の保存は別であり、歯内－歯周病変の場合の歯の保存の意思決定については以下の生物学的要素が関係する。

1 十分な歯質量の有無

　歯質量（レストラビリティ）が不十分な場合は、根尖病変、歯周病変ともに予後がよいとしても歯自体の保存が困難になる。具体的には、続発する可能性が高いトラブル（歯根破折や不適合修復物、二次う蝕などによる漏洩）により再感染の可能性がある。

2 病的なポケットの存在

　歯内－歯周病変において、根管治療の経過がよく治癒傾向を示しているにも関わらず、深い歯周ポケットが残存している場合は、歯根破折やもともとの辺縁性歯周炎が重度であるため、歯周ポケットが残存している可能性が高い。
　歯根破折は根管内からは見つからず、診断的外科を行い外側から発見されることもある。
　重度歯周炎に対しては、続く歯周治療の結果によって歯の保存の予知性が決まってくる。

3 病的な動揺の存在

　動揺を認める歯は、動揺のない歯に比べ治療後のアタッチメントゲインが少ない[16]といわれている。

参考文献

【Chapter 1-1　根管治療の成功率】

1. Strindberg LZ. The dependence of the results of pulp therapy on certain factors: an analytic study based on radiographic and clinical follow-up examinations. Acta Odontologica Scandinavica 1956;14:Supplementum 21.

2. Ørstavik D, Kerekes K, Eriksen HM. The periapical index: a scoring system for radiographic assessment of apical periodontitis. Endod Dent Traumatol 1986;2(1):20-34.

3. Friedman S. Expected outcomes in the prevention and treatment of apical periodontitis. In: Ørstavik D, Pitt Ford TR. Essential Endodontology: Prevention and Treatment of Apical Periodontitis. 2nd Ed. Wiley-Blackwell, 2007.

4. Friedman S, Mor C. The success of endodontic therapy--healing and functionality. J Calif Dent Assoc 2004;32(6):493-503.

5. Engström B, Hard Af, Segerstad L, Ramstrom G, Frostell G. correlation of positive cultures with the prognosis for root canal treatment. Odontol Revy 1964;15:257–270.

6. Kerekes K, Tronstad L. Long-term results of endodontic treatment performed with a standardized technique. J Endod 1979;5(3):83-90.

7. Byström A, Happonen RP, Sjögren U, Sundqvist G. Healing of periapical lesions of pulpless teeth after endodontic treatment with controlled asepsis. Endod Dent Traumatol 1987;3(2):58-63.

8. Ørstavik D, Kerekes K, Eriksen HM. Clinical performance of three endodontic sealers. Endod Dent Traumatol 1987;3(4):178-186.

9. Eriksen HM, Ørstavik D, Kerekes K. Healing of apical periodontitis after endodontic treatment using three different root canal sealers. Endod Dent Traumatol 1988;4(3):114-117.

10. Sjögren U, Hagglund B, Sundqvist G, Wing K. Factors affecting the long-term results of endodontic treatment. J Endod 1990;16(10):498-504.

11. Ørstavik D. Time-course and risk analyses of the development and healing of chronic apical periodontitis in man. Int Endod J 1996;29(3):150-155.

12. Sjögren U, Figdor D, Persson S, Sundqvist G. Influence of infection at the time of root filling on the outcome of endodontic treatment of teeth with apical periodontitis. Int Endod J 1997;30(5):297-306.

13. Trope M, Delano EO, Ørstavik D. Endodontic treatment of teeth with apical periodontitis: single vs. multivisit treatment. J Endod 1999;25(5):345-350.

14. Weiger R, Rosendahl R, Löst C. Influence of calcium hydroxide intracanal dressings on the prognosis of teeth with endodontically induced periapical lesions. Int Endod J 2000;33(3):219-226.

15. Peters LB, Wesselink PR. Periapical healing of endodontically treated teeth in one and two visits obturated in the presence or absence of detectable microorganisms. Int Endod J 2002;35(8):660-667.

16. Hoskinson SE, Ng YL, Hoskinson AE, Moles DR, Gulabivala K. A retrospective comparison of outcome of root canal treatment using two different protocols. Oral Surg Oral Med Oral Pathol Oral Radiol Endod 2002;93(6):705-715.

17. Peters OA, Barbakow F, Peters CI. An analysis of endodontic treatment with three nickel-titanium rotary root canal preparation techniques. Int Endod J 2004;37(12):849-859.

18. Ørstavik D, Qvist V, Stoltze K. A multivariate analysis of the outcome of endodontic treatment. Eur J Oral Sci 2004;112(3):224-230.

19. Marquis VL, Dao T, Farzaneh M, Abitbol S, Friedman S. Treatment outcome in endodontics: the Toronto Study. Phase III: initial treatment. J Endod 2006;32(4):299-306.

20. Sundqvist G, Figdor D, Persson S, Sjögren U. Microbiologic analysis of teeth with failed endodontic treatment and the outcome of conservative re-treatment. Oral Surg Oral Med Oral Pathol Oral Radiol Endod 1998;85(1):86-93.

21. Kvist T, Reit C. Results of endodontic retreatment: a randomized clinical study comparing surgical and nonsurgical procedures. J Endod 1999;25(12):814-817.

22. Farzaneh M, Abitbol S, Friedman S. Treatment outcome in endodontics: the Toronto study. Phases I and II: Orthograde retreatment. J Endod 2004;30(9):627-633.

23. Ng YL, Gulabivala K. Evaluation of outcomes. In: Hargreaves K, Berman L. Cohen's Pathways of the Pulp. 11th ed. Mosby, 2015.

24. Gorni FG, Gagliani MM. The outcome of endodontic retreatment: a 2-yr follow-up. J Endod 2004;30(1):1-4.

25. Van Nieuwenhuysen JP, Aouar M, D'Hoore W. Retreatment or radiographic monitoring in endodontics. Int Endod J 1994;27(2):75-81.

26. Goldfein J, Speirs C, Finkelman M, Amato R. Rubber dam use during post placement influences the success of root canal-treated teeth. J Endod 2013;39(12):1481-1484.

27. Ray HA, Trope M. Periapical status of endodontically treated teeth in relation to the technical quality of the root filling and the coronal restoration. Int Endod J 1995;28(1):12-18.

28. Tronstad L, Asbjørnsen K, Døving L, Pedersen I, Eriksen HM. Influence of coronal restorations on the periapical health of endodontically treated teeth. Endod Dent Traumatol 2000;16(5):218-221.

29. Kim S, Kratchman S. Modern endodontic surgery concepts and practice: a review. J Endod 2006;32(7):601-623.

30. Setzer FC, Shah SB, Kohli MR, Karabucak B, Kim S. Outcome of endodontic surgery: a meta-analysis of the literature--part 1: Comparison of traditional root-end surgery and endodontic microsurgery. J Endod 2010;36(11):1757-1765.

31. Kim E, Song JS, Jung IY, Lee SJ, Kim S. Prospective clinical study evaluating endodontic microsurgery outcomes for cases with lesions of endodontic origin compared with cases with lesions of combined periodontal-endodontic origin. J Endod 2008;34(5):546-551.

【Chapter 2-2　問診】

1. Seltzer S, Bender IB, Ziontz M. The dynamics of pulp inflammation: correlations between diagnostic data and actual histologic findings in the pulp. Part1. Oral Surg Oral Med Oral Pathol 1963;16:846-871.

2. Seltzer S, Bender IB, Ziontz M. The dynamics of pulp inflammation: correlations between diagnostic data and actual histologic findings in the pulp. Part Ⅱ. Oral Surg Oral Med Oral Pathol 1963;16:969-977.

【Chapter 2-3　歯髄診査】

1. Petersson K, Söderström C, Kiani-Anaraki M, Lévy G. Evaluation of the ability of thermal and electrical tests to register pulp vitality. Endod Dent Traumatol 1999;15(3):127-131.

【Chapter 2-5　エックス線写真診査】

1. Goldman M, Pearson AH, Darzenta N. Reliability of radiographic interpretations. Oral Surg Oral Med Oral Pathol 1974;38(2):287-293.

2. Bender IB, Seltzer S. Roentgenographic and direct observation of experimental lesions in bone I. J Am Dent Assoc 1961;62:152-160.

3. AAE and AAOMR Joint Position Statement: Use of Cone Beam Computed Tomography in Endodontics. 2015 Update. Oral Surg Oral Med Oral Pathol Oral Radiol 2015;120(4):508-512.

【Chapter 2-6　診断】

1. Seltzer S. Classification of pulpal pathosis. Oral Surg Oral Med Oral Pathol 1972;34(2):269-287.

2. AAE Consensus Conference Recommended Diagnostic Terminology. J Endod 2009;35, (12):1634.

3. Peters DD, Baumgartner JC, Lorton L. Adult pulpal diagnosis. I.

Evaluation of the positive and negative responses to cold and electrical pulp tests. J Endod. 1994 Oct;20(10):506-11.

【Chapter 2-7　痛みの診断】

1. IASP Task Force on Taxonomy (Eds: Merskey H, Bogduk N). Classification of Chronic Pain. Second Edition. Seattle: IASP Press, 1994

2. McCaffery M, Beebe A. Pain: Clinical Manual for Nursing Practice. Second edition. St Louis: Mosby, 1999.

3. Okeson JP. The classification of orofacial pains. Oral Maxillofac Surg Clin North Am 2008;20(2):133-144.

4. Brånnström M. The hydrodynamic theory of dentinal pain: sensation in preparations, caries, and the dentinal crack syndrome. J Endod 1986;12(10):453-457.

5. 日本口腔顔面痛学会診療ガイドライン作成委員会（編）. 非歯原性歯痛ガイドライン. 日口腔顔面痛会誌 2012;4(2):0-88.

【Chapter 2-8　意思決定】

1. Seltzer S, Bender IB, Ziontz M. The dynamics of pulp inflammation between diagnostic data and actual histologic findings in the pulp. Oral Surg Oral Med Oral Pathol 1963;16:846-71.

【Chapter 2　基本的な治療プロトコール】

1. Kakehashi S, Stanley H, Fitzgerald R. The effect of surgical exposures of dental pulps in germ-free and conventional laboratory rats. Oral Surg Oral Med Oral Pathol 1965: 20:340–349.

【Chapter 3-1　無菌的処置】

1. Kakehashi S, Stanley HR, Fitzgerald RJ. The effect of surgical exposures dental pulps in germ-free and conventional laboratory rats. Oral Surg Oral Med Oral Pathol 1965; 20(3):340-349.

2. Fabricius L, Dahlén G, Holm SE, Möller AJ. Influence of combinations of oral bacteria on periapical tissues of monkeys. Scand J Dent Res 1982;90(3):200-206.

3. Reit C, Dahlén G. Decision making analysis of endodontic treatment strategyes in teeth with apical perioditis. Int Endod J 1988;21(5):291-299.

4. Sathorn C, Parashos P, Messer HH. How useful is root canal culturing in predicting treatment outcome? J Endod 2007;33(3):220-225.

5. AAE position statement on dental dams. 2010. J Endod 2011;37(4)570.

6. Möller AJR. Microbiological examination of root canals and periapical tissues of human teeth. Methodological studies. Scand J Dent Res 1966;74:1-380.

7. Webber RT, del Rio CE, Brady JM, Segall RO. Sealing quality of a temporary filling material. Oral Surg Oral Med Oral Pathol 1978;46(1):123-130.

【Chapter 3-2　根管形成】

1. Grossman LI. Endodontic practice. 7th ed. Philacelphia: Lea & Febiger, 1970.

2. Spångberg L. The wonderful world of rotary root canal preparation. Oral Surg Oral Med Oral Pathol Oral Radiol Endod 2001;92(5):479.

3. Dalton BC, Ørstavik D, Phillips C, Pettiette M, Trope M. Bacterial reduction with nickel-titanium rotary instrumentation. J Endod 1998;24(11):763-767.

4. Shuping GB, Ørstavik D, Sigurdsson A, Trope M. Reduction of intracanal bacteria using nickel-titanium rotary instrumentation and various medications. J Endod 2000;26(12):751-755.

5. ENDODONTICS: Colleagues for Excellence, Fall 2016 AAE.

6. Gorni FG, Gagliani MM. The outcome of endodontic retreatment: a 2-yr follow-up. J Endod 2004;30(1):1-4.

7. Karabucak B, Bunes A, Chehoud C, Kohli MR, Setzer F. Prevalence of Apical Periodontitis in Endodontically Treated Premolars and Molars with Untreated Canal: A Cone-beam Computed Tomography Study. J Endod 2016;42(4):538-541.

8. Dummer PM, McGinn JH, Rees DG. The position and topography of the apical canal constriction and apical foramen. Int Endod J 1984;17(4):192-198.

9. Pratten DH, McDonald NJ. Comparison of radiographic and electronic working lengths. J Endod 1996;22(4):173-176.

10. Shabahang S, Goon WW, Gluskin AH. An in vivo evaluation of Root ZX electronic apex locator. J Endod 1996;22(11):616-618.

11. Kuttler Y. Microscopic investigation of root apexes. J Am Dent Assoc 1955;50(5):544-552.

12. Haapasalo M, Ørstavik D. In vitro infection and disinfection of dentinal tubules. J Dent Res 1987;66(8):1375-1379.

13. Chavez de Paz LE. Redefining the persistent infection in root canals: possible role of biofilm communities. J Endod 2007;33(6):652-662.

14. Card SJ, Sigurdsson A, Ørstavik D, Trope M. The effectiveness of increased apical enlargement in reducing intracanal bacteria. J Endod 2002;28(11):779-783.

【Chapter 3-3　化学的根管洗浄】

1. Wu MK, R'oris A, Barkis D, Wesselink PR. Prevalence and extent of long oval canals in the apical third. Oral Surg Oral Med Oral Pathol Oral Radiol Endod 2000;89(6):739-743.

2. Morfis A, Sylaras SN, Georgopoulou M, Kernari M, Prountzos F. Study of the apices of human permanent teeth with the use of a scanning electron microscope. Oral Surg Oral Med Oral Pathol 1994;77(2):172-176.

3. Cambruzzi JV, Marshall FJ. Molar endodontic surgery. J Can Dent Assoc 1983;49(1):61-65.

4. von Arx T. Frequency and type of canal isthmuses in first molars detected by endoscopic inspection during periradicular surgery. Int Endod J 2005;38(3):160-168.

5. Ørstavik D, Haapasalo M. Disinfection by endodontic irrigants and dressings of experimentally infected dentinal tubules. Endod Dent Traumatol 1990;6(4):142-149.

6. Peters OA, Schönenberger K, Laib A. Effects of four Ni-Ti preparation techniques on root canal geometry assessed by micro computed tomography. Int Endod J 2001;34(3):221-230.

7. Shuping GB, Ørstavik D, Sigurdsson A, Trope M. Reduction of intracanal bacteria using nickel-titanium rotary instrumentation and various medications. J Endod 2000;26(12):751-755.

8. Dalton BC, Ørstavik D, Phillips C, Pettiette M, Trope M. Bacterial reduction with nickel-titanium rotary instrumentation. J Endod 1998;24(11):763-767.

9. Zehnder M. Root canal irrigants. J Endod 2006;32(5):389-398.

10. Torabinejad M, Handysides R, Khademi AA, Bakland LK. Clinical implications of the smear layer in endodontics: a review. Oral Surg Oral Med Oral Pathol Oral Radiol Endod 2002;94(6):658-666.

11. Witton R, Henthorn K, Ethunandan M, Harmer S, Brennan PA. Neurological complications following extrusion of sodium hypochlorite solution during root canal treatment. Int Endod J 2005;38(11):843-848.

12. Byström A, Sundqvist G. The antibacterial action of sodium hypochlorite and EDTA in 60 cases of endodontic therapy. Int Endod J 1985;18(1):35-40.

13. Siqueira JF Jr, Batista MM, Fraga RC, de Uzeda M. Antibacterial effects of endodontic irrigants on black-pigmented gram-negative anaerobes and facultative bacteria. J Endod 1998;24(6):414-416.

14. Hand RE, Smith ML, Harrison JW. Analysis of the effect of dilution on the necrotic tissue dissolution property of sodium hypochlorite. J Endod 1978;4(2):60-64.

15. Abou-Rass M, Oglesby SW. The effects of temperature, concentration, and tissue type on the solvent ability of sodium hypochlorite. J Endod 1981;7(8):376-377.

16. Stojicic S, Zivkovic S, Qian W, Zhang H, Haapasalo M. Tissue dissolution by sodium hypochlorite: effect of concentration, temperature, agitation, and surfactant. J Endod 2010;36(9):1558-1562.

17. Thé SD, Maltha JC, Plasschaert AJ. Reactions of guinea pig subcutaneous connective tissue following exposure to sodium hypochlorite. Oral Surg Oral Med Oral Pathol 1980;49(5):460-466.

18. Spangberg L, Engström B, Langeland K. Biologic effects of dental materials. 3. Toxicity and antimicrobial effect of endodontic antiseptics *in vitro*. Oral Surg Oral Med Oral Pathol 1973;36(6):856-871.

19. Witton R, Henthorn K, Ethunandan M, Harmer S, Brennan PA. Neurological complications following extrusion of sodium hypochlorite solution during root canal treatment. Int Endod J 2005;38(11):843-848.

20. Serper A, Calt S. The demineralizing effects of EDTA at different concentrations and pH. J Endod 2002;28(7):501-502.

21. Calt S, Serper A. Time-dependent effects of EDTA on dentin structures. J Endod 2002;28(1):17-19.

22. Crumpton BJ, Goodell GG, McClanahan SB. Effects on smear layer and debris removal with varying volumes of 17% REDTA after rotary instrumentation. J Endod 2005;31(7):536-538.

23. Jeansonne MJ, White RR. A comparison of 2.0% chlorhexidine gluconate and 5.25% sodium hypochlorite as antimicrobial endodontic irrigants. J Endod 1994;20(6):276-278.

24. Siqueira JF Jr, Batista MM, Fraga RC, de Uzeda M. Antibacterial effects of endodontic irrigants on black-pigmented gram-negative anaerobes and facultative bacteria. J Endod 1998;24(6):414-416.

25. Ercan E, Ozekinci T, Atakul F, Gül K. Antibacterial activity of 2% chlorhexidine gluconate and 5.25% sodium hypochlorite in infected root canal: *in vivo* study. J Endod 2004;30(2):84-87.

26. Abdullah M, Ng YL, Gulabivala K, Moles DR, Spratt DA. Susceptibilties of two Enterococcus faecalis phenotypes to root canal medications. J Endod 2005;31(1):30-36.

27. Arias-Moliz MT, Ferrer-Luque CM, Espigares-García M, Baca P. Enterococcus faecalis biofilms eradication by root canal irrigants. J Endod 2009;35(5):711-714.

28. Baca P, Junco P, Arias-Moliz MT, González-Rodríguez MP, Ferrer-Luque CM. Residual and antimicrobial activity of final irrigation protocols on Enterococcus faecalis biofilm in dentin. J Endod 2011;37(3):363-366.

29. White RR, Hays GL, Janer LR. Residual antimicrobial activity after canal irrigation with chlorhexidine. J Endod 1997;23(4):229-231.

30. Dametto FR, Ferraz CC, Gomes BP, Zaia AA, Teixeira FB, de Souza-Filho FJ. *In vitro* assessment of the immediate and prolonged antimicrobial action of chlorhexidine gel as an endodontic irrigant against Enterococcus faecalis. Oral Surg Oral Med Oral Pathol Oral Radiol Endod 2005;99(6):768-772.

31. Naenni N, Thoma K, Zehnder M. Soft tissue dissolution capacity of currently used and potential endodontic irrigants. J Endod 2004;30(11):785-787.

32. Krishnamurthy S, Sudhakaran S. Evaluation and prevention of the precipitate formed on interaction between sodium hypochlorite and chlorhexidine. J Endod 2010;36(7):1154-1157.

33. Abbott PV, Heijkoop PS, Cardaci SC, Hume WR, Heithersay GS. An SEM study of the effects of different irrigation sequences and ultrasonics. Int Endod J 1991;24(6):308-316.

34. Soares JA, Roque de Carvalho MA, Cunha Santos SM, Mendonça RM, Ribeiro-Sobrinho AP, Brito-Júnior M, Magalhães PP, Santos MH, de Macêdo Farias L. Effectiveness of chemomechanical preparation with alternating use of sodium hypochlorite and EDTA in eliminating intracanal Enterococcus faecalis biofilm. J Endod 2010;36(5):894-898.

35. Grawehr M, Sener B, Waltimo T, Zehnder M. Interactions of ethylenediamine tetraacetic acid with sodium hypochlorite in aqueous solutions. Int Endod J 2003;36(6):411-417.

36. Boutsioukis C, Verhaagen B, Versluis M, Kastrinakis E, Wesselink PR, van der Sluis LW. Evaluation of irrigant flow in the root canal using different needle types by an unsteady computational fluid dynamics model. J Endod 2010;36(5):875-879.

37. Boutsioukis C, Lambrianidis T, Verhaagen B, Versluis M, Kastrinakis E, Wesselink PR, van der Sluis LW. The effect of needle-insertion depth on the irrigant flow in the root canal: evaluation using an unsteady computational fluid dynamics model. J Endod 2010;36(10):1664-1668.

38. de Gregorio C, Estevez R, Cisneros R, Paranjpe A, Cohenca N. Efficacy of different irrigation and activation systems on the penetration of sodium hypochlorite into simulated lateral canals and

up to working length: an *in vitro* study. J Endod 2010;36(7):1216-1221.

39. Gutarts R, Nusstein J, Reader A, Beck M. *In vivo* debridement efficacy of ultrasonic irrigation following hand-rotary instrumentation in human mandibular molars. J Endod 2005;31(3):166-170.

40. van der Sluis LW, Versluis M, Wu MK, Wesselink PR. Passive ultrasonic irrigation of the root canal: a review of the literature. Int Endod J 2007;40(6):415-426.

41. Burleson A, Nusstein J, Reader A, Beck M. The *in vivo* evaluation of hand/rotary/ultrasound instrumentation in necrotic, human mandibular molars. J Endod 2007;33(7):782-787.

42. Jiang LM, Verhaagen B, Versluis M, van der Sluis LW. Evaluation of a sonic device designed to activate irrigant in the root canal. J Endod 2010;36(1):143-146.

43. Schoeffel GJ. The EndoVac method of endodontic irrigation, Part 3: System components and their interaction. Dent Today 2008;27(8):106, 108-111.

44. de Gregorio C, Estevez R, Cisneros R, Paranjpe A, Cohenca N. Efficacy of different irrigation and activation systems on the penetration of sodium hypochlorite into simulated lateral canals and up to working length: an *in vitro* study. J Endod 2010;36(7):1216-1221.

【Chapter 3-4　貼薬】

1. Kakehashi S, Stanley HR, Fitzgerald RJ. The effects of surgical exprosures of dental pulps in germ-free and conventional laboratory rats. Oral Surg Oral Med Oral Pathol 1965;20:340–349.

2. Shuping GB, Ørstavik D, Sigurdsson A, Trope M. Reduction of intracanal bacteria using nickel-titanium rotary instrumentation and various medications. J Endod 2000;26(12):751-755.

3. Ørstavik D, Kerekes K, Molven O. Effects of extensive apical reaming and calcium hydroxide dressing on bacterial infection during treatment of apical periodontitis: a pilot study. Int Endod J 1991;24(1):1-7.

4. Sjögren U, Figdor D, Spångberg L, Sundqvist G. The antimicrobial effect of calcium hydroxide as a short-term intracanal dressing. Int Endod J 1991;24(3):119-125.

5. Yared GM, Bou Dagher FE. Influence of apical enlargement on bacterial infection during treatment of apical periodontitis. J Endod 1994;20(11):535-537.

6. Kvist T, Molander A, Dahlen G, Reit C. Microbiological evaluation of one- and two-visit endodontic treatment of teeth with apical periodontitis: a randomized, clinical trial. J Endod 2004;30(8):572-576.

7. McGurkin-Smith R, Trope M, Caplan D, Sigurdsson A. Reduction of intracanal bacteria using GT rotary instrumentation, 5.25% NaOCl, EDTA, and Ca(OH)$_2$. J Endod 2005;31(5):359-363.

8. Sathorn C, Parashos P, Messer H. Antibacterial efficacy of calcium hydroxide intracanal dressing: a systematic review and metaanalysis. Int Endod J 2007;40(1):2–10.

9. Byström A, Sundqvist G. Bacteriologic evaluation of the efficacy of mechanical root canal instrumentation in endodontic therapy. Scand J Dent Res 1981;89(4):321–328.

10. Grossman LI. Disinfection of the root canal Endodontic Practice 10th edition vargheses publishing. House Bombay 1998;247-259.

11. FDA explains status of N2 material. J Am Dent Assoc 1992;123(7):236-237.

12. Byström A, Sundqvist G. The antibacterial action of sodium hypochlorite and EDTA in 60 cases of endodontic therapy. Int Endodont J 1985;18(1):35-40.

13. Möller ÅJR. Microbiological examination of the root canals and periapical tissues of human teeth. Methodological studies. Odontol Tidskr 1966;74(5):Suppl:1-380.

14. Lenet BJ, Komorowski R, Wu XY, Huang J, Lawrence HP, Friedman S. Antimicrobial substantivity of bovine root dentin exposed to different chlorhexidine delivery vehicles. J Endod 2000;26(11):652–655.

15. Siqueira JF Jr, Lopes HP. Mechanisms of antimicrobial activity of calcium hydroxide: a critical review. Int Endod J 1999;32(5):361–369.

16. Sjögren U, Figdor L, Spangberg L, Sundqvist G. Mechanisms of antimicrobial activity of calcium hydroxide: a critical review. Int Endod J 1999;32(5):361-369.

17. Andersen M, Lund A, Andreasen JO, Andreasen FM. *In vitro* solubility of human pulp tissue in calcium hydroxide and sodium hypochlorite. Endod Dent Traumatol 1992;8(3):104-108.

18. Safavi K, Nakayama TA. Influence of mixing vehicle on dissociation of calcium hydroxide in solution. J Endod 2000;26(11):649-651.

19. Waltimo TM, Ørstavik D, Sirén EK, Haapasalo MP. *In vitro* susceptibility of Candida albicans to four disinfectants and their combinations. Int Endod J 1999;32(6):421-429.

20. Figini L, Lodi G, Gorni F, Gagliani M. Single versus multiple visits for endodontic treatment of permanent teeth: a Cochrane systematic review. J Endod 2008;34(9):1041-1047.

21. Ng YL, Glennon JP, Setchell DJ, Gulabivala K. Prevalence of and factors affecting post-obturation pain in patients undergoing root canal treatment. Int Endod J 2004;37(6):381-391.

22. Ehrmann EH, Messer HH, Adams GG. The relationship of intracanal medicaments to postoperative pain in endodontics. Int Endod J 2003;36(12):868-875.

23. Martinsa JNR, Saurab M, Pagonac A. One appointment endodontic procedure on teeth with apical periodontitis: Is this a criterion for success? – A literature review. Rev Port Estomatol Med Dent Cir Maxilofac 2011;52(3):181-186.

24. Peters LB, van Winkelhoff AJ, Buijs JF, Wesselink PR. Effects of instrumentation, irrigation and dressing with calcium hydroxide on infection in pulpless teeth with periapical bone lesions. Int Endod J 2002;35(1):13-21.

25. Waltimo T, Trope M, Haapasalo M, Ørstavik D. Clinical efficacy of treatment procedures in endodontic infection control and one year follow-up of periapical healing. J Endod 2005;31(12):863-866.

26. Sathorn C, Parashos P, Messer HH. Effectiveness of single- versus multiple-visit endodontic treatment of teeth with apical periodontitis: a systematic review and meta-analysis. Int Endod J 2005;38(6):347-355.

27. Leonardo MR, Almeida WA, da Silva LA, Utrilla LS. Histopathological observations of periapical repair in teeth with radiolucent areas submitted to two different methods of root canal treatment. J Endod 1995;21(3):137-141.

28. Katebzadeh N, Hupp J, Trope M. Histological periapical repair after obturation of infected root canals in dogs. J Endod 1999;25(5):364-368.

29. Tanomaru Filho M1 Leonardo MR, da Silva LA. Effect of irrigating solution and calcium hydroxide root canal dressing on the repair of apical and periapical tissues of teeth with periapical lesion. J Endod 2002;28(4):295-299.

30. Siqueira JF Jr, Lopes HP. Mechanisms of antimicrobial activity of calcium hydroxide: a critical review. Int Endod J 1999;32(5):361-369.

31. Sigurdsson A, Stancill R, Madison S. Intracanal placement of Ca(OH)$_2$: a comparison of techniques. J Endod 1992;18(8):367-370.

32. Sharma S, Hackett R, Webb R, Macpherson D, Wilson A. Severe tissue necrosis following intra-arterial injection of endodontic calcium hydroxide: a case series. Oral Surg Oral Med Oral Pathol Oral Radiol Endod 2008;105(5):666-669.

33. Sjögren U, Figdor D, Spångberg L, Sundqvist G. The antimicrobial effect of calcium hydroxide as a short-term intracanal dressing. Int Endod J 1991;24(3):119-125.

34. Andersen M, Lund A, Andreasen JO, Andreasen FM. *In vitro* solubility of human pulp tissue in calcium hydroxide and sodium hypochlorite. Endod Dent Traumatol 1992;8(3):104-108.

34. Batur YB, Erdemir U, Sancakli HS. The long-term effect of calcium hydroxide application on dentin fracture strength of endodontically treated teeth. Dent Traumatol 2013;29(6):461-464.

【Chapter 3-5　根管充填】

1. Yücel AC, Ciftçi A. Effects of different root canal obturation techniques on bacterial penetration. Oral Surg Oral Med Oral Pathol Oral Radiol Endod 2006 Oct;102(4):e88-92.

2. Torabinejad M, Ung B, Kettering JD. *In vitro* bacterial penetration of coronally unsealed endodontically treated teeth. J Endod 1990;16(12):566-569.

3. Ray HA, Trope M. Periapical status of endodontically treated teeth in relation to the technical quality of the root filling and the coronal restoration. Int Endod J 1995;28(1):12-18.

4. De Moor RJ, Hommez GM. The long-term sealing ability of an epoxy resin root canal sealer used with five gutta percha obturation techniques. Int Endod J 2002;35(3):275-282.

5. Shahravan A, Haghdoost AA, Adl A, Rahimi H, Shadifar F. Effect of smear layer on sealing ability of canal obturation: a systematic review and meta-analysis. J Endod 2007;33(2):96-105.

6. Lipski M. Root surface temperature rises during root canal obturation, *in vitro*, by the continuous wave of condensation technique using System B HeatSource. Oral Surg Oral Med Oral Pathol Oral Radiol Endod 2005;99(4):505-510.

7. Sweatman TL, Baumgartner JC, Sakaguchi RL. Radicular temperatures associated with thermoplasticized gutta-percha. J Endod 2001;27(8):512-515.

8. Ng YL, Mann V, Gulabivala K. Outcome of secondary root canal treatment: a systematic review of the literature. Int Endod J 2008;41(12):1026-1046.

9. Sağsen B, Ustün Y, Pala K, Demırbuğa S. Resistance to fracture of roots filled with different sealers. Dent Mater J 2012;31(4):528-532.

10. Zhang W, Li Z, Peng B. Assessment of a new root canal sealer's apical sealing ability. Oral Surg Oral Med Oral Pathol Oral Radiol Endod 2009;107(6):e79-82.

【Chapter 4　歯内療法処置歯における修復処置】

1. Vire DE. Failure of endodontically treated teeth: classification and evaluation. J Endod 1991;17(7):338-342.

2. Ng YL, Mann V, Gulabivala K. A prospective study of the factors affecting outcomes of nonsurgical root canal treatment: part 1: periapical health. Int Endod J 2011;44(7):583-609.

【Chapter 4-1　歯冠側からの漏洩　Coronal Leakage】

1. Lars Z, Strindberg. The dependence of the results of pulp therapy on certain factors; an analytic study based on radiographic and clinical follow-up examinations. Acta Odontol Scand 1956;14:1–175.

2. Ingle JI, Beveridge EE, Glick DH, Weichman JA. Endodontic success & failure: the Washington Study. In: Endodontics. 4th ed. Baltimore: Williams & Wilkins, 1994:21–45.

3. Harty FJ, Parkins BJ, Wengraf AM. The success rate of apicectomy. A retrospective study of 1,016 cases. Br Dent J 1970;129(9):407-413.

4. Marshall FJ, Massler M. The sealing of pulpless teeth evaluated with radioisotopes. J Dent Med 1961;6(4):172–184.

5. Swanson K, Madison S. An evaluation of coronal microleakage in endodont cally treated teeth. Part I. Time periods. J Endod 1987;13(2):56-59.

6. Torabinejad M, Ung B, Kettering JD. *In vitro* bacterial penetration of coronally unsealed endodontically treated teeth. J Endod 1990;16(12):566-569.

7. Trope M, Chow E, Nissan R. *In vitro* endotoxin penetration of coronally unsealed endodontically treated teeth. Endod Dent Traumatol 1995;11(2):90-94.

8. Magura ME, Kafrawy AH, Brown CE Jr, Newton CW. Human saliva coronal microleakage in obturated root canals: an *in vitro* study. J Endod 1991;17(7):324-331.

9. Ray HA, Trope M. Periapical status of endodontically treated teeth in relation to the technical quality of the root filling and the coronal restoration. Int Endod J 1995;28(1):12-18.

10. Tronstad L, Asbjørnsen K, Døving L, Pedersen I, Eriksen HM. Influence of coronal restorations on the periapical health of endodontically treated teeth. Endod Dent Traumatol 2000;16(5):218-221.

11. Gillen BM, Looney SW, Gu LS, Loushine BA, Weller RN, Loushine RJ, Pashley DH, Tay FR. Impact of the quality of coronal restoration versus the quality of root canal fillings on success of root canal treatment: a systematic review and meta-analysis. J Endod 2011;37(7):895-902.

12. Tay FR, Pashley DH. Monoblocks in root canals: a hypothetical or a

tangible goal. J Endod 2007;33(4):391-398.

13. Shipper G, Ørstavik D, Teixeira FB, Trope M. An evaluation of microbial leakage in roots filled with a thermoplastic synthetic polymer-based root canal filling material (Resilon). J Endod 2004;30(5):342-347.

14. Yamauchi S, Shipper G, Buttke T, Yamauchi M, Trope M. Effect of orifice plugs on periapical inflammation in dogs. J Endod 2006;32(6):524-526.

15. Kidd EA, Ricketts DN, Beighton D. Criteria for caries removal at the enamel-dentine junction: a clinical and microbiological study. Br Dent J 1996;180(8):287-291.

16. Morgano SM, Brackett SE. Foundation restorations in fixed prosthodontics: current knowledge and future needs. J Prosthet Dent 1999;82(6):643-657.

17. Özer SY, Uysal İ, Bahşi E. Surgical extrusion of a complete crown fractured tooth: A case report. Int Dent Res 2011;1(2):70-74.

18. Abbott PV. Assessing restored teeth with pulp and periapical diseases for the presence of cracks, caries and marginal breakdown. Aust Dent J 2004;49(1):33-39.

19. Grossman LI. A study of temporary fillings as hermetic sealing agents. J Dent Res 1939;18(1):67.

20. Webber RT, del Rio CE, Brady JM, Segall RO. Sealing quality of a temporary filling material. Oral Surg Oral Med Oral Pathol 1978;46(1):123-130.

21. Newcomb BE, Clark SJ, Eleazer PD. Degradation of the sealing properties of a zinc oxide-calcium sulfate-based temporary filling material by entrapped cotton fibers. J Endod 2001;27(12):789-790.

22. Fox K, Gutteridge DL. An in vitro study of coronal microleakage in root-canal-treated teeth restored by the post and core technique. Int Endod J 1997;30(6):361-368.

23. Willershausen B, Tekyatan H, Krummenauer F, Briseño Marroquin B. Survival rate of endodontically treated teeth in relation to conservative vs post insertion techniques -- a retrospective study. Eur J Med Res 2005;10(5):204-208.

24. Madison S, Zakariasen KL. Linear and volumetric analysis of apical leakage in teeth prepared for posts. J Endod 1984;10(9):422-427.

25. Gish SP, Drake DR, Walton RE, Wilcox L. Coronal leakage: bacterial penetration through obturated canals following post preparation. J Am Dent Assoc 1994;125(10):1369-1372.

26. Goldfein J, Speirs C, Finkelman M, Amato R. Rubber dam use during post placement influences the success of root canal-treated teeth. J Endod 2013;39(12):1481-1484.

27. Taylor JK, Jeansonne BG, Lemon RR. Coronal leakage: effects of smear layer, obturation technique, and sealer. J Endod 1997;23(8):508-512.

【Chapter 4-2　歯冠修復処置】

1. Sedgley CM, Messer HH. Are endodontically treated teeth more brittle? J Endod 1992;18(7):332-335.

2. Reeh ES, Messer HH, Douglas WH. Reduction in tooth stiffness as a result of endodontic and restorative procedures. J Endod 1989;15(11):512-516.

3. Iqbal MK, Johansson AA, Akeel RF, Bergenholtz A, Omar R. A retrospective analysis of factors associated with the periapical status of restored, endodontically treated teeth. Int J Prosthodont 2003;16(1):31–38.

4. Salehrabi R, Rotstein I. Endodontic treatment outcomes in a large patient population in the USA :an epidemiological study. J Endod 2004;30(12):846-850.

5. Aquilino SA, Caplan DJ. Relationship between crown placement and the survival of endodontically treated teeth. J Prosthet Dent 2002;87(3):256–263.

6. Sorensen JA, Martinoff JT. Intracoronal reinforcement and coronal coverage: a study of endodontically treated teeth. J Prosthet Dent 1984;51(6):780-784.

7. Trope M, Maltz DO, Tronstad L. Resistance to fracture of restored endodontically treated teeth. Endod Dent Traumatol 1985;1(3):108-111.

8. Hansen EK, Asmussen E, Christiansen NC. In vivo fractures of

endodontically treated posterior teeth restored with amalgam. Endod Dent Traumatol 1990;6(2):49-55.

9. Linn J, Messer HH. Effect of restorative procedures on the strength of endodontically treated molars. J Endod 1994;20(10):479-485.

10. Smith CT, Schuman N. Restoration of endodontically treated teeth : A guide for the restorative dentist. Quintessence Int 1997:28(7):457-462.

11. Fox K, Gutteridge DL. An in vitro study of coronal microleakage in root-canal-treated teeth restored by the post and core technique. Int Endod J 1997;30(6):361-368.

12. Demarchi MG, Sato EF. Leakage of interim post and cores used during laboratory fabrication of custom Posts. J endod 2002;28(4):328-329.

13. Schmitter M, Huy C, Ohlmann B, Gabbert O, Gilde H, Rammelsberg P. Fracture resistance of upper and lower incisors restored with glass fiber reinforced posts. J Endod 2006;32(4):328-330.

14. D'Arcangelo C, De Angelis F, Vadini M, Zazzeroni S, Ciampoli C, D'Amario M. In vitro fracture resistance and deflection of pulpless teeth restored with fiber posts and prepared for veneers. J Endod 2008;34(7):838–841.

15. Terry DA, Triolo PT Jr, Swift EJ Jr. Fabrication of direct fiber-reinforced posts: a structural design concept. J Esthet Restor Dent 2001;13(4):228-240.

16. Sorensen JA, Engelman MJ. Effect of post adaptation on fracture resistance of endodontically treated teeth. J Prosthet Dent 1990;64(4):419-424.

17. Raiden G, Costa L, Koss S, Hernández JL, Aceñolaza V. Residual thickness of root in first maxillary premolars with post space preparation. J Endod 1999;25(7):502-505.

18. Pierrisnard L, Bohin F, Renault P, Barquins M. Corono-radicular reconstruction of pulpless teeth: a mechanical study using finite element analysis. J Prosthet Dent 2002;88(4):442-448.

19. A Pegoretti, L Fambri, G Zappini, M Bianchetti. Finite element analysis of a glass fibre reinforced composite endodontic post. Biomaterials 2002;23(13):2667-2682.

20. Martinez-Insua A, da Silva L, Rilo B, Santana U. Comparison of the fracture resistances of pulpless teeth restored with a cast post and core or carbon-fiber post with a composite core. J Prosthet Dent 1998;80(5):527–532.

21. Purton DG, Love RM. Rigidity and retention of carbon fibre VS stainless steel root canal posts. Int Endod J 1996;29(4):262-265.

22. Hashimoto M, Ohno H, Sano H, Kaga M, Oguchi H. Degradation patterns of different adhesives and bonding procedures. J Biomed Mater Res B Appl Biomater 2003;66(1):324-330.

23. Drummond JL, Bapna MS. Static and cyclic loading of fiber-reinforced dental resin. Dent Mater 2003;19(3):226-231.

24. Lambjerg-Hansen H, Asmussen E. Mechanical properties of endodontic posts. J Oral Rehabil 1997;24(12):882-887.

25. Ferrari M, Vichi A, Mannocci F, Mason PN. Retrospective study of the clinical performance of fiber posts. Am J Dent 2000;13(Spec No):9B–13B.

26. Fredriksson M, Astback J, Pamenius M, Arvidson K. A retrospective study of 236 patients with teeth restored by carbon fiber-reinforced epoxy resin posts. J Prosthet Dent 1998;80(2):151–157.

27. Glazer B. Restoration of endodontically treated teeth with carbon fibre posts –a prospective study. J Can Dent Assoc 2000;66(11):613–618.

28. Malferrari S, Monaco C, Scotti R. Clinical evaluation of teeth restored with quartz fiber-reinforced epoxy resin posts. Int J Prosthodont 2003;16(1):39–44.

29. Ferrari M, Cagidiaco MC, Goracci C, Vichi A, Mason PN, Radovic I, Tay F. Long-term retrospective study of the clinical performance of fiber posts. Am J Dent 2007;20(5):287-291.

30. Ferrari M, Vichi A, García-Godoy F. Clinical evaluation of fiber-reinforced epoxy resin posts and cast post and cores. Am J Dent 2000;13(Spec No):15B-18B.

31. Mattison GD, Delivanis PD, Thacker RW Jr, Hassell KJ. Effect of post preparation on the apical seal. J Prosthet Dent 1984;51(6):785-789.

32. Haddix JE, Mattison GD, Shulman CA, Pink FE. Post preparation

techniques and their effect on the apical seal. J Prosthet Dent 1990;64(5):515-519.

33. Gegauff AG, Kerby RE, Rosenstiel SF. A comparative study of post preparation diameters and deviations using Para-Post and Gates Glidden drills. J Endod 1988;14(8):377-380.

34. Rosenstiel SF, Land MF, Fujimoto J. Contemporary Fixed Prosthodontics. Mosby, 1988.

35. Hunter AJ, Feiglin B, Williams JF. Effects of post placement on endodontically treated teeth. J Prosthet Dent 1989;62(2):166-172.

36. Coniglio I, Magni E, Goracci C, Radovic I, Carvalho CA, Grandini S, Ferrari M. Post space cleaning using a new nickel titanium endodontic drill combined with different cleaning regimens. J Endod 2008;34(1):83-86.

37. Büttel L, Krastl G, Lorch H, Naumann M, Zitzmann NU, Weiger R. Influence of post fit and post length on fracture resistance. Int Endod J 2009;42(1):47-53.

【Chapter 4-3　歯内療法領域における接着】

1. Van Meerbeek B, De Munck J, Yoshida Y, Inoue S, Vargas M, Vijay P, Van Landuyt K, Lambrechts P, Vanherle G. Buonocore memorial lecture. Adhesion to enamel and dentin:current status and future challenges. Oper Dent 2003;28(3):215-235.

2. Schwartz RS. Adhesive dentistry and endodontics. Part 2: bonding in the root canal system-the promise and the problems: a review. J Endod 2006;32(12):1125-1134.

3. Tay FR, Pashley DH, Loushine RJ, Weller RN, Monticelli F, Osorio R. Self-etching adhesives increase collagenolytic activity in radicular dentin. J Endod 2006;32(9):862-868.

4. Yoshikawa Y, Sano H, Tagami J. Effect of cavity configuration on bond strength to floor dentin: A role of C-factor on dentin bonding. Adhes Dent 1996;14:43-49.

5. Tay FR, Loushine RJ, Lambrechts P, Weller RN, Pashley DH. Geometric factors affecting dentin bonding in root canals: a theoretical modeling approach. J Endod 2005;31(8):584-589.

6. Sorensen JA, Martinoff JT. Clinically significant factors in dowel design. J Prosthet Dent 1984;52(1):28-35.

7. Lee MM, Rasimick BJ, Turner AM, Shah RP, Musikant BL, Deutsch AS. Morphological measurements of anatomic landmarks in pulp chambers of human anterior teeth. J Endod 2007;33(2):129-131.

8. Deutsch AS, Musikant BL. Morphological measurements of anatomic landmarks in human maxillary and mandibular molar pulp chambers. J Endod 2004;30(6):388-390.

9. Morris MD, Lee KW, Agee KA, Bouillaguet S, Pashley DH. Effects of sodium hypochlorite and RC-prep on bond strengths of resin cement to endodontic surfaces. J Endod 2001;27(12):753-757.

10. Ngoh EC, Pashley DH, Loushine RJ, Weller RN, Kimbrough WF. Effects of eugenol on resin bond strengths to root canal dentin. J Endod 2001;27(6):411-414.

11. Plasmans PJ, Creugers NH, Hermsen RJ, Vrijhoef MM. The influence of absolute humidity on shear bond adhesion. J Dent 1996;24(6):425-428.

12. Plasmans PJ, Creugers NH, Hermsen RJ, Vrijhoef MM. Intraoral humidity during operative procedures. J Dent 1994;22(2):89-91.

13. Erdemir A, Ari H, Güngüneş H, Belli S. Effect of medications for root canal treatment on bonding to root canal dentin. J Endod 2004;30(2):113-116.

14. Margelos J, Eliades G, Verdelis C, Palaghias G. Interaction of calcium hydroxide with zinc oxide-eugenol type sealers: a potential clinical problem. J Endod 1997;23(1):43-48.

15. Peutzfeldt A, Asmussen E. Influence of eugenol-containing temporary cement on efficacy of dentin-bonding systems. Eur J Oral Sci 1999;107(1):65-69.

16. Hebling J, Pashley DH, Tjäderhane L, Tay FR. Chlorhexidine arrests subclinical degradation of dentin hybrid layers in vivo. J Dent Res 2005;84(8):741-746.

17. Thompson JM, Agee K, Sidow SJ, McNally K, Lindsey K, Borke J, Elsalanty M, Tay FR, Pashley DH. Inhibition of endogenous dentin matrix metalloproteinases by ethylenediaminetetraacetic acid. J Endod 2012;38(1):62-65.

18. Tay FR, Pashley DH, Yoshiyama M. Two modes of nanoleakage expression in single-step adhesives. J Dent Res 2002;81(7):472-476.

19. Yoshida Y, Nagakane K, Fukuda R, Nakayama Y, Okazaki M, Shintani H, Inoue S, Tagawa Y, Suzuki K, De Munck J, Van Meerbeek B. Comparative study on adhesive performance of functional monomers. J Dent Res 2004;83(6):454-458.

20. Nakabayashi N, Kojima K, Masuhara E. The promotion of adhesion by the infiltration of monomers into tooth substrates. J Biomed Mater Res 1982;16(3):265-273.

21. Tay FR, Hosoya Y, Loushine RJ, Pashley DH, Weller RN, Low DC. Ultrastructure of intraradicular dentin after irrigation with BioPure MTAD. II. The consequence of obturation with an epoxy resin-based sealer. J Endod 2006;32(5):473-477.

22. Chersoni S, Acquaviva GL, Prati C, Ferrari M, Grandini S, Pashley DH, Tay FR. In vivo fluid movement through dentin adhesives in endodontically treated teeth. J Dent Res 2005;84(3):223-227.

23. Yoldas O, Alaçam T. Microhardness of composites in simulated root canals cured with light transmitting posts and glass-fiber reinforced composite posts. J Endod 2005;31(2):104-106.

24. Goracci C, Corciolani G, Vichi A, Ferrari M. Light-transmitting ability of marketed fiber posts. J Dent Res 2008;87(12):1122-1126.

25. Dos Santos Alves Morgan LF, Peixoto RT, de Castro Albuquerque F, Santos Corrêa MF, de Abreu Poletto LT, Pinotti MB. Light transmission through a translucent fiber post. J Endod 2008;34(3):299-302.

26. Roberts HW, Leonard DL, Vandewalle KS, Cohen ME, Charlton DG. The effect of a translucent post on resin composite depth of cure. Dent Mater 2004;20(7):617-622.

27. Aksornmuang J, Nakajima M, Senawongse P, Tagami J. Effects of C-factor and resin volume on the bonding to root canal with and without fibre post insertion. J Dent 2011;39(6):422-429.

28. Kweon HJ, Ferracane J, Kang K, Dhont J, Lee IB. Spatio-temporal analysis of shrinkage vectors during photo-polymerization of composite. Dent Mater 2013;29(12):1236-1243.

29. Goran P, Kürschner R. Effect of sequential versus continuous irradiation of a light-cured resin composite on shrinkage, viscosity, adhesion, and degree of polymerization. Am J Dent 1998;11(1):17-22.

【Chapter 5-1　再根管治療の意思決定】

1. de Chevigny C, Dao TT, Basrani BR, Marquis V, Farzaneh M, Abitbol S, Friedman S. Treatment outcome in endodontics: the Toronto study--phases 3 and 4: orthograde retreatment. J Endod 2008;34(2):131-137.

2. Ørstavik D. Time-course and risk analyses of the development and healing of chronic apical periodontitis in man. Int Endod J 1996;29(3):150-155.

3. Consensus report of the European Society of Endodontology on quality guidelines for endodontic treatment. Int Endod J 1994;27(3):115-124.

4. Magura ME, Kafrawy AH, Brown CE Jr, Newton CW. Human saliva coronal microleakage in obturated root canals: an in vitro study. J Endod 1991;17(7):324-331.

5. Disassembly of endodontically treated teeth :The Endodontist's perspective, part 2. ENDODONTICS: Colleagues for Excellence. American Association of Endodontists 2004;fall/winter.

6. Imura N, Zuolo ML. Factors associated with endodontic flare-ups: a prospective study. Int Endod J 1995;28(5):261-265.

7. Karabucak B, Setzer F. Criteria for the ideal treatment option for failed endodontics: surgical or nonsurgical? Compend Contin Educ Dent 2007;28(7):391-397.

8. Friedman S, Stabholz A. Endodontic retreatment--case selection and technique. Part 1: Criteria for case selection. J Endod 1986;12(1):28-33.

【Chapter 5-2　歯冠修復物の撤去とポスト除去】

1. Friedman S, Stabholz A. Endodontic retreatment--case selection and technique. Part 1: Criteria for case selection. J Endod 1986;12(1):28-33.

2. Stabholz A, Friedman S. Endodontic retreatment--case selection

and technique. Part 2: Treatment planning for retreatment. J Endod 1988;14(12):607-614.

3. Gutmann JL, Lovdahl PE. Problem Solving in Endodontics. 5th Edition. Prevention, Identification and Management. st,Louis: Mosby, 2011;281-285.

4. Ruddle CJ. Nonsurgical retreatment. J Endod 2004;30(12):827-845.

5. Lindemann M, Yaman P, Dennison JB, Herrero AA. Comparison of the efficiency and effectiveness of various techniques for removal of fiber posts. J Endod 2005;31(7):520-522.

6. Plotino G, Pameijer CH, Grande NM, Somma F. Ultrasonics in endodontics: a review of the literature. J Endod 2007;33(2):81-95.

7. Altshul JH, Marshall G, Morgan LA, Baumgartner JC. Comparison of dentinal crack incidence and of post removal time resulting from post removal by ultrasonic or mechanical force. J Endod 1997;23(11):683-686.

8. Eriksson AR, Albrektsson T. Temperature threshold levels for heat-induced bone tissue injury: a vital-microscopic study in the rabbit. J Prosthet Dent 1983;50(1):101-107.

9. Budd JC, Gekelman D, White JM. Temperature rise of the post and on the root surface during ultrasonic post removal. Int Endod J 2005;38(10):705-711.

10. Garrido AD, Fonseca TS, Alfredo E, Silva-Sousa YT, Sousa-Neto MD. Influence of ultrasound, with and without water spray cooling, on removal of posts cemented with resin or zinc phosphate cements. J Endod 2004;30(3):173-176.

11. Huttula AS, Tordik PA, Imamura G, Eichmiller FC, McClanahan SB. The effect of ultrasonic post instrumentation on root surface temperature. J Endod 2006;32(11):1085-1087.

【Chapter 5-3　充填材の除去】

1. Giuliani V, Cocchetti R, Pagavino G. Efficacy of ProTaper universal retreatment files in removing filling materials during root canal retreatment. J Endod 2008;34(11):1381-1384.

2. Gu LS, Ling JQ, Wei X, Huang XY. Efficacy of ProTaper Universal rotary retreatment system for gutta-percha removal from root canals. Int Endod J 2008;41(4):288-295.

3. Hülsmann M, Bluhm V. Efficacy, cleaning ability and safety of different rotary NiTi instruments in root canal retreatment. Int Endod J 2004;37(7):468-476.

4. Ring J, Murray PE, Namerow KN, Moldauer BI, Garcia-Godoy F. Removing root canal obturation materials: a comparison of rotary file systems and re-treatment agents. J Am Dent Assoc 2009;140(6):680-688.

5. Wilcox LR, Juhlin JJ. Endodontic retreatment of Thermafil versus laterally condensed gutta-percha. J Endod 1994;20(3):115-117.

6. Erdemir A, Eldeniz AU, Belli S, Pashley DH. Effect of solvents on bonding to root canal dentin. J Endod 2004;30(8):589-592.

7. Erdemir A, Eldeniz AU, Belli S. Effect of gutta-percha solvents on mineral contents of human root dentin using ICP-AES technique. J Endod 2004;30(1):54-56.

8. Horvath SD, Altenburger MJ, Naumann M, Wolkewitz M, Schirrmeister JF. Cleanliness of dentinal tubules following gutta-percha removal with and without solvents: a scanning electron microscopic study. Int Endod J 2009;42(11):1032-1038.

9. Sieraski SM, Zillich RM. Silver point retreatment: review and case report. J Endod 1983;9(1):35-39.

10. Boutsioukis C, Noula G, Lambrianidis T. Ex vivo study of the efficiency of two techniques for the removal of mineral trioxide aggregate used as a root canal filling material. J Endod 2008;34(10):1239-1242.

【Chapter 5-4　レッジのマネジメント】

1. Greene KJ, Krell KV. Clinical factors associated with ledged canals in maxillary and mandibular molars. Oral Surg Oral Med Oral Pathol 1990;70(4):490-497.

2. Nagy CD, Bartha K, Bern_th M, Verdes E, Szab_ J. The effect of root canal morphology on canal shape following instrumentation using different techniques. Int Endod J 1997;30(2):133-140.

3. Kapalas A, Lambrianidis T. Factors associated with root canal ledging during instrumentation. Endod Dent Traumatol 2000;16(5):229-231.

4. Namazikah MS, Mokhlis HR, Alasmakh K. Comparison between a hand stainless- steel K file and a rotary NiTi 0.04 taper. J Calif Dent Assoc 2000;28:421_426.

5. Gutmann JL, Dumsha TC, Lovdahl PE, Hovland EJ. Problem solving in endodontics. 3rd ed. St Louis: Mosby, 1997;96-100, 117.

6. Cohen S, Hargreaves KM. Pathways of the pulp. 9th ed. St Louis: Mosby, 2006;992_924.

7. Bergenholtz G, Lekholm U, Milthon R, Heden G, Odesj_ B, Engström B. Retreatment of endodontic fillings. Scand J Dent Res 1979;87(3):217-224.

8. Stadler LE, Wennberg A, Olgart L. Instrumentation of the curved root canal using filing or reaming technique--a clinical study of technical complications. Swed Dent J 1986;10(1-2):37-43.

9. Eleftheriadis GI, Lambrianidis TP. Technical quality of root canal treatment and detection of iatrogenic errors in an undergraduate dental clinic. Int Endod J 2005;38(10):725-734.

10. McKendry DJ, Krell KV, McKendry LL. Clinical incidence of canal ledging with a new endodontic file (abstract). J Endod 1988;14:194_195.

11. Zmener O, Marrero G. Effectiveness of different endodontic files for preparing curved root canals: a scanning electron microscopic study. Endod Dent Traumatol 1992;8:99 _103.

12. Calberson FL, Deroose CA, Hommez GM, Raes H, De Moor RJ. Shaping ability of GTTM Rotary Files in simulated resin root canals. Int Endod J 2002;35(7):607-614.

13. Xu Q, Fan B, Fan MW, Bian Z. Clinical evaluation of ProTaper NiTi rotary instruments in management of curved root canals. Zhonghua Kou Qiang Yi Xue Za Zhi 2004;39(2):136-138.

14. Xu Q, Fan MW, Fan B, Ling JQ, Chen H, Wei X. Clinical evaluation of three nickel-titanium rotary instruments in preparation of curved root canals. Hua Xi Kou Qiang Yi Xue Za Zhi 2005;23(4):286-8, 291.

15. Xu Q, Lin JQ, Chen H, Wei X. Clinical evaluation of nickel-titanium rotary instruments Hero 642 in root canal preparation. Shanghai Kou Qiang Yi Xue 2005;14(1):2-5.

16. Yoshimine Y, Ono M, Akamine A. The shaping effects of three nickel-titanium rotary instruments in simulated S-shaped canals. J Endod 2005;31(5):373-375.

17. Jafarzadeh H, Abbott PV. Ledge formation: review of a great challenge in endodontics. J Endod 2007;33(10):1155-1162.

18. Walton RE, Torabinejad M. Principles and practice of endodontics. 3rd ed. Philadelphia: WB Saunders, 2002:184, 222_223, 319_320.

19. Ingle JI, Bakland LK. Endodontics. 5th ed. London:BC Decker Inc, 2002;412,482_489, 525_538, 695, 729, 769, 776_785.

20. Weine F. Endodontic therapy. 5th ed. St Louis: Mosby, 1996:324-330, 545-547.

21. 牛窪敏博. レッジを伴った上顎大臼歯の根管治療. 日歯内療会誌 2014;35(3):138-144.

【Chapter 5-5　穿孔のマネージメント】

1. Beavers RA, Bergenholtz G, Cox CF. Periodontal wound healing following intentional root perforations in permanent teeth of Macaca mulatta. Int Endod J 1986;19(1):36-44.

2. Lantz B, Persson PA. Periodontal tissue reactions after root perforations in dog's teeth. A histologic study. Odontol Tidskr 1967;75(3):209-237.

3. Himel, VT, Brady, J, Weir, J. Evaluation of repair of mechanical perforations of the pulp chamber floor using biodegradable tricalcium phosphate or calcium hydroxide. J Endod 1985;11:161–165.

4. Sinai IH. Endodontic perforations: their prognosis and treatment. J Am Dent Assoc. 1977;95(1):90-95.

5. Frank AL. Resorption, perforations, and fractures. Dent Clin North Am 1974;18(2):465-487.

6. Lemon RR. Nonsurgical repair of perforation defects. Internal matrix concept. Dent Clin North Am 1992;36(2):439-457.

7. Fuss Z, Trope M. Root perforations: classification and treatment

choices based on prognostic factors. Endod Dent Traumatol 1996;12(6):255-264.

8. Alhadainy HA. Root perforations. A review of literature. Oral Surg Oral Med Oral Pathol 1994;78(3):368-374.

【Chapter 5-6　破折ファイルのマネジメント】

1. Spili P, Parashos P, Messer HH. The impact of instrument fracture on outcome of endodontic treatment. J Endod 2005;31(12):845-850.

2. Al-Fouzan KS. Incidence of rotary ProFile instrument fracture and the potential for bypassing in vivo. Int Endod J 2003;36(12):864-867.

3. Saunders JL, Eleazer PD, Zhang P, Michalek S. Effect of a separated instrument on bacterial penetration of obturated root canals. J Endod 2004;30(3):177-179.

4. Souter NJ, Messer HH. Complications associated with fractured file removal using an ultrasonic technique. J Endod 2005;31(6):450-452.

5. Shen Y, Peng B, Cheung GS. Factors associated with the removal of fractured NiTi instruments from root canal systems. Oral Surg Oral Med Oral Pathol Oral Radiol Endod 2004;98(5):605-610.

6. Hülsmann M, Schinkel I. Influence of several factors on the success or failure of removal of fractured instruments from the root canal. Endod Dent Traumatol 1999;15(6):252-258.

7. Pruett JP, Clement DJ, Carnes DL Jr. Cyclic fatigue testing of nickel-titanium endodontic instruments. J Endod 1997;23(2):77-85.

8. Plotino G, Grande NM, Cordaro M, Testarelli L, Gambarini G. Measurement of the trajectory of different NiTi rotary instruments in an artificial canal specifically designed for cyclic fatigue tests. Oral Surg Oral Med Oral Pathol Oral Radiol Endod 2009;108(3):e152-156.

9. Plotino G, Grande NM, Cordaro M, Testarelli L, Gambarini G. A review of cyclic fatigue testing of nickel-titanium rotary instruments. J Endod 2009;35(11):1469-1476.

10. Sattapan B, Palamara JE, Messer HH. Torque during canal instrumentation using rotary nickel-titanium files. J Endod 2000;26(3):156-160.

11. Sattapan B, Nervo GJ, Palamara JE, Messer HH. Defects in rotary nickel-titanium files after clinical use. J Endod 2000;26(3):161-165.

12. Yum J, Cheung GS, Park JK, Hur B, Kim HC. Torsional strength and toughness of nickel-titanium rotary files. J Endod 2011;37(3):382-386.

13. Park SY, Cheung GS, Yum J, Hur B, Park JK, Kim HC. Dynamic torsional resistance of nickel-titanium rotary instruments. J Endod 2010;36(7):1200-1204.

14. Alapati SB, Brantley WA, Svec TA, Powers JM, Nusstein JM, Daehn GS. SEM observations of nickel-titanium rotary endodontic instruments that fractured during clinical Use. J Endod 2005;31(1):40-43.

15. Iqbal MK, Kohli MR, Kim JS. A retrospective clinical study of incidence of root canal instrument separation in an endodontics graduate program: a PennEndo database study. J Endod 2006;32(11):1048-1052.

16. Gambarini G. Rationale for the use of low-torque endodontic motors in root canal instrumentation. Endod Dent Traumatol 2000;16(3):95-100.

17. Patiño PV, Biedma BM, Liébana CR, Cantatore G, Bahillo JG. The influence of a manual glide path on the separation rate of NiTi rotary instruments. J Endod 2005;31(2):114-116.

18. Ruddle CJ. Nonsurgical retreatment. J Endod 2004;30(12):827-845.

19. Madarati AA, Qualtrough AJ, Watts DC. Factors affecting temperature rise on the external root surface during ultrasonic retrieval of intracanal separated files. J Endod 2008;34(9):1089-1092.

20. Tzanetakis GN, Kontakiotis EG, Maurikou DV, Marzelou MP. Prevalence and management of instrument fracture in the postgraduate endodontic program at the Dental School of Athens: a five-year retrospective clinical study. J Endod 2008;34(6):675-678.

【Chapter 6-1　歯根端切除術】

1. Hess W, Zurcher E. The anatomy of the root canals of the teeth of the permanent dentition and the anatomy of the root canals of the deciduous dentition and the first permanent molars. London: Basle, Sons and Danielson, 1925.

2. Peters OA. Current challenges and concepts in the preparation of root canal systems: a review. J Endod 2004;30(8):559-567.

3. Haapasalo M, Ørstavik D. In vitro infection and disinfection of dentinal tubules. J Dent Res 1987;66(8):1375-1379.

4. Setzer FC, Shah SB, Kohli MR, Karabucak B, Kim S. Outcome of endodontic surgery: a meta-analysis of the literature--part 1: Comparison of traditional root-end surgery and endodontic microsurgery. J Endod 2010;36(11):1757-1765.

5. Kim S, Pecora G, Rubinstein RA. Color Atlas of Microsurgery in Endodontics. Philadelphia : W.B. Saunders, 2001.

6. Baek SH, Plenk H Jr, Kim S. Periapical tissue responses and cementum regeneration with amalgam, SuperEBA, and MTA as root-end filling materials. J Endod 2005;31(6):444-449.

【Chapter 6-2　意図的再植術】

1. Grossman LI. Intentional replantation of teeth. J Am Dent Assoc 1966;72(5):1111-1118.

2. Kim S, Pecora G, Rubinstein RA. Color Atlas of Microsurgery in Endodontics. Philadelphia : W.B. Saunders, 2001.

3. Jang Y, Lee SJ, Yoon TC, Roh BD, Kim E. Survival Rate of Teeth with a C-shaped Canal after Intentional Replantation: A Study of 41 Cases for up to 11 Years. J Endod 2016;42(9):1320-1325.

4. Andreasen JO. The effect of splinting upon periodontal healing after replantation of permanent incisors in monkeys. Acta Odontologica Scandinavica 1975;33(6):313-323.

5. Andreasen JO. Effect of extra-alveolar period and storage media upon periodontal and pulpal healing after replantation of mature permanent incisors in monkeys. Int J Oral Surg 1981;10(1):43-53.

6. Andreasen JO. Periodontal healing after replantation and autotransplantation of incisors in monkeys. Int J Oral Surg 1981;10(1):54-61.

【Chapter 7-1　生活歯髄療法】

1. Massler M. Preventive endodontics: vital pulp therapy. Dent Clin North Am 1967:663-673.

2. Trope M. The vital tooth – its importance in the study and practice of endodontics. Endodontic Topic 2003;5:1.

3. Modena KC, Casas-Apayco LC, Atta MT, Costa CA, Hebling J, Sipert CR, Navarro MF, Santos CF. Cytotoxicity and biocompatibility of direct and indirect pulp capping materials. J Appl Oral Sci 2009;17(6):544-554.

4. Pashley DH. Dynamics of the pulpo-dentin complex. Crit Rev Oral Biol Med 1996;7(2):104-133.

5. Pashley DH, Tay FR. Pulpodentin Complex. In: Hargreaves KM, Goodis HE, Tay FR(eds). Seltzer and Bender's Dental Pulp. 2nd Ed. Hanover Park: Quintessence Publishing, 2012.

6. Hasselgren GB. Treatment of the exposed pulpodentin complex. In: Ørstavik D, Pitt Ford TR. Essential Endodontology: Prevention and Treatment of Apical Periodontitis. 2nd Ed. Wiley-Blackwell, 2007.

7. Randow K, Glantz PO. On cantilever loading of vital and non-vital teeth. An experimental clinical study. Acta Odontol Scand 1986;44(5):271-277.

8. Bergenholtz G. Effect of bacterial products on inflammatory reactions in the dental pulp. Scand J Dent Res 1977;85(2):122-129.

9. Bergenholtz G. Inflammatory response of the dental pulp to bacterial irritation. J Endod 1981;7(3):100-104.

10. Sarnat H, Massler M. Microstructure of active and arrested dentinal caries. J Dent Res 1965;44(6):1389-1401.

11. Ogawa K, Yamashita Y, Ichijo T, Fusayama T. The ultrastructure and hardness of the transparent layer of human carious dentin. J Dent Res 1983;62(1):7-10.

12. Kidd EA, Ricketts DN, Beighton D. Criteria for caries removal at the enamel-dentine junction: a clinical and microbiological study. Br Dent J 1996;180(8):287-291.

13. Kidd EAM, Bjørndal L, Fejerskov O. Caries 'removal' and the pulpo-dentinal complex. In: Fejerskov O, Nyvad B, Kidd E(eds). Dental Caries: The Disease and its Clinical Management. 3rd ed. Wiley-Blackwell, 2015.

14. Innes NP, Frencken JE, Bjørndal L, Maltz M, Manton DJ, Ricketts D, Van Landuyt K, Banerjee A, Campus G, Doméjean S, Fontana M, Leal S, Lo E, Machiulskiene V, Schulte A, Splieth C, Zandona A, Schwendicke F. Managing Carious Lesions: Consensus Recommendations on Terminology. Adv Dent Res 2016;28(2):49-57.

15. Schwendicke F, Frencken JE, Bjørndal L, Maltz M, Manton DJ, Ricketts D, Van Landuyt K, Banerjee A, Campus G, Doméjean S, Fontana M, Leal S, Lo E, Machiulskiene V, Schulte A, Splieth C, Zandona AF, Innes NP. Managing Carious Lesions: Consensus Recommendations on Carious Tissue Removal. Adv Dent Res 2016;28(2):58-67.

16. 日本歯科保存学会（編）．う蝕治療ガイドライン．第2版．詳細版．www.hozon.or.jp/member/publication/guideline/file/guideline_2015.pdf

17. Jordan RE, Suzuki M, Skinner DH. Indirect pulp-capping of carious teeth with periapical lesions. J Am Dent Assoc 1978;97(1):37-43.

18. Caviedes-Bucheli J, Muñoz HR, Azuero-Holguín MM, Ulate E. Neuropeptides in dental pulp: the silent protagonists. J Endod 2008;34(7):773-788.

19. Bjørndal L, Thylstrup A. A practice-based study on stepwise excavation of deep carious lesions in permanent teeth: a 1-year follow-up study. Community Dent Oral Epidemiol 1998;26(2):122-128.

20. Stanley HR, White CL, McCray L. The rate of tertiary (reparative) dentine formation in the human tooth. Oral Surg Oral Med Oral Pathol 1966;21(2):180-189.

21. Reeves R, Stanley HR. The relationship of bacterial penetration and pulpal pathosis in carious teeth. Oral Surg Oral Med Oral Pathol 1966;22(1):59-65.

22. Bjørndal L, Larsen T. Changes in the cultivable flora in deep carious lesions following a stepwise excavation procedure. Caries Res 2000;34(6):502-508.

23. Foreman PC, Barnes IE. Review of calcium hydroxide. Int Endod J 1990;23(6):283-297.

24. Markowitz K, Moynihan M, Liu M, Kim S. Biologic properties of eugenol and zinc oxide-eugenol. A clinically oriented review. Oral Surg Oral Med Oral Pathol 1992;73(6):729-737.

25. Ajaj R, Al-Mutairi S, Ghandoura S. Effect of eugenol on bond strength of adhesive resin: A systematic review. Oral Health Dent Manag 2014;13(4):950–958.

26. Hume WR. In vitro studies on the local pharmacodynamics, pharmacology and toxicology of eugenol and zinc oxide-eugenol. Int Endod J 1988;21(2):130-134.

27. 永峰道博．タンニン・フッ化物合剤配合カルボキシレートセメントによる深部う蝕治療に関する研究．岡山歯誌 1993;12(1):1-25.

28. Evidenced-based review of clinical studies on indirect pulp capping. J Endod 2009;35(8):1147-1151.

29. Fairbourn DR, Charbeneau GT, Loesche WJ. Effect of improved Dycal and IRM on bacteria in deep carious lesions. J Am Dent Assoc 1980;100(4):547-552.

30. Kakehashi S, Stanley HR, Fitzgerald RJ. The effects of surgical exposures of dental pulps in germ-free and conventional laboratory rats. Oral Surg Oral Med Oral Pathol 1965;20:340-349.

31. Cox CF, Keall CL, Keall HJ, Ostro E, Bergenholtz G. Biocompatibility of surface-sealed dental materials against exposed pulps. J Prosthet Dent 1987;57(1):1-8.

32. Swift EJ, Trope M, Ritter AV. Vital pulp therapy for the mature tooth – can it work? Endodontic Topics 2003;5(1):49–56.

33. Stanley HR, Lundy T. Dycal therapy for pulp exposures. Oral Surg Oral Med Oral Pathol 1972;34(5):818-827.

34. Ricucci D, Siqueira JF. Vital pulp therapy. In: Ricucci D, Siqueira JF. Endodontology: An Integrated Biological and Clinical View. Hanover Park: Quintessence Publishing, 2013.

35. Bogen G, Kuttler S, Chandler N. Vital pulp therapy. In: Hargreaves K, Berman L. Cohen's Pathways of the Pulp. 11th ed. Mosby, 2015.

36. Hilton TJ. Keys to clinical success with pulp capping: a review of the literature. Oper Dent 2009;34(5):615-625.

37. Witherspoon DE. Vital pulp therapy with new materials: new directions and treatment perspectives--permanent teeth. J Endod 2008;34(7 Suppl):S25-28.

38. Cvek M. A clinical report on partial pulpotomy and capping with calcium hydroxide in permanent incisors with complicated crown fracture. J Endod 1978;4(8):232-237.

39. Mejàre I, Cvek M. Partial pulpotomy in young permanent teeth with deep carious lesions. Endod Dent Traumatol 1993;9(6):238-242.

40. Cvek M, Cleaton-Jones PE, Austin JC, Andreasen JO. Pulp reactions to exposure after experimental crown fractures or grinding in adult monkeys. J Endod 1982;8(9):391-397.

41. Calişkan MK. Pulpotomy of carious vital teeth with periapical involvement. Int Endod J 1995;28(3):172-176.

42. Schröder U. Effect of an extra-pulpal blood clot on healing following experimental pulpotomy and capping with calcium hydroxide. Odontol Revy 1973;24(3):257-268.

43. Pisanti S, Sciaky I. Origin of calcium in the repair wall after pulp exposure in the dog. J Dent Res 1964;43:641-644.

44. Stanley HR. Criteria for standardizing and increasing credibility of direct pulp capping studies. Am J Dent 1998;11 Spec No:S17-34.

45. Schröder U. Effects of calcium hydroxide-containing pulp-capping agents on pulp cell migration, proliferation, and differentiation. J Dent Res 1985;64 Spec No:541-548.

46. Parirokh M, Torabinejad M. Mineral trioxide aggregate: a comprehensive literature review--Part I: chemical, physical, and antibacterial properties. J Endod. 2010;36(1):16-27.

47. Torabinejad M, Hong CU, McDonald F, Pitt Ford TR. Physical and chemical properties of a new root-end filling material. J Endod 1995;21(7):349-353.

48. Torabinejad M, Rastegar AF, Kettering JD, Pitt Ford TR. Bacterial leakage of mineral trioxide aggregate as a root-end filling material. J Endod 1995;21(3):109-112.

49. Lee SJ, Monsef M, Torabinejad M. Sealing ability of a mineral trioxide aggregate for repair of lateral root perforations. J Endod 1993;19(11):541-544.

50. Torabinejad M, Hong CU, Pitt Ford TR, Kettering JD. Cytotoxicity of four root end filling materials. J Endod 1995;21(10):489-492.

51. Torabinejad M, Higa RK, McKendry DJ, Pitt Ford TR. Dye leakage of four root end filling materials: effects of blood contamination. J Endod 1994;20(4):159-163.

52. Whitworth J. Methods of filling root canals: principles and practices. Endodontic Topics 2005;12(1):2–24.

53. Main C, Mirzayan N, Shabahang S, Torabinejad M. Repair of root perforations using mineral trioxide aggregate: a long-term study. J Endod 2004;30(2):80-83.

54. Kim E, Song JS, Jung IY, Lee SJ, Kim S. Prospective clinical study evaluating endodontic microsurgery outcomes for cases with lesions of endodontic origin compared with cases with lesions of combined periodontal-endodontic origin. J Endod 2008;34(5):546-551.

55. Ford TR, Torabinejad M, Abedi HR, Bakland LK, Kariyawasam SP. Using mineral trioxide aggregate as a pulp-capping material. J Am Dent Assoc 1996;127(10):1491-1494.

56. Ramos JC, Palma PJ, Nascimento R, Caramelo F, Messias A, Vinagre A, Santos JM. 1-year in vitro evaluation of tooth discoloration induced by 2 calcium silicate-based cements. J Endod 2016;42(9):1403-1407.

57. Aguilar P, Linsuwanont P. Vital pulp therapy in vital permanent teeth with cariously exposed pulp: a systematic review. J Endod 2011;37(5):581-587.

58. Horsted P, Sandergaard B, Thylstrup A, El Attar K, Fejerskov O. A retrospective study of direct pulp capping with calcium hydroxide compounds. Endod Dent Traumatol 1985;1(1):29-34.

59. Barthel CR, Rosenkranz B, Leuenberg A, Roulet JF. Pulp capping of carious exposures: treatment outcome after 5 and 10 years: a retrospective study. J Endod 2000;26(9):525-528.

60. Seltzer S, Bender IB, Ziontz M. The dynamics of pulp inflammation: correlations between diagnostic data and actual histologic findings in the pulp. Oral Surg Oral Med Oral Pathol 1963;16:846-871.

61. Seltzer S, Bender IB, Ziontz M. The dynamics of pulp inflammation: correlations between diagnostic data and actual histologic findings in the pulp. Oral Surg Oral Med Oral Pathol 1963;16:969-977.

62. Lundberg M, Cvek M. A light microscopy study of pulps from traumatized permanent incisors with reduced pulpal lumen. Acta

Odontol Scand 1980;38(2):89-94.

63. Cvek M, Granath L, Lundberg M. Failures and healing in endodontically treated non-vital anterior teeth with posttraumatically reduced pulpal lumen. Acta Odontol Scand 1982;40(4):223-228.

【Chapter 7-2　根未完成歯のマネージメント】

1. Kim YJ, Chandler NP. Determination of working length for teeth with wide or immature apices: a review. Int Endod J 2013;46(6):483-491.

2. Tenca JI, Tsamtsouris A. Continued root end development: apexogenesis and apexification. J Pedod 1978;2(2):144-157.

3. Hulsmann M, Pieper K. Use of an electronic apex locator in the treatment of teeth with incomplete root formation. Endod Dent Traumatol 1989;5(5):238-241.

4. Shabahang S, Torabinejad M, Boyne PP, Abedi H, McMillan P. A comparative study of root-end induction using osteogenic protein-1, calcium hydroxide, and mineral trioxide aggregate in dogs. J Endod 1999;25(1):1-5.

5. Cvek M. Prognosis of luxated non-vital maxillary incisors treated with calcium hydroxide and filled with gutta-percha. A retrospective clinical study. Endod Dent Traumatol 1992;8(2):45-55.

6. Trope M, Maltz DO, Tronstad L. Resistance to fracture of restored endodontically treated teeth. Endod Dent Traumatol 1985;1(3):108-111.

7. Andreasen JO, Farik B, Munksgaard EC. Long-term calcium hydroxide as a root canal dressing may increase risk of root fracture. Dent Traumatol 2002;18(3):134-137.

8. Witherspoon DE, Small JC, Regan JD, Nunn M. Retrospective analysis of open apex teeth obturated with mineral trioxide aggregate. J Endod. 2008;34(10):1171-1176.

9. Banchs F, Trope M. Revascularization of immature permanent teeth with apical periodontitis: new treatment protocol? J Endod 2004;30(4):196-200.

10. Bose R, Nummikoski P, Hargreaves K. A retrospective evaluation of radiographic outcomes in immature teeth with necrotic root canal systems treated with regenerative endodontic procedures. J Endod 2009;35(10):1343-1349.

11. Nygaard-Ostby B, Hjortdal O. Tissue formation in the root canal following pulp removal. Scand J Dent Res 1971;79(5):333-349.

12. Iwaya SI, Ikawa M, Kubota M. Revascularization of an immature permanent tooth with apical periodontitis and sinus tract. Dent Traumatol 2001;17(4):185-187.

13. Thibodeau B, Teixeira F, Yamauchi M, Caplan DJ, Trope M. Pulp revascularization of immature dog teeth with apical periodontitis. J Endod 2007;33(6):680-689.

14. Windley W 3rd, Teixeira F, Levin L, Sigurdsson A, Trope M. Disinfection of immature teeth with a triple antibiotic paste. J Endod 2005;31(6):439-443.

15. Hoshino E, Kurihara-Ando N, Sato I, Uematsu H, Sato M, Kota K, Iwaku M. In-vitro antibacterial susceptibility of bacteria taken from infected root dentine to a mixture of ciprofloxacin, metronidazole and minocycline. Int Endod J 1996;29(2):125-130.

16. Neha K, Kansal R, Garg P, Joshi R, Garg D, Grover HS. Management of immature teeth by dentin-pulp regeneration: a recent approach. Med Oral Patol Oral Cir Bucal 2011;16(7):e997-1004.

17. Heithersay GS. Stimulation of root formation in incompletely developed pulpless teeth. Oral Surg Oral Med Oral Pathol 1970;29(4):620-630.

18. Huang GT, Sonoyama W, Liu Y, Liu H, Wang S, Shi S. The hidden treasure in apical papilla: the potential role in pulp/dentin regeneration and bioroot engineering. J Endod. 2008;34(6):645-651.

19. American Association of Endodontists. ENDODONTICS: Colleagues for Excellence. Regenerative Endodontics. Spring 2013:1-8.

20. AAE Clinical Considerations for a Regenerative Procedure Revised 6-8-16. https://www.aae.org/uploadedfiles/publications_and_research/research/currentregenerativeendodonticconsiderations.pdf

【Chapter 7-3　Crack tooth syndrome と垂直性歯根破折】

1. Kanter B, Moule A, Stenzel D. Bacterial contamination of cracks in symptomatic vital teeth. Aust Endod J 2000;26(3):115-118.

2. American Association of Endodontists. ENDODONTICS. Colleagues for Excellence. Cracking the cracked tooth code: Detection and Treatment of Various Longitudinal tooth fractures. Summer 2008:1-8.

3. Franchi M, Breschi L, Ruggeri O. Cusp fracture resistance in composite-amalgam combined restorations. J Dent 1999;27(1):47-52.

4. Wahl MJ, Schmitt MM, Overton DA, Gordon MK. Prevalence of cusp fractures in teeth restored with amalgam and with resin-based composite. J Am Dent Assoc 2004;135(8):1127-1132.

5. Cameron CE. Cracked tooth syndrome. J Am Dent Assoc 1964;68:405–411.

6. Cameron CE. The cracked tooth syndrome: additional findings. J Am Dent Assoc 1976;93(5):971-975.

7. Pane ES, Palamara JE, Messer HH. Stainless steel bands in endodontics: effects on cuspal flexure and fracture resistance. Int Endod J 2002;35(5):467-471.

8. Bader JD, Shugars DA, Roberson TM. Using crowns to prevent tooth fracture. Community Dent Oral Epidemiol 1996;24(1):47-51.

9. Harvey TE, White JT, Leeb IJ. Lateral condensation stress in root canals. J Endod. 1981;7(4):151-155.

10. Holcomb JQ, Pitts DL, Nicholls JI. Further investigation of spreader loads required to cause vertical root fracture during lateral condensation. J Endod 1987;13(6):277-284.

11. Trope M, Maltz DO, Tronstad L. Resistance to fracture of restored endodontically treated teeth. Endod Dent Traumatol 1985;1(3):108-111.

12. Gher ME Jr, Dunlap RM, Anderson MH, Kuhl LV. Clinical survey of fractured teeth. J Am Dent Assoc 1987;114(2):174-177.

13. Nicopoulou-Karayianni K, Bragger U, Lang NP. Patterns of periodontal destruction associated with incomplete root fractures. Dentomaxillofac Radiol 1997;26(6):321-326.

14. Hannig C, Dullin C, Hülsmann M, Heidrich G. Three-dimensional, non-destructive visualization of vertical root fractures using flat panel volume detector computer tomography: an ex vivo in vitro case report. Int Endod J 2005;38(12):904-913.

15. Tamse A, Fuss Z, Lustig J, Ganor Y, Kaffe I. Radiographic features of vertically fractured, endodontically treated maxillary premolars. Oral Surg Oral Med Oral Pathol Oral Radiol Endod 1999;88(3):348-352.

16. Tamse A, Kaffe I, Lustig J, Ganor Y, Fuss Z. Radiographic features of vertically fractured endodontically treated mesial roots of mandibular molars. Oral Surg Oral Med Oral Pathol Oral Radiol Endod 2006;101(6):797-802.

17. Burke FJ. Hemisection: a treatment option for the vertically split tooth. Dent Update 1992;19(1):8-12.

18. Kurtzman GM, Silverstein LH, Shatz PC. Hemisection as an alternative treatment for vertically fractured mandibular molars. Compend Contin Educ Dent 2006;27(2):126-129.

19. Okitsu M, Takahashi H, Yoshioka T, Iwasaki N, Suda H. Effective factors including periodontal ligament on vertical root fractures. Dent Mater J 2005;24(1):66-69.

20. Cohen S, Blanco L, Berman L. Vertical root fractures: clinical and radiographic diagnosis. J Am Dent Assoc 2003;134(4):434-441.

21. Kishen A, Kumar GV, Chen NN. Stress-strain response in human dentine: rethinking fracture predilection in postcore restored teeth. Dent Traumatol 2004;20(2):90-100.

【Chapter 7-4　石灰化症例のマネージメント】

1. American Associations of Endodontists. Glossary of Endodontic Terms 9th edition.

2. Stanley HR, White CL, McCray L. The rate of tertiary (reparative) dentine formation in the human tooth. Oral Surg Oral Med Oral Pathol 1966;21(2):180-189.

3. Smith AJ. Formation and Repair of Dentin in the Adult. In: Hargreaves KM, Goodis HE, Tay FR(eds). Seltzer and Bender's Dental Pulp. 2nd Ed. Hanover Park: Quintessence Publishing, 2012.

4. Bevelander G, Johnson PL Histogenesis and histochemistry of pulpal calcification. J Dent Res. 1956;35(5):714-722.

5. Ranjitkar S, Taylor JA, Townsend GC. A radiographic assessment of the prevalence of pulp stones in Australians. Aust Dent J 2002;47(1):36-40.

6. Amir FA, Gutmann JL, Witherspoon DE. Calcific metamorphosis: a challenge in endodontic diagnosis and treatment. Quintessence Int. 2001;32(6):447-455.

7. Mjör IA, Sveen OB, Heyeraas KJ. Pulp-dentin biology in restorative dentistry. Part 1: normal structure and physiology. Quintessence Int 2001;32(6):427-446.

8. McCabe PS, Dummer PM. Pulp canal obliteration: an endodontic diagnosis and treatment challenge. Int Endod J 2012;45(2):177-197.

9. Sundell JR, Stanley HR, White CL. The relationship of coronal pulp stone formation to experimental operative procedures. Oral Surg Oral Med Oral Pathol 1968;25(4):579-589.

10. Mjör IA. Pulp-dentin biology in restorative dentistry. Part 5: Clinical management and tissue changes associated with wear and trauma. Quintessence Int 2001;32(10):771-788.

11. Andreasen FM, Andreasen JO, Cvek M. Luxation Injuries of Permanent Teeth: General Findings. In: Andreasen JO, Andreasen FM, Andersson L(eds). Textbook and Color Atlas of Traumatic Injuries to the Teeth. 4th Ed. Wiley-Blackwell, 2007.

12. Delivanis HP, Sauer GJ. Incidence of canal calcification in the orthodontic patient. Am J Orthod 1982;82(1):58-61.

13. Maranhão de Moura AA, de Paiva JG. Pulpal calcifications in patients with coronary atherosclerosis. Endod Dent Traumatol 1987;3(6):307-309.

14. Edds AC, Walden JE, Scheetz JP, Goldsmith LJ, Drisko CL, Eleazer PD. Pilot study of correlation of pulp stones with cardiovascular disease. J Endod 2005;31(7):504-306.

15. De Coster PJ, Martens LC, De Paepe A. Oral health in prevalent types of Ehlers-Danlos syndromes. J Oral Pathol Med 2005;34(5):298-307.

16. Pettiette MT, Wright JT, Trope M. Dentinogenesis imperfecta: endodontic implications. Case report. Oral Surg Oral Med Oral Pathol Oral Radiol Endod 1998;86(6):733-737.

17. Moss-Salentijn L, Hendricks-Klyvert M. Calcified structures in human dental pulps. J Endod 1988;14(4):184-189.

18. Goga R, Chandler NP, Oginni AO. Pulp stones: a review. Int Endod J 2008;41(6):457-468.

19. Cvek M. Endodontic Management and the Use of Calcium Hydroxyde in Traumatized Permanent Teeth. In: Andreasen JO, Andreasen FM, Andersson L(eds). Textbook and Color Atlas of Traumatic Injuries to the Teeth. 4th Ed. Wiley-Blackwell, 2007.

20. Robertson A, Andreasen FM, Bergenholtz G, Andreasen JO, Norén JG. Incidence of pulp necrosis subsequent to pulp canal obliteration from trauma of permanent incisors. J Endod 1996;22(10):557-560.

21. Lundberg M, Cvek M. A light microscopy study of pulps from traumatized permanent incisors with reduced pulpal lumen. Acta Odontol Scand 1980;38(2):89-94.

22. Cvek M, Granath L, Lundberg M. Failures and healing in endodontically treated non-vital anterior teeth with posttraumatically reduced pulpal lumen. Acta Odontol Scand 1982;40(4):223-228.

23. McCabe PS, Dummer PM. Pulp canal obliteration: an endodontic diagnosis and treatment challenge. Int Endod J 2012;45(2):177-197.

24. AAE and AAOMR Joint Position Statement: Use of Cone Beam Computed Tomography in Endodontics 2015 Update. J Endod 2015;41(9):1393-1396.

25. Deutsch AS, Musikant BL. Morphological measurements of anatomic landmarks in human maxillary and mandibular molar pulp chambers. J Endod 2004;30(6):388-390.

26. Krasner P, Rankow HJ. Anatomy of the pulp-chamber floor. J Endod 2004;30(1):5-16.

27. Vertucci FJ. Root canal morphology and its relationship to endodontic procedures. Endodontic Topics 2005;10(1)3–29.

28. Akerblom A, Hasselgren G. The prognosis for endodontic treatment of obliterated root canals. J Endod 1988;14(11):565-567.

【Chapter 7-5　歯内療法専門医院における痛みのマネージメント】

1. Polycarpou N, Ng YL, Canavan D, Moles DR, Gulabivala K. Prevalence of persistent pain after endodontic treatment and factors affecting its occurrence in cases with complete radiographic healing. Int Endod J 2005;38(3):169-178.

2. Nixdorf DR, Moana-Filho EJ, Law AS, McGuire LA, Hodges JS, John MT. Frequency of nonodontogenic pain after endodontic therapy: a systematic review and meta-analysis. J Endod 2010;36(9):1494-1498.

3. Aminoshariae A, Khan A. Acetaminophen: old drug, new issues. J Endod 2015;41(5):588-593.

4. Fouad AF. Are antibiotics effective for endodontic pain? An evidence-based review. Endodontic Topics 2002;3:52–66.

【Chapter 7-6　歯内 - 歯周病変 Endodontic-periodontal lesion】

1. Rotstein I, Simon JH. Diagnosis, prognosis and decision-making in the treatment of combined periodontal-endodontic lesions. Periodontol 2000 2004;34:165-203.

2. Farrar JM. Radical and Heroic Treatment of Alveolar Abscess by Amputation of Roots of Teeth. Dental Cosmos 1884;26:79.

3. Gerstein KA. The role of vital root resection in periodontics. J Periodontol 1977;48(8):478-483.

4. Wang HL, Glickman GN. Endodontic and periodontic interrelationships. In: Cohen S, Burns RC (eds). Pathways of the Pulp. 8th ed. St Louis: C. V. Mosby, 2002:651-264.

5. Czarnecki RT, Schilder H. A histological evaluation of the human pulp in teeth with varying degrees of periodontal disease. J Endod 1979;5(8):242-253.

6. Langeland K, Rodrigues H, Dowden W. Periodontal disease, bacteria, and pulpal histopathology. Oral Surg Oral Med Oral Pathol 1974;37(2):257-270.

7. Bergenholtz G, Lindhe J. Effect of experimentally induced marginal periodontitis and periodontal scaling on the dental pulp. J Clin Periodontol 1978;5(1):59-73.

8. Selzer S, Bender IB, Ziontz M. The interrelationship of pulp and periodontal disease. Oral Surg Oral Pathol 1963;16:1474-1490.

9. Jansson L, Ehnevid H, Lindskog S, Blomlöf L. Relationship between periapical and periodontal status. A clinical retrospective study. J Clin Periodontol 1993;20(2):117-123.

10. Ehnevid H, Jansson L, Lindskog S, Blomlöf L. Periodontal healing in teeth with periapical lesions. A clinical retrospective study. J Clin Periodontol 1993;20(4):254-258.

11. Bergenholtz G, Hørsted-Bindslev P, Reit C (eds). Textbook of Endodontology. 2nd ed. Wiley-Blackwell, 2009.

12. Walker MR. The pathogenesis and treatment of endo-perio lesions. Continuing Professional Development Dentistry 2001;2(3):91-95.

13. Tamse A, Fuss Z, Lustig J, Kaplavi J. An evaluation of endodontically treated vertically fractured teeth. J Endod 1999;25(7):506-508.

14. Chapple IL, Lumley PJ. The periodontal-endodontic interface. Dent Update 1999;26(8):331-6, 338, 340-341.

15. Vire DE. Failure of endodontically treated teeth: classification and evaluation. J Endod 1991;17(7):338-342.

16. Fleszar TJ, Knowles JW, Morrison EC, Burgett FG, Nissle RR, Ramfjord SP. Tooth mobility and periodontal therapy. J Clin Periodontol 1980;7(6):495-505.

17. Simon JH, Glick DH, Frank AL. The relationship of endodontic-periodontic lesions. J Periodontol 1972;43(4):202-208.

索引

著者一覧

【監修】

石井　宏　　　（東京都港区・石井歯科医院）

【著】

伊藤　創平　　（千葉県浦安市・ITO DENTAL OFFICE）

牛窪　敏博　　（大阪市浪速区・U'z デンタルクリニック）

牛島　正雄　　（福岡県北九州市・牛島歯科医院）

梅田　貴志　　（東京都立川市・ソフィアデンタルクリニック分院）

尾上　正治　　（東京都渋谷区・おのえ歯科医院）

田中　浩祐　　（東京都港区・石井歯科医院）

林　佳士登　　（東京都中央区・銀座しらゆり歯科）

檜山　雄彦　　（川崎市川崎区・ひやま歯科クリニック）

渡邉　征男　　（東京都墨田区・マイクロエンド歯科）

（50 音順）

藤本研修会 Standard　Textbook ①

Endodontology

発行日 ──────── 2017 年 10 月　1 日　第 1 版第 1 刷
　　　　　　　　2018 年 12 月 17 日　第 1 版第 2 刷

[監修] ──────── 石井　宏

[著者] ──────── 伊藤 創平、牛窪 敏博、牛島 正雄、梅田 貴志、尾上 正治、田中 浩祐、
　　　　　　　　林 佳士登、檜山 雄彦、渡邉 征男

発行人 ──────── 濵野　優

発行所 ──────── 株式会社デンタルダイヤモンド社

　　　　　　　　〒 113-0033　東京都文京区本郷 3-2-15　新興ビル

　　　　　　　　電話＝03-6801-5810 ㈹

　　　　　　　　https://www.dental-diamond.co.jp/

　　　　　　　　振替口座＝00160-3-10768

企画・制作 ──── インターアクション株式会社

印刷所 ──────── 横山印刷株式会社

© Hiroshi ISHII, 2017

落丁、乱丁本はお取り替えいたします